中华传统保健文化

中医名方灵方大全

集千年智慧成治病奇方流传百世

国医编委会 主编

黑龙江科学技术出版社

图书在版编目(CIP)数据

中医名方灵方大全 / 国医编委会主编. -- 哈尔滨：黑龙江科学技术出版社, 2015.7（2020.5重印）
ISBN 978-7-5388-8376-3

Ⅰ. ①中… Ⅱ. ①国… Ⅲ. ①验方—汇编 Ⅳ. ①R289.2

中国版本图书馆CIP数据核字(2015)第164274号

中医名方灵方大全

ZHONGYI MINGFANG LINGFANG DAQUAN

主　　编　国医编委会
责任编辑　刘　杨
封面设计　盛世博悦
出　　版　黑龙江科学技术出版社
地址：哈尔滨市南岗区公安街70-2号　邮编：150007
电话：（0451）53642106　传真：（0451）53642143
网址：www. lkcbs. cn
发　　行　全国新华书店
印　　刷　北京一鑫印务有限责任公司
开　　本　787mm×1092mm　1/16
印　　张　18
字　　数　280千字
版　　次　2015年7月第1版　2020年5月第3次印刷
书　　号　ISBN 978-7-5388-8376-3
定　　价　69.00元

>>前 言

在世界医学史上，中医是唯一历经2000余年仍能焕发生命力的医学技术。中医药方神奇的疗效便是这一传统医术科学、高明的集中体现。在这些有效、实用的药方里，包含着历朝历代诸多名医名家的智慧和心血，他们为我国人民乃至世界人民的健康做出了不可磨灭的贡献。

众所周知，大多古医药方多散见于各种医学典籍之中，难以查找。为了解决这个难题，编者从上百种古医典籍或名医专著中摘取了大量的名方、验方，经科学地分类统筹，编辑成书，以方便读者参考验用。

本书集录了从春秋战国到明清年间多个朝代的名医名方，既有实用价值，又有收藏价值。通过阅读本书，读者不但可以快速找到解决病痛的良方要略，同时还能够更多地了解中医、中草药，对祖国医学有一个全面的、深刻的认识。

本书仅为抛砖引玉之作，希望借此引起医界同仁的重视，共同发掘、继承、光大中医之名方灵方。由于笔者学识浅薄，水平有限，其中难免有不当之处，恳请行家里手不吝垂教斧正！

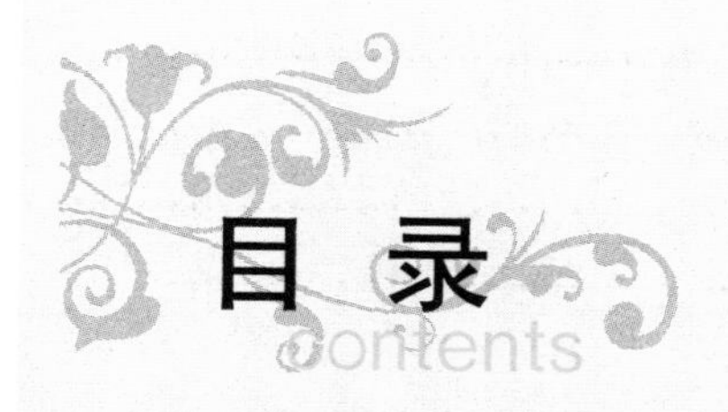

目录
Contents

春秋战国名医(著)方

汉魏晋名医方

唐朝名医名方

宋朝名医(著)方

金元时期名医方

明朝名医（著）方

春秋战国名医(著)方

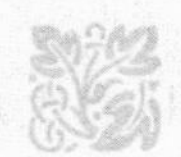

《黄帝内经》方

方一 左角发酒

【组成】 左角之发 6 克。

【用法】 燔烧制为末,饮以美酒 1 杯,不能饮者亦可灌。

【功效】 通经络,消瘀利窍,和畅气血。

【主治】 邪气侵犯,五络闭塞不通,而突然神志昏迷,不省人事,状如尸厥,但全身血脉皆在搏动者。

【来源】 《黄帝内经·素问·缪刺论》。

方二 泽泻饮

【组成】 泽泻、白术各 5 克,麋衔 2 克。

【用法】 上药混合研末,每次 3 指撮,饭前空腹服,温开水送下。

【功效】 利水,渗湿,泄热。

【主治】 酒风。症见全身发热,身体倦怠无力,大汗如浴,恶风,少气。

【来源】 《黄帝内经·素问·病能论》。

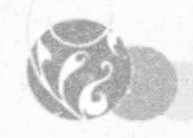

方三 四乌贼骨一茹丸

【组成】 乌贼骨 2 克,茹(即茜草)0.5 克。

【用法】 上药研为细末,和以雀卵为丸,如小豆大,每服 5 丸,食前鲍鱼汁送下。

【功效】 补血填精,调气通经。

【主治】 血虚精亏气伤而致的血枯经闭,胸胁胀满,不思饮食,发病时常可闻及腥臊气味,鼻流清涕,唾血,四肢清冷,视物眩晕,时时大小便出血。

【来源】 《黄帝内经·素问·腹中论》。

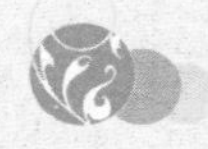

方四 半夏秫米汤

【组成】 半夏9克，秫米适量。

【用法】 取甘澜水1000毫升(长流水1600毫升，多次扬之，取在上的清水)，以苇薪燃火煮之，水沸后，放入秫米适量，和炮制过的半夏9克，以文火继煎至汤300毫升，去滓，每次服1小杯，每日服3次，逐次加量，以发生药效为度。如是病初起，服完药后应静卧，汗出后即愈。病程较长的，服至3次也可痊愈。

【功效】 和胃化浊。

【主治】 不眠症。

【来源】 《黄帝内经·灵枢·邪客》。

方五 寒痹熨法

【组成】 醇酒10升，蜀椒500克，干姜500克，桂心500克。

【用法】 四种皆咀，渍酒中，用棉絮500克，细白布12米，并纳酒中，置酒马矢之中，盖封涂勿使泄，5日5夜，出布棉絮，曝干之，干复渍，以尽其汁，每渍必晬其日，乃出干，并用滓与其棉絮，复布为复巾，长2米左右，为六七巾，用生桑炭，炙巾以熨寒痹所刺之处，令热入至于病所。寒，复炙巾以熨之，30遍而止。汗出以巾拭身，亦30遍而止。起步内中，无见风。每刺必熨。

【功效】 补命门火，益肝心血，通经络，调和营卫。

【主治】 寒痹。症见肢体疼痛或麻木不仁等。

【来源】 《黄帝内经·灵枢·寿夭刚柔》。

汉魏晋名医方

张仲景方

太阳病

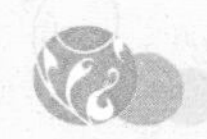

方一　桂枝汤

【组成】 桂枝(去皮)9 克,芍药 9 克,甘草(炙)6 克,生姜(切)9 克,大枣(掰)12 枚。

【用法】 上 5 味,以水 1400 毫升,微火煮取 600 毫升,去滓,适寒温,服 200 毫升,啜热稀粥 200 余毫升,以助药力。服后盖被 1 小时左右,遍身微似有汗者益佳,不可令如水流漓,病必不除。若 1 服汗即出病情减弱,停后再服,不必尽剂。若不汗,更服依前法。又不汗,间隔一会儿再服,半日许令 3 服尽。若病重者,1 日 1 夜服,随时观之。服 1 剂尽,病症犹在者,更作服。若不汗出,乃服至二三剂。禁生冷、黏滑、肉面、五辛、酒酪、臭恶等物。

【功效】 解饥发表,调和营卫。

【主治】 外感风寒表虚证。症见发热头痛、汗出恶风,或鼻鸣干呕、舌苔薄白、脉浮缓。

【来源】 《伤寒论·辨太阳病脉证并治(上、中、下)》《伤寒论·辨阳明病脉证并治》《伤寒论·辨厥阴病脉证并治》《伤寒论·辨霍乱病脉证并治》。

方二　桂枝加厚朴杏子汤

【组成】 桂枝(去皮)9 克,甘草(炙)6 克,生姜(切)9 克,芍药 9 克,大枣 12 枚,厚朴(炙,去皮)6 克,杏仁(去皮尖)50 枚。

【用法】 上 7 味药,以水 1400 毫升,微火煮取 600 毫升,去滓,温服 200 毫升。复取微似汗。

【功效】 调和营卫,宣肺平喘。

【主治】 营卫不和，肺气不利所致之发热，自汗出，恶风寒，气喘，苔薄白，咳嗽，咳白色痰，脉浮缓等。

【来源】《伤寒论·辨太阳病脉证并治(中)》。

方三 桂枝甘草汤

【组成】 桂枝(去皮)12 克，甘草(炙)6 克。

【用法】 上药 2 味，以水 600 毫升，煮取 200 毫升，去滓，顿服。

【功效】 温补心阳。

【主治】 心阳不足，心无所主。症见心下悸动，或空虚或有空悬感欲得按，短气，或略有心痛，脉微缓或结，苔白。

【来源】《伤寒论·辨太阳病脉证并治(中)》。

方四 桂枝甘草龙骨牡蛎汤

【组成】 桂枝(去皮)3 克，甘草(炙)6 克，牡蛎(熬)6 克，龙骨 6 克。

【用法】 上 4 味药，以水 1000 毫升，煮取 500 毫升，去滓，温服 160 毫升，日 3 服。

【功效】 温补心阳，潜镇安神。

【主治】 心阳虚所致烦躁。

【来源】《伤寒论·辨太阳病脉证并治(中)》。

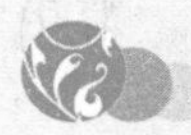

方五 炙甘草汤(又名复脉汤)

【组成】 甘草(炙)12 克，生姜(切)9 克，人参 6 克，干地黄 30 克，桂枝(去皮)9 克，阿胶 6 克，麦冬(去心)15 克，麻仁 15 克，大枣(掰)30 枚。

【用法】 上 9 味药，以清酒 1400 毫升，水 1600 毫升，先煮 8 味，取 600 毫升，去滓，纳阿胶烊消尽，温服 200 毫升，每日 3 服。

【功效】 益气滋阴，补血复脉。

【主治】 (1)气虚血少，脉结代，心悸动，虚羸少气，舌光少苔，或质干而萎者。(2)虚热咳嗽，痰中有血丝，短气羸瘦，虚里筑筑动，虚烦不得眠，自汗或盗汗，咽干舌燥，大便难，脉虚数者。

【来源】《伤寒论·辨太阳病脉证并治(下)》。

方六 茯苓桂枝甘草大枣汤

【组成】 茯苓 24 克，桂枝 9 克，甘草(炙)6 克，大枣 12 枚。

【用法】 上药4味，以甘澜水2000毫升，先煮茯苓减400毫升，纳诸药，煮取600毫升，去滓，温服200毫升，每日3服。

【功效】 温阳培土制水。

【主治】 心阳受损，水停脐下所致脐下悸动，欲作奔豚，小便不利，心悸等。

【来源】《伤寒论·辨太阳病脉证并治(中)》。

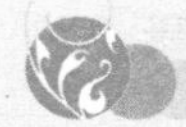

方七　桂枝加附子汤

【组成】 桂枝(去皮)9克，芍药9克，甘草6克，生姜9克，大枣12枚，附子9克。

【用法】 上6味药，以水1400毫升，煮取600毫升，去滓。温服200毫升。

【功效】 调和营卫，复阳固表。

【主治】 表邪未尽，阳虚液脱。症见恶风，汗漏不止，四肢微急，难于屈伸，小便难，发热，或脉浮大而虚。

【来源】《伤寒论·辨太阳病脉证并治(上)》。

方八　甘草干姜汤

【组成】 炙甘草12克，干姜6克。

【用法】 上2味药，以水600毫升，煮取300毫升，去滓，分温再服。

【功效】 辛甘化阳。

【主治】 恶寒，自汗出，四肢不温，烦躁吐逆，咽干，脚挛急，小便数，脉浮虚(先复其阳，继复其阴)。

【来源】《伤寒论·辨太阳病脉证并治(上)》。

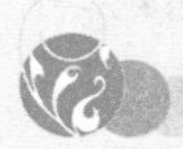

方九　甘草附子汤

【组成】 炙甘草6克，附子6克，白术6克，桂枝12克。

【用法】 上4味药，以水1200毫升，煮取600毫升，去滓，温服200毫升，每日3服。初服得微汗则解。能食汗止复烦者，将服100毫升，恐200毫升多者，宜服120～140毫升为始。

【功效】 解表祛风，温里化湿。

【主治】 风温留注关节。症见骨节疼痛而烦，屈伸不利，痛处拒按，汗出恶风，短气，小便不利，苔白，脉沉细。

【来源】《伤寒论·辨太阳病脉证并治(下)》。

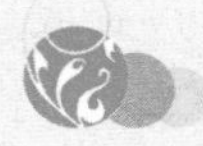

方十 桂枝附子汤

【组成】 桂枝12克，附子9克，生姜9克，大枣12枚，炙甘草6克(去桂加白术汤即由上方去桂枝加白术12克)。

【用法】 上5味药，以水1200毫升，煮取400毫升，去滓，分温3服。

【功效】 温阳除湿(桂枝附子汤偏重于祛风胜湿，去桂加白术汤侧重于崇土化湿)。

【主治】 风湿搏于肌表。症见身体疼烦，不能自转侧，不呕不渴，大便溏而小便不利，或大便溏而小便自利，脉浮虚而涩等。

【来源】《伤寒论·辨太阳病脉证并治(下)》。

方十一 茯苓甘草汤

【组成】 茯苓6克，桂枝(去皮)6克，甘草(炙)3克，生姜(切)9克。

【用法】 上4味药，以水800毫升，煮取400毫升，去滓，分温3服。

【功效】 温阳和胃散水。

【主治】 胃阳不足，不能输化水液所致心下悸，不渴，四肢欠温，或汗出，苔白滑，脉弦等症。

【来源】《伤寒论·辨太阳病脉证并治(中)》。

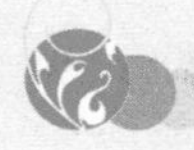

方十二 麻黄汤

【组成】 麻黄(去节)9克，桂枝(去皮)6克，甘草(炙)3克，杏仁(去皮尖)9克。

【用法】 上4味药，以水1800毫升，先煮麻黄减400毫升，去上沫，纳诸药，煮取500毫升，去滓，温服160毫升。覆取微似汗，不须啜粥。余如桂枝法将息。

【功效】 发汗散寒，宣肺平喘。

【主治】 外感风寒表实证。症见恶寒发热，头痛身疼，无汗而喘，舌苔薄白，脉浮紧。

【来源】《伤寒论·辨太阳病脉证并治(中)》《伤寒论·辨阳明病脉证并治》。

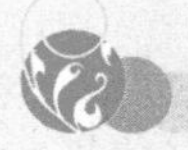

方十三 麻黄杏仁甘草石膏汤

【组成】 麻黄(去节)12克，杏仁(50个，去皮尖)9克，甘草(炙)6克，石膏(碎，绵裹)24克。

【用法】 上4味药，以水1400毫升，煮麻黄减400毫升，去上沫，纳诸药，煮取400毫升，去滓，温服200毫升。

【功效】 辛凉宣泄，清肺平喘。

【主治】 外感风邪，身热不解，有汗或无汗，咳逆气急，甚或鼻煽，口渴，舌苔薄白或黄，脉浮滑而数者。

【来源】《伤寒论·辨太阳病脉证并治(上)》。

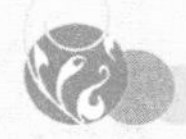

方十四 葛根汤

【组成】 葛根12克，麻黄(去节)9克，桂枝(去皮)6克，生姜(切)9克，甘草(炙)9克，芍药6克，大枣(掰)12枚。

【用法】 上7味药，以水2000毫升，先煮麻黄、葛根，减400毫升，去白沫，纳诸药，煮取600毫升，去滓。温服200毫升，覆取微似汗，余如桂枝法将息及禁忌。

【功效】 发汗解表，生津止痢。

【主治】 发热，恶寒，无汗，身痛，项背，或下痢，苔薄白，脉浮紧。

【来源】《伤寒论·辨太阳病脉证并治(中)》。

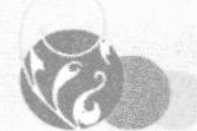

方十五 桂枝二麻黄一汤

【组成】 桂枝(去皮)6克，芍药3克，麻黄(去节)2克，生姜3克，杏仁(去皮尖)3克，甘草(炙)3克，大枣(掰)5枚。

【用法】 上7味药，以水1000毫升，先煮麻黄一二沸，去上沫，纳诸药，煮取400毫升，去滓。温服200毫升，日再服。

【功效】 调和营卫，微发其汗。

【主治】 风寒郁表(表郁较轻)。症见发热恶寒，热多寒少，若形似疟，1日数发，有汗出等。

【来源】《伤寒论·辨太阳病脉证并治(上)》。

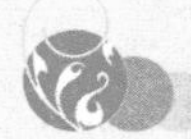

方十六 生姜泻心汤

【组成】 生姜(切)12克，甘草(炙)9克，人参9克，干姜3克，黄芩9克，半夏(洗)9克，黄连3克，大枣(掰)12枚。

【用法】 上8味药，以水2000毫升，煮取1200毫升，去滓，再煎取600毫升，温服200毫升，每日3服。

【功效】 补中和胃，宣散水气。

【主治】 水热互结致痞，而见胃中不和，心下痞硬，干噫食臭，腹中雷鸣下痢等。

【来源】《伤寒论·辨太阳病脉证并治(下)》。

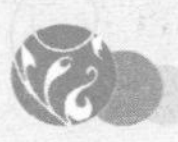

方十七 旋覆代赭汤

【组成】 旋覆花9克，人参6克，生姜15克，代赭3克，甘草(炙)9克，半夏(洗)9克，大枣(掰)12枚。

【用法】 上7味药，以水2000毫升，煮取1200毫升，去滓，再煎取600毫升，温服200毫升，日3服。

【功效】 降逆化痰，益气和胃。

【主治】 胃气虚弱，痰浊内阻，胃气上逆而致心下痞硬，噫气不除，反胃呕吐，吐涎沫，舌苔白滑，脉弦而虚者。

【来源】《伤寒论·辨太阳病脉证并治(下)》。

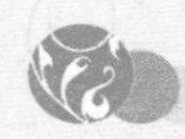

方十八 厚朴生姜半夏甘草人参汤

【组成】 厚朴(炙，去皮)24克，生姜(切)24克，半夏9克，甘草(炙)6克，人参3克。

【用法】 上5味药，以水2000毫升，煮取600毫升，去滓。温服200毫升，每日3服。

【功效】 健脾行滞，消补兼施。

【主治】 脾虚不运，气滞不宣所致腹胀满，食欲不振，精神疲倦，四肢无力，苔薄白，脉缓等。

【来源】《伤寒论·辨太阳病脉证并治(中)》。

方十九 五苓散

【组成】 猪苓9克，泽泻12克，白术9克，茯苓9克，桂枝(去皮)6克。

【用法】 上5味药，捣为散，每服5克，每日3服，多饮暖水，汗出愈，如法将息。

【功效】 利水渗湿，通阳化气。

【主治】 (1)外有表证，内停水湿。症见头痛发热，烦渴欲饮，或水入即吐，小便不利，舌苔白、脉浮。(2)水湿内停的水肿、泄泻、小便不利，以及霍乱吐泻等症。(3)痰饮，脐下动悸，吐涎沫而头眩，或短气而咳者。

【来源】《伤寒论·辨太阳病脉证并治(中、下)》《伤寒论·辨阳明病脉证并治》《伤寒论·辨霍乱病脉证并治》。

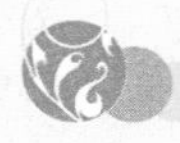

方二十　文蛤散

【组成】 文蛤15克。

【用法】 上1味为散,每次1方寸匙(约1克),以沸汤5合(100毫升)和服。

【功效】 散水除烦。

【主治】 水寒外侵,表阳郁遏。症见心烦,肌肤冷缩起栗,欲饮水反不渴等。

【来源】《伤寒论·辨太阳病脉证并治(下)》。

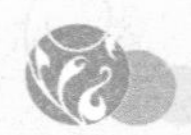

方二十一　牡蛎泽泻散

【组成】 牡蛎(熬)、泽泻、蜀漆(暖水洗去腥)、葶苈子(熬)、商陆根(熬)、海藻(洗去咸)、栝楼根各等份。

【用法】 上7味药,异捣,下筛为散,更于臼中治之。加水和服5毫升,每日3服,小便利,止后服。

【功效】 清热逐水,软坚散结。

【主治】 下焦湿热壅滞,气化失司所致腰以下水肿,小便不利,或短赤黄涩,脉沉数有力,或大便秘结等。

【来源】《伤寒论·辨阴阳易差后劳复病脉证并治》。

方二十二　桂枝人参汤

【组成】 桂枝(去皮)12克,甘草(炙)12克,白术9克,人参9克,干姜9克。

【用法】 上5味药,以水1800毫升,先煮4味,取1000毫升,纳桂枝,煮取600毫升,去滓,温服200毫升,早、晚2次分服。

【功效】 温中和表。

【主治】 表证未解,脾胃虚寒所致下痢,心下痞硬,腹痛绵绵,口不渴,发热恶寒,头痛,苔白滑,脉浮虚。

【来源】《伤寒论·辨太阳病脉证并治(下)》。

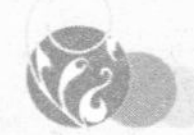

方二十三　柴胡加龙骨牡蛎汤

【组成】 柴胡12克,龙骨、黄芩、生姜(切)、人参、桂枝(去皮)、茯苓各4.5克,半夏(洗)6克,大黄6克,牡蛎(熬)4.5克,大枣(掰)6枚。

【用法】 上11味药,以水1600毫升,煮取800毫升,纳大黄切如棋子,更煮一二沸,去滓,温服200毫升。

【功效】 和解泻热,坠痰镇惊。

【主治】 正虚邪陷,痰热扰神,三焦壅滞所致胸胁满闷,烦躁谵语,惊惕不安,小便不利,舌红苔黄,脉弦数,或有一身困重,不能转侧,或眩晕耳鸣,失眠易怒,或狂躁,夜游,或心悸亢进等。

【来源】 《伤寒论·辨太阳病脉证并治(中)》。

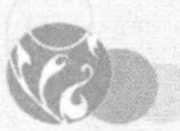

方二十四 大陷胸汤

【组成】 大黄(去皮)18克,芒硝15克,甘遂1.5～3克。

【用法】 上3味药,以水1200毫升,先煮大黄取400毫升,去滓,纳芒硝,煮一二沸,纳甘遂末,温服200毫升。得快利,止后服。

【功效】 泻热逐水破结。

【主治】 热与水结,胸膈阻滞所致胸胁心下疼痛硬满拒按,甚至从心下至少腹硬满拒按,苔黄厚,脉沉紧或沉迟有力,或烦躁,心中懊,口渴,头汗出,短气,或大便秘结,小有潮热或无大热等症。

【来源】 《伤寒论·辨太阳病脉证并治(下)》。

方二十五 白散

【组成】 桔梗3份,巴豆(去皮心,熬黑,研如脂)1份,贝母3份。

【用法】 上3味药,为散。纳巴豆更于臼中杵之,加水和服。身体强壮者每服700毫克,羸者减之。病在膈上必吐,在膈下必痢。不痢,进热粥1杯;痢过不止,进冷粥1杯。

【功效】 祛寒泻实,涤痰破结。

【主治】 寒邪与痰水相结所致胸胁心下硬满而痛,拒按,呼吸不利,不大便,不发热,不口渴,不烦躁,或咳嗽喘急,或咳吐脓黏臭痰,舌苔白滑,脉沉迟。

【来源】 《伤寒论·辨太阳病脉证并治(下)》。

方二十六 十枣汤

【组成】 芫花(熬)、甘遂、大戟各适量。

【用法】 上3味药等份,分别捣为散。以水300毫升,先煮大枣(肥者)10枚,取160毫升去滓，纳上药末。强人服1.5～3克，羸人服700～1500毫克，温服之，平日服。若下后病不除者，明日更服加半量，得快下利后，糜粥自养。

【功效】 攻遂水饮。

【主治】 饮停胸胁，上下攻窜。症见心下痞硬胀满，牵引胸胁作痛，咳嗽，呼吸短气，止痛，微汗出，发作有时，不恶寒，或干呕、下痢，舌苔白，脉沉弦。

【来源】《伤寒论·辨太阳病脉证并治(下)》。

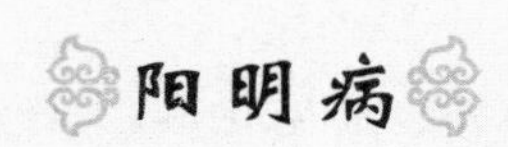

阳明病

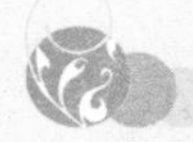

方一　栀子甘草豉汤

【组成】 栀子(掰)9克，甘草(炙)6克，香豉(绵裹)9克。

【用法】 上3味药，以水800毫升，先煮栀子、甘草，取500毫升，纳豉，煮取300毫升，去滓。分2服，温进1服。得吐者，止后服。

【功效】 清宣除烦，益气和中。

【主治】 虚烦不得眠，心中懊，呕吐，舌苔黄腻，少气等。

【来源】《伤寒论·辨阳明病脉证并治》。

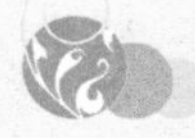

方二　栀子生姜豉汤

【组成】 栀子(掰)9克，香豉(绵裹)9克，生姜(切)15克。

【用法】 上3味药，以水800毫升，先煮栀子、生姜取500毫升，纳豉，煮取300毫升，去滓，分2服，温进2服。得吐者，止后服。

【功效】 清宣郁热，和胃止呕。

【主治】 虚烦不得眠，心中懊，呕吐，舌苔黄腻等。

【来源】《伤寒论·辨阳明病脉证并治》。

方三　栀子厚朴汤

【组成】 栀子(掰)9克，厚朴12克，枳实(水浸，炙令黄)9克。

【用法】 上3味药，以水700毫升，煮取300毫升，去滓，分2服，温进1服。得吐者，止后服。

【功效】 清热除烦，行气泄满。

【主治】 热邪壅滞胸腹。症见心烦，腹满，卧起不安等。

【来源】《伤寒论·辨阳明病脉证并治》。

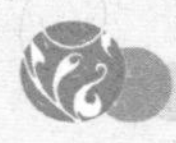

方四　白虎汤

【组成】知母18克,石膏(碎)30克,甘草(炙)6克,粳米10克。

【用法】上4味药,以水2000毫升,煮米熟,汤成,去滓。温服200毫升,每日3服。

【功效】辛寒清热保津。

【主治】里热炽盛,充斥内外。症见壮热,大汗出,大烦渴,口干舌燥欲饮水,脉浮滑或洪大。

【来源】《伤寒论·辨阳明病脉证并治》。

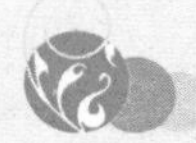

方五　白虎加人参汤

【组成】知母18克,石膏(碎,绵裹)30克,甘草(炙)6克,粳米10克,人参9克。

【用法】上5味药,以水2000毫升,煮米熟汤成,去滓温服200毫升,每日3服。

【功效】清热益气生津。

【主治】外感表证已解,热盛于里,气津两伤以及中暑身热而渴、汗多、脉大无力。

【来源】《伤寒论·辨太阳病脉证并治(上、下)》《伤寒论·辨阳明病脉证并治》。

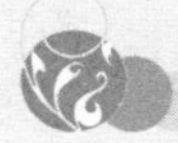

方六　竹叶石膏汤

【组成】竹叶2把,石膏30克,半夏(洗)9克,麦冬(去心)18克,人参6克,甘草(炙)6克,粳米15克。

【用法】上7味药,以水2000毫升,先煮竹叶、石膏、半夏、麦冬、人参、甘草取1200毫升去滓,纳粳米,煮米熟汤成,去米,温服200毫升,每日3服。

【功效】清热生津,益气和胃。

【主治】(1)热病后,余热未清,气津两伤。症见呕逆烦渴,口干唇燥,喉干呛咳,心腹烦闷,或虚烦不得眠,舌红少苔,脉虚而数。(2)暑热证,气津受伤者。症见身热多汗,虚羸少气,烦渴喜饮,舌红干,脉虚数。

【来源】《伤寒论·辨阴阳易差后劳复病脉证并治》。

方七　调胃承气汤

【组成】 甘草（炙）6 克，芒硝 15 克，大黄（清酒洗）12 克。

【用法】 上 3 味药，切后，以水 600 毫升，先煮甘草、大黄于物至 200 毫升，去滓，纳芒硝，更上微火一二沸，温顿服之，以调胃气。

【功效】 缓下热结。

【主治】 阳明病恶热，口渴便秘，腹满拒按，舌苔正黄，脉滑数者；对胃肠积热引起的发斑，口齿喉痛及疮疡等症，亦可治疗。

【来源】《伤寒论·辨阳明病脉证并治》《伤寒论·辨太阳病脉证并治（上、中）》。

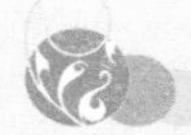

方八　麻子仁丸

【组成】 麻子仁 90 克，芍药 15 克，枳实（炙）15 克，大黄（去皮）30 克，厚朴（炙，去皮）30 克，杏仁（去皮尖，熬，别作脂）30 克。

【用法】 上 6 味药，蜜和丸如梧桐子大。饮服 10 丸，日 3 服，渐加，以知为度。

【功效】 润肠泄热。

【主治】 胃热肠燥，脾弱便结。症见大便秘结，小便多，或腹微满不痛，或便秘 10 余日，无所苦，脉细涩等。

【来源】《伤寒论·辨阳明病脉证并治》。

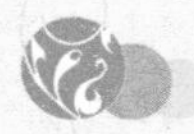

方九　抵当汤

【组成】 水蛭（熬）、虻虫（去翅足，熬）各 30 个，桃仁（去皮尖）20 个，大黄（酒洗）9 克。

【用法】 上 4 味药，以水 1000 毫升，煮取 600 毫升，去滓，温服 200 毫升，不下，更服。

【功效】 攻逐蓄血。

【主治】 下焦蓄血所致之发狂或如狂，少腹硬满，小便自利，喜忘，大便色黑硬而易解，脉沉结者。

【来源】《伤寒论·辨太阳病脉证并治（中）》《伤寒论·辨阳明病脉证并治》。

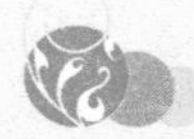

方十　麻黄连翘赤小豆汤

【组成】 麻黄（去节）6 克，连翘 6 克，杏仁（40 个，去皮尖）9 克，赤小豆 30 克，大枣(掰)12 枚,生桑白皮(切)15 克,生姜(切)6 克,甘草(炙)6 克。

【用法】 上 8 味药,以潦水 2000 毫升,先煮麻黄再沸,去上沫,纳诸药,煮取 600 毫升,去滓,分温 3 服,半日服尽。

【功效】 解表发汗,清热利湿。

【主治】 湿热内郁,表证未解而发黄者。

【来源】《伤寒论·辨阳明病脉证并治》。

方十一　猪苓散

【组成】 猪苓(去皮)、茯苓、泽泻、阿胶、滑石(碎)各 9 克。

【用法】 以水 800 毫升,先煮猪苓、茯苓、泽泻、滑石 4 味取 400 毫升,去滓,纳阿胶烊消,温服 140 毫升,每日 3 服。

【功效】 利水清热养阴。

【主治】 水热互结,小便不利。症见发热,口渴欲饮,或见心烦不寐,或兼有咳嗽、呕恶、不利者。

【来源】《伤寒论·辨阳明病脉证并治》《伤寒论·辨少阴病脉证并治》。

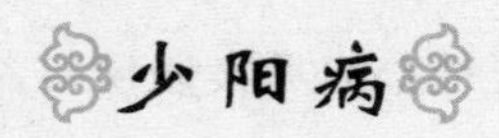

少阳病

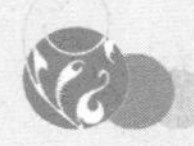

方一　小柴胡汤

【组成】 柴胡 15 克,黄芩 9 克,人参 9 克,半夏(洗)9 克,甘草(炙)、生姜(切)各 9 克,大枣(掰)12 枚。

【用法】 上 7 味药,以水 2400 毫升,煮取 1200 毫升,去滓,再煎取 600 毫升,温服 200 毫升,每日 3 服。若胸中烦而不呕者,去半夏、人参,加栝楼实 1 枚;若渴,去半夏,加人参 13.5 克、栝楼根 12 克;若腹中痛者,去黄芩,加芍药 9 克;若胁下痞硬,去大枣,加牡蛎 12 克;若心下悸、小便不利者,去黄芩,加茯苓 12 克;若不渴,外有微热者,去人参,加桂枝 9 克,温复微汗愈;若咳者,去人参、大枣、生姜,加五味子 9 克、干姜 6 克。

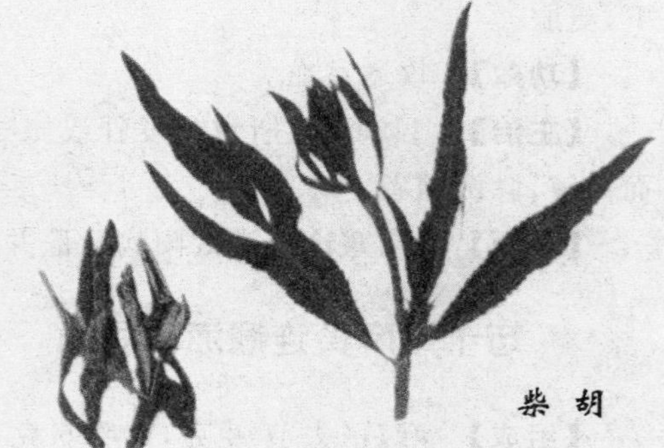
柴胡

【功效】 和解少阳。

【主治】 (1)少阳病。症见口苦,咽干,目眩,往来寒热,胸胁苦满,默默不欲饮食,心烦喜呕,舌苔薄白,脉弦。(2)妇人伤寒,热入血室,以及疟疾、黄疸等杂病见少阳证者。

【来源】《伤寒论·辨少阳病脉证并治》。

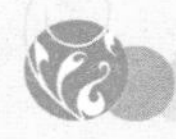

方二 柴胡桂枝汤

【组成】 桂枝(去皮)4.5 克,黄芩 4.5 克,人参 4.5 克,甘草(炙)3 克,半夏(洗)4.5 克,芍药 4.5 克,大枣(掰)6 枚,生姜(切)4.5 克,柴胡 12 克。

【用法】 上 9 味药,以水 1400 毫升,煮取 600 毫升,去滓,温服 200 毫升。

【功效】 两解太少(太阳经与少阳经)。

【主治】 表邪未解,初犯少阳。症见发热微恶风寒,肢节烦痛,微呕,胸胁心下微满,头痛,不欲饮食,苔薄白,脉浮弦等。

【来源】《伤寒论·辨太阳病脉证并治(下)》。

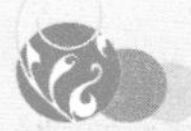

方三 黄芩加半夏生姜汤

【组成】 黄芩 9 克,芍药 6 克,甘草(炙)6 克,大枣(掰)12 枚,半夏(洗)9 克,生姜 4.5 克。

【用法】 上 6 味药,以水 2000 毫升,煮取 600 毫升,去滓,温服 200 毫升,分早、晚 2 次服。

【功效】 清解少阳,和胃降逆。

【主治】 少阳邪热迫肠犯胃所致泄泻,肛门灼热,小便短赤,呕吐,苔黄,脉弦数等。

【来源】《伤寒论·辨太阳病脉证并治(下)》。

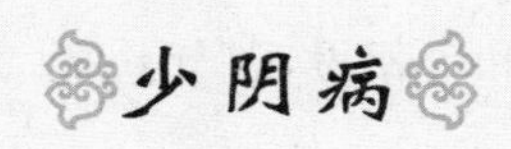

少阴病

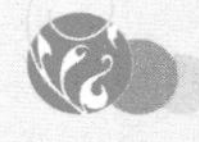

方一 四逆加人参汤

【组成】 甘草(炙)6 克,附子(生,去皮)9 克,干姜 4.5 克,人参 3 克。

【用法】 上 4 味药,以水 600 毫升,煮取 240 毫升,去滓,分温再服。

【功效】 回阳益气,救逆固脱。

【主治】 四逆恶寒脉微而复痢等症。

【来源】《伤寒论·辨霍乱病脉证并治》。

方二 吴茱萸汤

【组成】 吴茱萸(洗)9克,人参9克,生姜(切)18克,大枣(掰)12枚。

【用法】 上4味药,以水1400毫升,煮取400毫升,去滓,温服140毫升,日3服。

【功效】 温肝暖胃,降逆止呕。

【主治】 (1)胃中虚寒,食谷欲呕,或胃脘作痛,吞酸嘈杂。(2)厥阴头痛,干呕,吐涎沫。(3)少阴吐利,手足厥冷,烦躁欲死者。

【来源】《伤寒论·辨阳明病脉证并治》《伤寒论·辨少阴病脉证并治》《伤寒论·辨厥阴病脉证并治》。

方三 桔梗汤

【组成】 桔梗3克,或甘草(炙)6克。

【用法】 上药1味(或2味),以水600毫升,煮取200～300毫升,去滓,温服140毫升,温分再服。

【功效】 清热利咽。

【主治】 风热外袭,咽喉不利。症见咽部轻度红肿疼痛。

【来源】《伤寒论·辨少阴病脉证并治》。

方四 猪肤汤

【组成】 猪皮30克。

【用法】 上1味药,以水2000毫升,煮取1000毫升,去滓,加白蜜200毫升,白粉(即米粉)100毫升,熬香,和令相得,温分6服。

【功效】 滋肾润肺补脾。

【主治】 阴液下泄,虚火上炎所致咽痛,但红肿不甚,舌红少苔,脉细数等。

【来源】《伤寒论·辨少阴病脉证并治》。

方五 麻黄附子细辛汤

【组成】 麻黄(去节)6克,细辛6克,附子(炮,去皮)6克。

【用法】 上3味药,以水2000毫升,先煮麻黄减400毫升,去上沫,纳诸药,煮取600毫升，去滓，温服200毫升，日3服。

【功效】 助阳解表。

【主治】 少阴病，始得之，反发热，脉沉者。

【来源】《伤寒论·辨少阴病脉证并治》。

方六 桃花汤

【组成】 赤石脂(15克生用，15克筛末)30克，干姜3克，粳米30克。

【用法】 上3味药，以水1400毫升，煮米令熟，去滓，温服140毫升，纳赤石脂末5克，日3服，若1服愈，余勿服。

【功效】 涩肠止泻。

【主治】 久痢不愈。症见下痢脓血，色暗不鲜，腹痛喜按喜温，舌质淡苔白，脉迟弱或微细。

【来源】《伤寒论·辨少阴病脉证并治》。

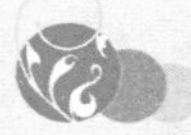

方七 麻黄附子甘草汤

【组成】 麻黄(去节)6克，甘草(炙)6克，附子(炮，去皮)6克。

【用法】 上3味药，以水1400毫升，先煮麻黄一二沸，去上沫，纳诸药，煮取600毫升，去滓，温服200毫升，每日3服。

【功效】 助阳解表。

【主治】 少阴病，恶寒身痛，无汗微发热，脉沉微者。或水汽病，身面水肿气短，小便不利，脉沉而小。

【来源】《伤寒论·辨少阴病脉证并治》。

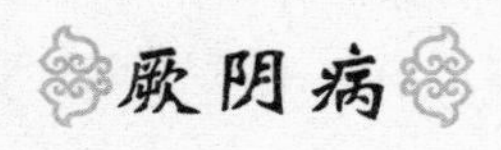

厥阴病

方一 乌梅丸

【组成】 乌梅300枚，细辛18克，干姜30克，黄连48克，附子(炮，去皮)18克，当归12克，蜀椒(出汗)12克，桂枝(去皮)18克，人参18克，黄柏18克。

【用法】 上10味药，捣筛，合治之。以苦酒渍乌梅1晚，去核，蒸熟捣成泥，和其他药与蜜和成丸，丸如梧桐子大，先食饮服10丸，每日3服。稍加至20丸，禁生冷、滑物、臭食等。

【功效】 温脏，补虚，安蛔。

【主治】 蛔厥。症见烦闷呕吐，时发时止，得食则吐，常自吐蛔，手足厥逆，腹痛时作。又主久痢。

【来源】《伤寒论·辨厥阴病脉证并治》。

方二 白头翁汤

【组成】 白头翁 6 克，黄柏 9 克，黄连 9 克，秦皮 9 克。

【用法】 上 4 味药，以水 1400 毫升，煮取 400 毫升，去滓，温服 200 毫升。不愈，再服 200 毫升。

【功效】 清热解毒，凉血止痢。

【主治】 痢疾。症见腹痛，里急后重，肛门灼热，泻下脓血，赤多白少，渴欲饮水，舌红苔黄，脉弦数。

【来源】《伤寒论·辨厥阴病脉证并治》。

方三 四逆散

【组成】 甘草（炙）、枳实（破，水渍，炙干）、柴胡、芍药各 10 克。

【用法】 上 4 味药，捣筛，加水和服 6 克，日 3 服。咳者，加五味子、干姜各 1.5 克，并主下痢；悸者，加桂枝 1.5 克；小便不利者，加茯苓 1.5 克；腹中痛者，加附子 9 克，炮令坼；泻痢下重者，先以水 1000 毫升，煮薤白 600 毫升，煮取 600 毫升，去滓，以散 18 克，纳汤中，煮取 300 毫升，分温再服。

【功效】 透解郁热，疏肝理脾。

【主治】 热厥证。症见手足厥冷，或脘腹疼痛，或泻痢下重，脉弦。

【来源】《伤寒论·辨少阴病脉证并治》。

方四 瓜蒂散

【组成】 瓜蒂（熬黄）、赤小豆各等份。

【用法】 上 2 味药，分别捣筛为散剂，再混合。取 1.5～3 克，以香豉 9 克，用热汤 1400 毫升，煮作稀糜，去滓，取汁和散，温顿服之。不吐者，要少加，得快吐乃止。血虚者，不可用瓜蒂散。

【功效】 涌吐痰食。

【主治】 痰涎宿食，填塞上脘，胸中痞硬，烦懊不安，气上冲咽喉不得息，或胸脘胀满等。

【来源】《伤寒论·辨太阳病脉证并治(下)》《伤寒论·辨厥阴病脉证并治》。

方五　干姜黄芩黄连人参汤

【组成】干姜、黄芩、黄连、人参各9克。

【用法】上4味药,以水1200毫升,煮取400毫升,去滓,分温再服。

【功效】苦寒泄降,辛温通阳。

【主治】下寒上热,寒热相悖。症见呕吐,或食入即吐,下痢,或胸膈痞闷,舌淡苔薄黄,脉虚数等。

【来源】《伤寒论·辨厥阴病脉证并治》。

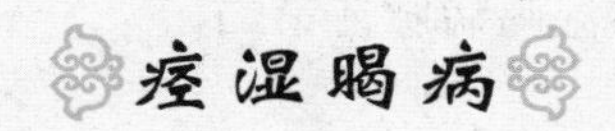

痉湿暍病

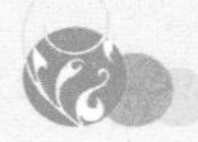

方一　栝楼桂枝汤

【组成】栝楼根6克,桂枝(去皮)9克,芍药9克,甘草(炙)6克,生姜(切)9克,大枣(掰)12枚。

【用法】上6味药,以水1800毫升,煮取600毫升,分温3服,微取汗,汗不出,食顷,啜热粥发之。

【功效】祛风解肌,润燥缓急。

【主治】太阳表虚,阴津不足。症见身体疼痛,伴头痛,恶寒(恶风),发热,汗出,脉沉迟。

【来源】《金匮要略·痉湿暍病脉证第二》。

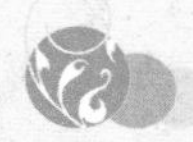

方二　葛根汤

【组成】葛根12克,麻黄(去节)9克,桂枝(去皮)6克,芍药6克,甘草(炙)6克,生姜(切)9克,大枣(掰)12枚。

【用法】上7味药,以水2000毫升,先煮麻黄、葛根,减400毫升,去白沫,纳诸药,煮取600毫升,去滓,温服200毫升。覆取微似汗,余如桂枝汤法将息及禁忌。

【功效】发汗解表,两解太阳阳明表邪。

【主治】邪在太阳表实之刚痉。症见无汗,小便反少,气上冲胸,口噤不得语等。

【来源】《金匮要略·痉湿暍病脉证第二》。

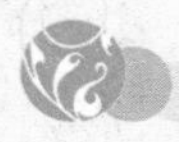

方三　大承气汤

【组成】 大黄(酒洗)12克,厚朴(炙,去皮)15克,枳实9克,芒硝9克。

【用法】 上4味药,以水2000毫升,先煮2物,取1000毫升,去滓,纳大黄,煮取400毫升,去滓,纳芒硝,更上微火一二沸,分温再服,得下,余勿服。

【功效】 泻热存阴。

【主治】 痉病。症见胸满口噤,卧不着席,脚挛急,必齿等阳明热盛,风邪内动,化燥成实之症。

【来源】《金匮要略·痉湿暍病脉证第二》。

方四　麻黄加术汤

【组成】 麻黄(去节)9克,桂枝(去皮)6克,甘草(炙)6克,杏仁(去皮、尖)9克,白术12克。

【用法】 以水1800毫升,先煮麻黄,减400毫升,去上沫,纳诸药,煮取500毫升,去滓,温服160毫升,覆取微似汗。

【功效】 发汗解表,散寒祛湿。

【主治】 外感寒湿,身烦疼者。

【来源】《金匮要略·痉湿暍病脉证第二》。

方五　麻黄杏仁薏苡甘草汤

【组成】 麻黄(去节,汤泡)6克,甘草(炙)3克,薏苡仁5克,杏仁(去皮尖,炒)9克。

【用法】 上药剉麻豆大,每服6～12克,水煎,去滓。温服,有微汗,避风。

【功效】 发汗解表,祛风利湿。

【主治】 汗出当风,或久伤取冷所致之风湿病。症见一身尽痛,发热。

【来源】《金匮要略·痉湿暍病脉证第二》。

方六　桂枝附子汤

【组成】 桂枝(去皮)12克,生姜(切)9克,附子(炮,去皮)9克,甘草(炙)6克,大枣(掰)12 枚。

【用法】 上 5 味药,以水 1200 毫升,煮取 400 毫升,去滓,分温 3 服。

【功效】 祛风除湿,温表阳。

【主治】 身体疼烦,不能自转侧,脉浮虚而涩。

【来源】《金匮要略·痉湿暍病脉证第二》。

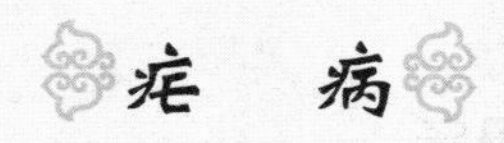

疟　病

方一　鳖甲煎丸

【组成】 鳖甲 90 克,射干(炮)、黄芩、鼠妇(即地虱)、干姜、大黄、桂枝、石韦(去毛)、厚朴、瞿麦、紫葳、阿胶各 22.5 克,柴胡、蜣螂(熬)各 45 克,芍药、牡丹(去心)、䗪虫(熬)各 37 克,蜂窠(炙)30 克,赤硝 90 克,桃仁 15 克,人参、半夏、葶苈各 7.5 克。

【用法】 取灶下灰 1.5 千克,黄酒 5 升,浸灰内滤过取汁,煎鳖甲成胶状,其余 22 味共研为细末,将鳖甲胶放入炼蜜中和匀为小丸,每服 3 克,每日 3 次。

【功效】 行气活血,祛湿化痰,软坚消散。

【主治】 疟疾日久不愈,胁下痞硬成块,结成疟母。以及积结于胁下,推之不移,腹中疼痛,肌肉消瘦,饮食减少,时有寒热,女子月经闭止等。

【来源】《金匮要略·疟病脉证并治第四》。

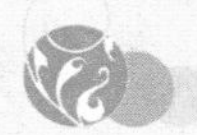

方二　白虎加桂枝汤

【组成】 知母 9 克,炙甘草 3 克,石膏 30 克,粳米 9 克,桂枝(去皮)9 克。

【用法】 上药,每 15 克,加水 500 克,煎至八分,去滓,温服,汗出愈。

【功效】 清热生津,解肌发表。

【主治】 温疟,其脉如平,身无寒但热,骨节疼烦,时呕。亦可用风湿性关节炎属热痹证者。

【来源】《金匮要略·疟病脉证并治第四》。

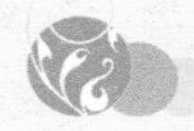

方三　蜀漆散

【组成】 蜀漆(洗去腥)、云母(烧 2 日夜)、龙骨各适量。

【用法】 上 3 味药杵为散,未发前以浆水服 1.5 克,发时服 3 克。

【功效】 祛痰截疟，镇定安神。

【主治】 牝疟。症见寒多热少，或身痛头痛，欲呕。

【来源】《金匮要略·疟病脉证并治第四》。

卒中历节病

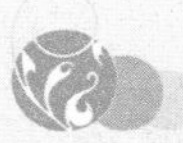

方一　桂枝芍药知母汤

【组成】 桂枝12克，芍药9克，甘草6克，麻黄6克，生姜9克，白术15克，知母12克，防风12克，附子(炮)9克。

【用法】 上9味药，以水1400毫升，煮取400毫升，温服140毫升，每日3服。

【功效】 祛风散寒，清热除湿。

【主治】 风寒湿三气杂至，久郁化热，经脉痹阻所致诸肢节疼痛，身体虚羸，脚肿如脱，头眩短气，温温欲吐等。

【来源】《金匮要略·卒中历节病脉证并治第五》。

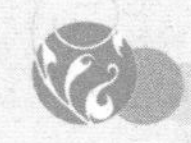

方二　乌头汤

【组成】 麻黄、芍药、黄芪各(炙)9克，川乌(㕮咀，以蜜400毫升煎取200毫升，即出乌头)5枚。

【用法】 上5味药，㕮咀4味，以水600毫升煮取200毫升，去滓，纳蜜煎，每服140毫升。不愈，尽服。

【功效】 祛风散寒宣痹。

【主治】 寒湿留于关节，经脉痹阻不通。症见关节剧痛不可屈伸，畏冷恶寒，或肢节肿大，舌淡苔白，脉沉迟等。

【来源】《金匮要略·卒中历节病脉证并治第五》。

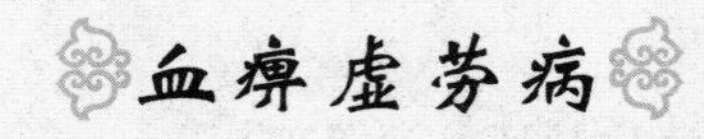

血痹虚劳病

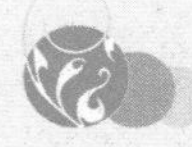

方一　黄芪桂枝五物汤

【组成】 黄芪、芍药、桂枝各9克，生姜6克，大枣(一方有人参)12枚。

【用法】 原方5味药，以水1200毫升，煮取400毫升，温服140毫升，每日

3服。

【功效】 益气温经，和营通痹。

【主治】 血痹，肌肤麻木不仁，脉微涩小紧者。

【来源】《金匮要略·血痹虚劳病脉证并治第六》。

方二 桂枝龙骨牡蛎汤

【组成】 桂枝、芍药、生姜各9克，甘草6克，大枣6枚，龙骨、牡蛎各15～30克。

【用法】 上7味药，以水1400毫升，煮取600毫升，分温3服。

【功效】 调和阴阳，涩精止遗。

【主治】 阴阳失调，遗精，梦交，少腹弦急，下部觉冷，目眩发落，脉极虚芤迟或芤动微紧者。

【来源】《金匮要略·血痹虚劳病脉证并治第六》。

方三 小建中汤

【组成】 桂枝(去皮)9克，甘草(炙)9克，大枣12枚，芍药18克，生姜9克，胶饴200毫升。

【用法】 上6味药，以水1400毫升，煮取600毫升，去滓，纳胶饴，更上微火消解，温服200毫升，每日3服。

【功效】 调补脾胃，建立中气。

【主治】 阴阳气血俱虚所致衄血，手足烦热，咽干口燥，里急，腹中痛，梦失精，四肢酸痛，心悸等。

【来源】《金匮要略·血痹虚劳病脉证并治第六》。

方四 肾气丸

【组成】 干地黄240克，山药、山茱萸各120克，泽泻、丹皮、茯苓各90克，桂枝、附子(炮)各30克。

【用法】 上8味药，研末，炼蜜和丸，如梧桐子大。下酒15毫升，日再服。

【功效】 温补肾阳，滋阴化气利水。

【主治】 虚劳腰痛，少腹拘急，小便不利。

【来源】《金匮要略·血痹虚劳病脉证并治第六》。

肺痿肺痈咳嗽上气病

方一　甘草干姜汤

【组成】 甘草(炙)12 克,干姜(炮)6 克。

【用法】 上 2 味药,以水 600 毫升,煮取 300 毫升,去滓,分温再服。

【功效】 温肺补气。

【主治】 肺痿。症见吐涎沫(不咳不渴),目眩,伴遗尿,小便频数等。

【来源】《金匮要略·肺痿肺痈咳嗽上气病脉证治第七》。

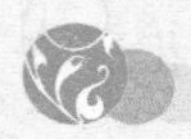

方二　射干麻黄汤

【组成】 射干 6 克,麻黄 9 克,生姜 9 克,细辛、紫菀、款冬花各 6 克,五味子 3 克,大枣 3 枚,半夏(大者,洗)9 克。

【用法】 上 9 味药,以水 2400 毫升,先煮麻黄二沸,去上沫,纳诸药,煮取 600 毫升,分温 3 服。

【功效】 温肺化饮,止咳平喘。

【主治】 痰饮,咳而上气,喉中有水鸣声者。

【来源】《金匮要略·肺痿肺痈咳嗽上气病脉证治第七》。

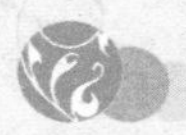

方三　厚朴麻黄汤

【组成】 厚朴 15 克,麻黄 12 克,石膏 30 克,杏仁 10 克,半夏 10 克,干姜 6 克,细辛 6 克,小麦 30 克,五味子 10 克。

【用法】 上 9 味药,以水 2400 毫升,先煮小麦粥,纳诸药,煮取 600 毫升,温服 200 毫升,日 3 服。

【功效】 温肺清热,除满补虚。

【主治】 寒饮蕴肺,久郁化热,上迫于肺,肺气不宣所致咳嗽气喘,喉中痰鸣,胸闷痰多,汗多,口干渴,甚则倚息不得卧,苔腻脉浮等。

【来源】《金匮要略·肺痿肺痈咳嗽上气病脉证治第七》。

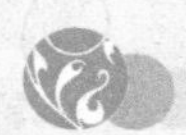

方四　麦冬汤

【组成】 麦冬 18 克,半夏 6 克,人参 9 克,甘草 6 克,粳米 15 克,大枣 4 枚。

【用法】 上6味药，以水2400毫升，煮取1200毫升，温服200毫升，隔3日服1剂。

【功效】 益胃生津，降逆下气。

【主治】 肺痿。症见咳唾涎沫，气喘短气，咽干，口燥，舌干红少苔，脉虚数。

【来源】《金匮要略·肺痈肺痿咳嗽上气病脉证并治第七》。

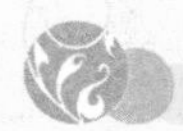

方五　桔梗汤

【组成】 桔梗3克，甘草6克。

【用法】 上2味药，以水600毫升，煮取200毫升，待温时服。

【功效】 排脓解毒。

【主治】 肺痈。症见咳而胸满，振寒脉数，咽干不渴，时出浊唾腥臭，久久吐脓如米粥等。

【来源】《金匮要略·肺痿肺痈咳嗽上气病脉证治第七》。

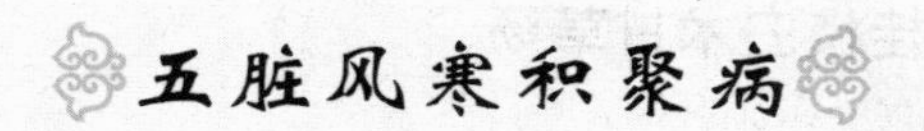

五脏风寒积聚病

方一　旋覆花汤

【组成】 旋覆花9克，葱14根，新绛少许(或用茜草9克代)。

【用法】 以水600毫升，煮取200毫升，顿服之。

【功效】 下气散结，活血通络。

【主治】 肝脏气血郁滞所致肝着病。症见胸胁满痛，或胀闷不舒，欲手揉敲其胸部等。

【来源】《金匮要略·五脏风寒积聚病脉证并治第十一》。

方二　麻子仁丸

【组成】 麻子仁60克，芍药15克，大黄30克，厚朴(炙，去皮)30克，杏仁(去皮尖，熬)30克，枳实(炙)15克。

【用法】 上6味药，以蜜和丸，如梧桐子大，饮服10丸，日3次。渐加，以愈为度。

【功效】 清热润燥通腑。

【主治】 大便秘结，小便多，脉细涩，或经常性便秘，或腹微满不痛，或便秘10

日之久,无所苦。

【来源】《金匮要略·五脏风寒积聚病脉证并治第十一》。

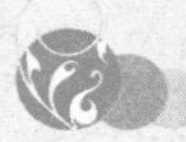

方三　甘草干姜茯苓白术汤

【组成】甘草、白术各 6 克,干姜、茯苓各 12 克。

【用法】以水 800 毫升,煮取 600 毫升,待温 3 次服。

【功效】健脾利水,温中散湿。

【主治】寒湿着于肾府。症见身重,腰中冷,如会水中,形如水状,腹重如带五千钱等。

【来源】《金匮要略·五脏风寒积聚病脉证并治第十一》。

痰饮咳嗽病

方一　茯苓桂枝白术甘草汤

【组成】茯苓 12 克,桂枝、白术各 9 克,甘草(炙)6 克。

【用法】上 4 味药,以水 1200 毫升,煮取 600 毫升,待温 3 次分服,小便则利。

【功效】温脾化饮。

【主治】心下有痰饮。症见短气,眩晕,胸胁支满,小便少,精疲力倦,食少便溏。

【来源】《金匮要略·痰饮咳嗽病脉证并治第十二》。

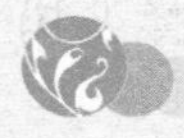

方二　甘遂半夏汤

【组成】甘遂末(冲)0.6 克,半夏 12 克,芍药 15 克,甘草(炙)3 克。

【用法】除甘遂末外,其余 3 味药,以水 400 毫升,煮取 100 毫升,去滓,纳甘遂末,以蜜 100 毫升,和药汁煮取 160 毫升,顿服之。

【功效】攻遂水饮,因势利导。

【主治】留饮。症见虽下利,心下续坚满。

【来源】《金匮要略·痰饮咳嗽病脉证并治第十二》。

方三　木防己汤

【组成】木防己 9 克,石膏 15 克,桂枝 6 克,人参 12 克。

【用法】 以水1200毫升，煮取400毫升，去滓，待温服。

【功效】 通阳行水，扶正散结。

【主治】 水饮停胃，内伤肺肾(心)，内有郁热所致微热喘满，心下痞坚，面色黧黑，水肿，小便不利，或关节肿痛。

【来源】《金匮要略·痰饮咳嗽病脉证并治第十二》。

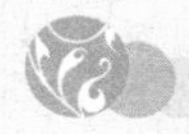

方四 泽泻汤

【组成】 泽泻30克，白术10～15克。

【用法】 以水400毫升，煮取200毫升，分温再服。

【功效】 健脾利水。

【主治】 心下有支饮，眩晕头昏等症。

【来源】《金匮要略·痰饮咳嗽病脉证并治第十二》。

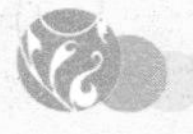

方五 防己椒目葶苈大黄丸

【组成】 防己、椒目、葶苈(熬)、大黄各30克。

【用法】 上药共研为末，炼蜜和丸如梧桐子大，先食饮服1丸，每日3服，稍增，口中有津液。渴者加芒硝15克。

【功效】 分消水饮，导邪下行。

【主治】 肠间有水气。症见腹满，口舌干燥，发热，便秘，小便不利，肢体水肿，舌苔黄腻，或出现黄疸。

【来源】《金匮要略·痰饮咳嗽病脉证并治第十二》。

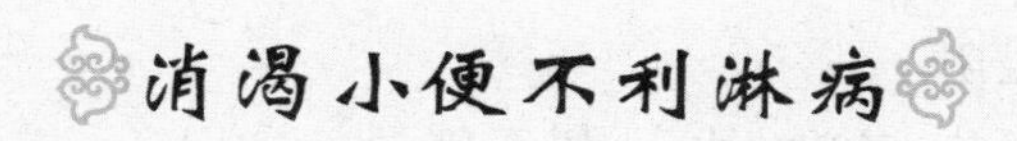

消渴小便不利淋病

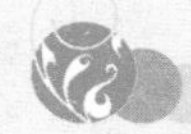

方一 肾气丸

【组成】 干地黄240克，山茱萸、山药各120克，泽泻、茯苓、牡丹皮各90克，桂枝、附子(炮)各30克。

【用法】 上8味药，研末，炼蜜和丸，如梧桐子大。下酒15毫升，隔日服。

【功效】 温补肾阳。

【主治】 消渴。症见饮一溲一，伴腰酸膝软，精疲力倦，头眩耳鸣，舌质淡，苔白，脉虚大不数或沉细无力。

【来源】《金匮要略·消渴小便不利淋病脉证并治第十三》。

方二　栝楼瞿麦丸

【组成】 栝楼根 30 克,茯苓、薯蓣各 90 克,附子(炮)9 克,瞿麦 30 克。

【用法】 上药共研为末,炼蜜丸,如梧桐子大,饮服丸,日 3 服;不愈,增至七八丸,以小便利,腹中温为度。

【功效】 温阳化气,润燥生津。

【主治】 小便不利,常感若渴。

【来源】《金匮要略·消渴小便不利淋病脉证并治第十三》。

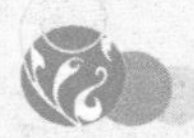

方三　茯苓戎盐汤

【组成】 茯苓 12 克,白术 9 克,戎盐弹丸大 1 枚。

【用法】 先将茯苓、白术煎剂,入戎盐再煎,待温 3 次分服。

【功效】 温肾健脾利湿。

【主治】 肾虚不能化水,脾虚生湿所致少腹胀满,小便淋漓不尽等症。

【来源】《金匮要略·消渴小便不利淋病脉证并治第十三》。

方四　猪苓汤

【组成】 猪苓(去皮)、茯苓、阿胶、骨石、泽泻各 9 克。

【用法】 上 5 味药,以水 800 毫升,先煮 4 物取 400 毫升,去滓,纳阿胶烊尽,温服 140 毫升,每日 3 服。

【功效】 利水滋阴。

【主治】 脉浮发热,渴欲饮水,小便不利。

【来源】《金匮要略·消渴小便不利淋病脉证并治第十三》。

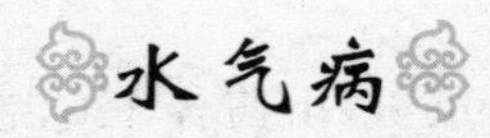

水气病

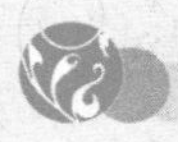

方一　越婢汤

【组成】 麻黄 9 克,石膏 18 克,生姜 9 克,甘草 6 克,大枣 5 枚。

【用法】 加水 1200 毫升,先煮麻黄,去上沫,纳诸药,煮取 600 毫升,待温 3 次分服。

【功效】 发汗利水。

【主治】 风水恶风，一身恶肿，脉浮不渴，续自汗出，无大热。

【来源】《金匮要略·水气病脉证并治第十四》。

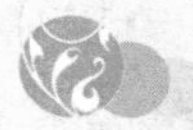

方二 甘草麻黄汤

【组成】 甘草6克，麻黄9克。

【用法】 以水1000毫升，先煮麻黄，去上沫，纳甘草，煮取600毫升，温服200毫升，覆被使汗出，汗不出者再服，慎风寒。

【功效】 解表宣肺利水。

【主治】 水湿在表，肺气不利所致，多见面目黄肿，其脉沉，小便不利等症。

【来源】《金匮要略·水气病脉证并治第十四》。

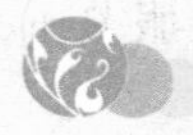

方三 麻黄附子汤

【组成】 麻黄9克，甘草6克，附子(炮)9克。

【用法】 以水1400毫升，先煮麻黄，去上沫，纳诸药，煮取600毫升，温服100毫升，每日3服。

【功效】 温肾发汗。

【主治】 肾阳不足，水气在表。症见身面水肿，小便不利，脉沉小者。

【来源】《金匮要略·水气病脉证并治第十四》。

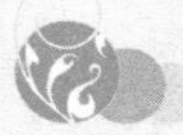

方四 黄芪芍药桂枝苦酒汤

【组成】 黄芪15克，芍药9克，桂枝9克。

【用法】 以苦酒200毫升，水1400毫升，混合，煮取600毫升，每服200毫升，1日3次服。当心烦，服至六七日乃解。

【功效】 扶阳固表，祛除水湿。

【主治】 水湿外侵，卫阳被郁，湿热交蒸于营分，汗出于肌表所致黄汗。症见身体肿，发热，汗出而渴，汗出沾衣，色正黄如柏汁，脉沉等症。

【来源】《金匮要略·水气病脉证并治第十四》。

方五 枳术汤

【组成】 枳实9克，白术12克。

【用法】 以水1000毫升，煮取600毫升，待温，分3次服，腹中软即当散也。

【功效】 健脾理气。

【主治】 心下坚，大如盘，边如旋盘，食少等。

【来源】《金匮要略·水气病脉证并治第十四》。

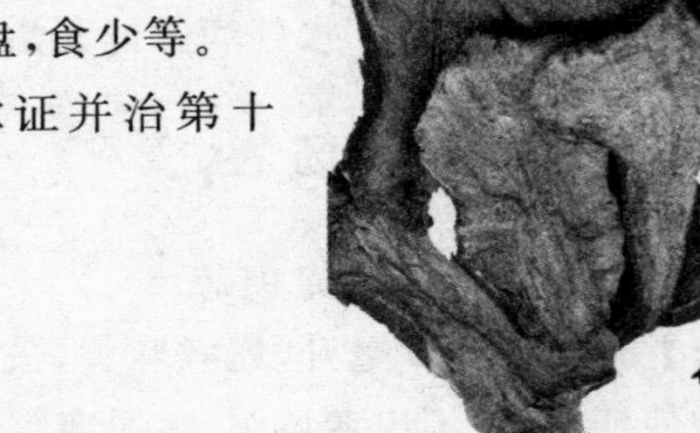
白术

黄疸病

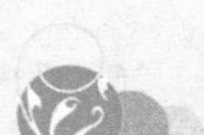

方一 硝石矾石散

【组成】 硝石、明矾各等份。

【用法】 上药共研为末，胶囊装服，每服1～3克，大麦粥送下，每日服2～3次。

【功效】 燥湿化瘀。

【主治】 黄疸日晡所发热，反恶寒，膀胱急，少腹满，额上黑，足下热，其腹胀如水状，大便黑、时溏等。

【来源】《金匮要略·黄疸病脉证并治第十五》。

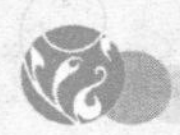

方二 栀子大黄汤

【组成】 栀子6～12克，大黄6～9克，枳实9克，香豉6克。

【用法】 以水1200毫升，煮取40毫升，分温3服。

【功效】 清热除湿通腑。

【主治】 湿热内蕴，积于肠胃，上冲于心所致心中懊，发热，胁痛，大便秘结，小便黄赤，脉滑数，舌苔黄燥。

【来源】《金匮要略·黄疸病脉证并治第十五》。

方三 大黄硝石汤

【组成】 大黄、黄柏、硝石各12克，栀子12克。

【用法】 以水1200毫升，煮大黄、黄柏、栀子取400毫升，去滓，纳硝石，再煮取20毫升，顿服。

【功效】 清热破结通便。

【主治】 表和里实所致黄疸腹满，小便不利而赤，自汗出，胁痛，发热，神昏，谵语，舌苔焦黄或芒刺，脉沉数或沉迟，大便秘结。

【来源】《金匮要略·黄疸病脉证并治第十五》。

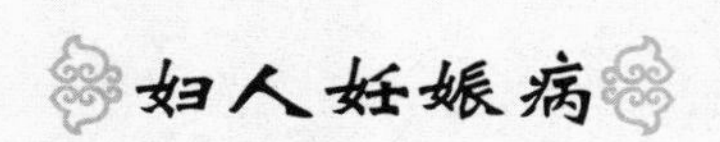

呕吐哕下利病

方一　橘皮竹茹汤

【组成】 橘皮 12 克，竹茹 12 克，大枣 5 枚，生姜 9 克，甘草 6 克，人参 3 克。

【用法】 上 6 味药，以水 2000 毫升，煮取 600 毫升，温服 100 毫升，每日 3 服。

【功效】 理气降逆，补虚清热。

【主治】 久病体弱，或吐下后，胃虚有热气逆不降所致的呃逆或呕哕，舌嫩红，脉虚数。

【来源】《金匮要略·呕吐哕下利病脉证治第十七》。

妇人妊娠病

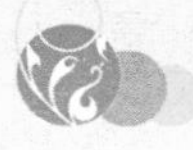

方一　桂枝茯苓丸

【组成】 桂枝、茯苓、丹皮、桃仁（去皮尖）、芍药各等份。

【用法】 上 5 味药研为末，炼蜜和丸，如兔屎大，每日食前服 1 丸，不愈，加至 3 丸。

【功效】 活血化瘀，缓消硬块。

【主治】 妇人小腹宿有硬块，按之痛，腹挛急，脉涩。

【来源】《金匮要略·妇人妊娠病脉证并治第二十》。

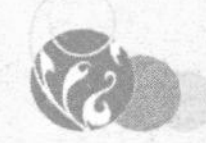

方二　胶艾汤

【组成】 川芎、阿胶、甘草各 6 克，艾叶、当归各 9 克，芍药 12 克，干地黄 18 克。

【用法】 除阿胶外，其他 6 味药，以水 1000 毫升，清酒 600 毫升，合煮取 600 毫升去滓，纳阿胶令消尽，温服 200 毫升，每日 3 次服。

【功效】 养血安胎止血。

【主治】 妇人崩漏，月经过多，产后出血，血小板减少等。

【来源】《金匮要略·妇人妊娠病脉证并治第二十》。

方三 当归芍药散

【组成】 当归9克，芍药15克，川芎9克，茯苓12克，泽泻9克，白术12克。

【用法】 上6味药，杵为散，取5毫升，以酒和，日3次服，亦可作汤剂。

【功效】 养血疏肝，健脾利湿。

【主治】 肝气郁结，脾气虚弱所致腹拘急，绵绵作痛，面色萎黄，足水肿，小便不利等。

【来源】《金匮要略·妇人妊娠病脉证并治第二十》。

方四 干姜人参半夏丸

【组成】 干姜6克，人参6克，半夏9克。

【用法】 上药研为末，以生姜汁和糊为丸，如梧桐子大。饮服3～6丸，每日3次服。

【功效】 温中补虚止呕。

【主治】 妊娠及虚寒呕吐。

【来源】《金匮要略·妇人妊娠病脉证并治第二十》。

方五 葵子茯苓散

【组成】 葵子60克，茯苓90克。

【用法】 杵为散，饮服5毫升，日3次服，小便利则愈。

【功效】 通窍利水。

【主治】 小便不利，身重，恶寒，起则头眩等症。

【来源】《金匮要略·妇人妊娠病脉证并治第二十》。

妇人产后病

方一 下瘀血汤

【组成】 大黄9克，桃仁9克，䗪虫(熬，去足)9克。

【用法】 上3味研为末，炼蜜和为4丸，以酒200毫升，煎1丸，取160毫升，顿服之，新血下如豚肝。

【功效】 破血下瘀。

【主治】 产妇腹痛，因干血内结，着于脐者。

【来源】《金匮要略·妇人产后病脉证治第二十一》。

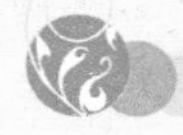

方二　竹叶汤

【组成】 竹叶12克，葛根9克，防风、桔梗、桂枝、人参、甘草各6克，附子（炮）9克，大枣5枚，生姜6克。

【用法】 以水1200毫升，煮取500毫升，待温3次服，覆被使汗出。颈项强，用大附子12克，破之如豆大，煎药扬去沫；呕者，加半夏9克（洗）。

【功效】 补气温阳，解表祛风。

【主治】 产后卒中，身热头痛，面赤，气喘等产后阳虚，风寒外感，正虚邪实之症。

【来源】《金匮要略·妇人产后病脉证治第二十一》。

方三　白头翁加甘草阿胶汤

【组成】 白头翁、甘草、阿胶（烊化）各6克，秦皮、黄连、黄柏各9克。

【用法】 除阿胶外，其他5味药以水1400毫升，煮取500毫升，纳阿胶令消尽，待温3次服。

【功效】 清热解毒，养血止利。

【主治】 产后血虚而患热利下垂，下利脓血便，腹痛里急者。

【来源】《金匮要略·妇人产后病脉证治第二十一》。

妇人杂病

方一　半夏厚朴汤

【组成】 半夏12克，厚朴9克，茯苓12克，生姜9克，干苏叶6克。

【用法】 上5味药，以水1400毫升，煮取800毫升，分4服，日3次服，夜1次服。

【功效】 行气开郁，降逆化痰。

【主治】 痰气郁结之梅核气。症见咽中如有物阻，咯吐不出，吞咽不下，以及胸胁满闷，气急作痛，或湿痰咳嗽，或呕吐，苔白润或滑腻，脉弦缓或弦滑。

【来源】《金匮要略·妇人杂病脉证并治第二十二》。

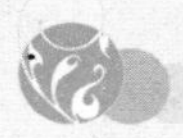

方二 甘草小麦大枣汤

【组成】 甘草9克，小麦30克，大枣10枚。

【用法】 上3味药，以水1200毫升，煮取600毫升，待温，分3次服。

【功效】 养心安神，和中缓急。

【主治】 脏燥。症见精神恍惚，时常悲伤欲哭，不能自主，心中烦乱，睡眠不安，甚则言行失常，哈欠频作，舌红少苔，脉细而数。

【来源】《金匮要略·妇人杂病脉证并治第二十二》。

方三 温经汤

【组成】 吴茱萸9克，当归、芎䓖、芍药、人参、桂枝、阿胶、生姜、牡丹皮(去心)、甘草各6克，半夏6克，麦冬(去心)9克。

【用法】 上12味药，以水2000毫升，煮取600毫升，待温3服。

【功效】 温经散寒，养血祛瘀。

【主治】 冲任虚寒，瘀血阻滞，月经不调，或经来过多，或至期不来，或崩漏下血不止，暮即发热，少腹冷痛，腹满，手掌烦热，唇口干燥。亦主妇人少腹寒冷，久不受孕。

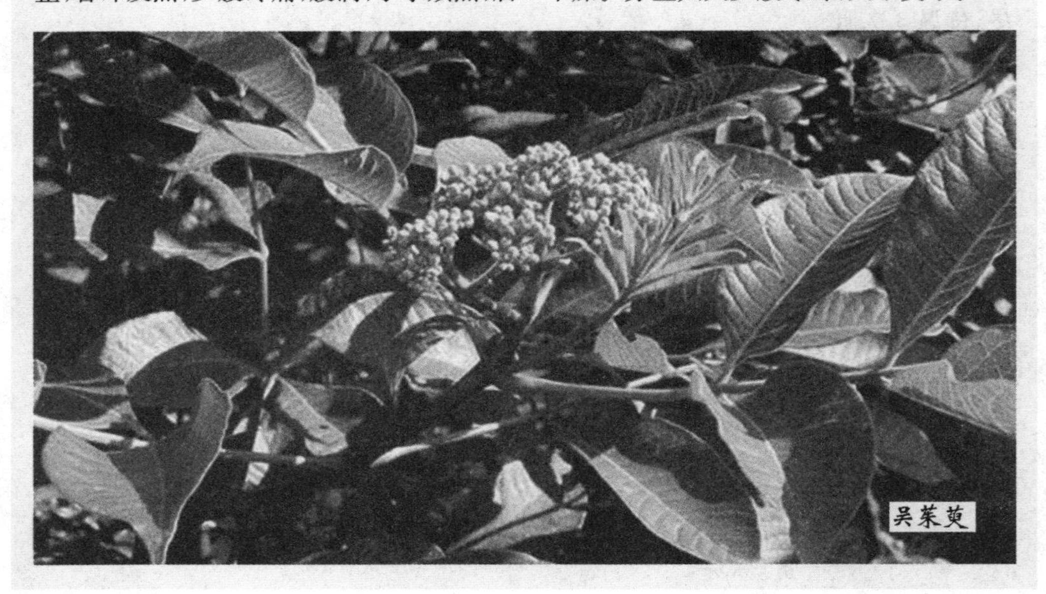
吴茱萸

【来源】《金匮要略·妇人杂病脉证并治第二十二》。

方四 红蓝花酒

【组成】红蓝花 30 克。

【用法】以酒 300 毫升,煎减半,顿服一半,未止再服。

【功效】活血解痛调经。

【主治】妇人风症及腹中刺痛。

【来源】《金匮要略·妇人杂病脉证并治第二十二》。

华佗方

麻醉解麻

方一 麻沸散

【组成】羊踯躅 9 克,茉莉花根 3 克,当归 30 克,石菖蒲 0.9 克。

【用法】水煎,温服。

【功效】麻醉止痛。

【主治】用于外科手术麻醉等。

【来源】《华佗神医秘传》。

方二 解麻药神方

【组成】人参 15 克,生甘草 9 克,陈皮 1.5 克,半夏 3 克,白薇 3 克,石菖蒲 1.5 克,茯苓 1.5 克。

【用法】上药以水煎成 1 碗,温服。

【功效】益气祛邪醒神。

【主治】使用华佗麻醉剂后,换皮后 3 日,诸症平复,急宜用该剂解之使醒。

【来源】《华佗神医秘传》。

方三 外敷麻药神方

【组成】川乌尖、草乌尖、生南星、生半夏各 15 克,胡椒 30 克,蟾酥 12 克,荜芨15克，细辛12克。

【用法】 上药研为细末。用温酒调敷。

【功效】 麻醉止痛。

【主治】 本剂专为施割症时，外部调敷之用，能令人知觉麻木，任割处之。

【来源】《华佗神医秘传》。

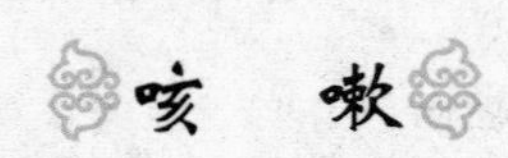

咳　嗽

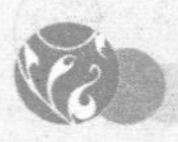

方一　咳嗽方

【组成】 紫菀15克，五味子30克，桂心60克，麻黄（去节）120克，杏仁（去皮尖，捣）70枚，干姜120克，炙甘草60克。

【用法】 水煎，分3次温服，日3次。

【功效】 宣肺化饮止咳。

【主治】 咳嗽。

【来源】《华佗神医秘传》。

方二　五嗽方

【组成】 皂荚（炙）、干姜、桂心等份。

【用法】 研为末，炼蜜为丸，如梧桐子大。每服3丸，日3次。

【功效】 温肺化饮，豁痰止咳。

【主治】 五嗽：气嗽、饮嗽、燥嗽、冷燥、邪嗽。

【来源】《华佗神医秘传》。

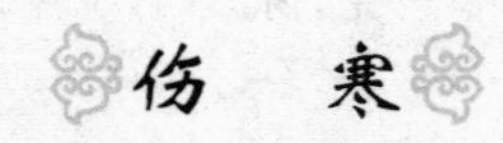

伤　寒

方一　伤寒血结方

【组成】 海蛤、滑石、甘草各30克，芒硝15克。

【用法】 上共研为末，每服6克，每日2服，鸡蛋清调服。

【功效】 清热利湿，活血破结。

【主治】 血结，胸膈胀满，痛不可近。

【来源】《华佗神医秘传》。

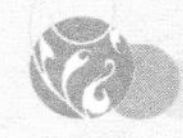

方二　五胜散神方

【组成】甘草、石膏、白术、五味子各30克，炮姜0.9克。

【用法】上药研为细末。每服药6克，生姜2片，大枣1枚，水煎，去滓，温服。

【功效】寒热并调，祛邪解表。

【主治】四时伤寒冒风，身热头痛，昏倦寒痰，咳嗽及中满。伤寒3日以前，服无不效。

【来源】《华佗神医秘传》。

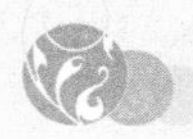

方三　伤寒腹胀方

【组成】桔梗、半夏、陈皮各9克，生姜5片。

【用法】水煎，温服。

【功效】化痰理气除胀。

【主治】伤寒腹胀。

【来源】《华佗神医秘传》。

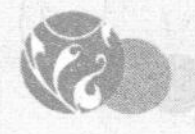

方四　伤寒厥逆方

【组成】大附子2枚(炮制，去皮、脐)。

【用法】上药研为末，每服9克，姜汁送调服，以脐下如火暖为度。

【功效】温阳散寒。

【主治】伤寒厥逆，面青，四肢厥冷，腹痛身冷。

【来源】《华佗神医秘传》。

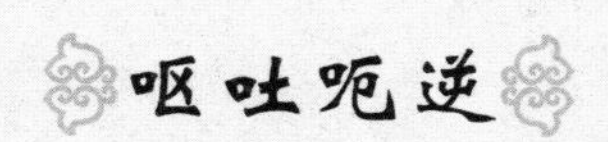

呕吐呃逆

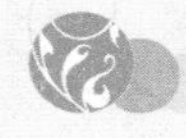

方一　经来呕吐方

【组成】白术3克，丁香、干姜各1.5克。

【用法】上药捣筛为散，空腹米汤调服。

【功效】健脾、温中，降逆。

【主治】 月经呕吐。

【来源】《华佗神医秘传》。

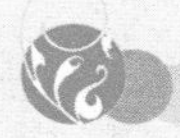

方二 呃逆方

【组成】 黄连3克,紫苏叶2.4克。

【用法】 水煎,温服。

【功效】 辛开苦降,和胃降逆。

【主治】 呃逆。

【来源】《华佗神医秘传》。

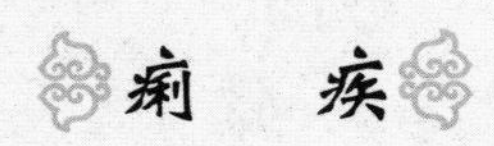

痢 疾

方一 冷痢方

【组成】 黄连60克,炙甘草、炮附子、阿胶各15克。

【用法】 水煎,分2次温服。

【功效】 辛开苦降,和胃降逆。

【主治】 冷痢。

【来源】《华佗神医秘传》。

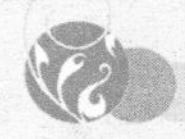

方二 热毒痢方

【组成】 苦参、橘皮、独活、炙阿胶、蓝青、黄连、鬼箭羽、黄柏、甘草各适量。

【用法】 上药捣为末,蜜烊胶为丸如梧桐子大。开水下10丸,每日3次。

【功效】 清热燥湿,杀虫,利尿。

【主治】 热毒痢。

【来源】《华佗神医秘传》。

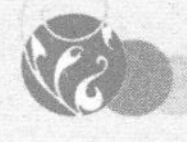

方三 久痢方

【组成】 地榆、鼠尾草各30克。

【用法】 水煎,分2次温服。

【功效】 凉血止血,清热解毒,消肿敛疮。

【主治】 久患赤痢，连年不愈。

【来源】《华佗神医秘传》。

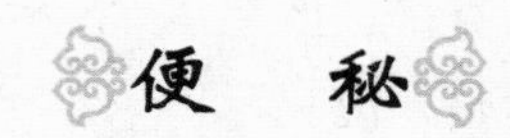

便 秘

方一 通便神方

【组成】 熟地黄、玄参、当归各30克，川芎15克，火麻仁3克，大黄3克，桃仁10枚，红花0.9克。

【用法】 上诸药加蜂蜜200毫升，和水煎，去渣温服。

【功效】 滋阴润肠，行血通便。

【主治】 久病之后，大便闭结。

【来源】《华佗神医秘传》。

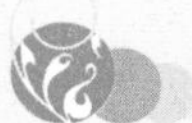

方二 大便秘涩方

【组成】 大黄90克，黄芩60克，炙甘草30克，栀子14枚。

【用法】 水煎，分3次服。

【功效】 清热泻火，通腑导滞。

【主治】 便秘。

【来源】《华佗神医秘传》。

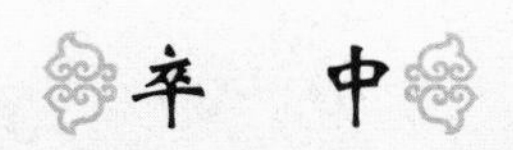

卒 中

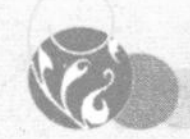

方一 卒中颈项直硬方

【组成】 宣木瓜（去瓤）、乳香、没药、生地黄汁各适量。

【用法】 将乳香、没药装入木瓜中，以线缚定，饭锅上蒸三四次，研成膏，入生地黄汁，热酒冲服。

【功效】 舒筋通络。

【主治】 卒中颈项直硬。

【来源】《华佗神医秘传》。

方二　卒中发热方

【组成】 大戟、苦参各120克。

【用法】 用白醋浆煮沸，趁热外洗。

【功效】 清热燥湿。

【主治】 卒中，发热。

【来源】 《华佗神医秘传》。

方三　卒中不语方

【组成】 人乳汁3毫升，著名美酒30毫升。

【用法】 混合，分3次服。

【功效】 祛风通络开窍。

【主治】 卒中不语。

【来源】 《华佗神医秘传》。

方四　产后卒中神方

【组成】 独活240克，葛根180克，生姜150克，炙甘草60克。

【用法】 水煎。分3服，微汗佳。

【功效】 祛风化湿，舒筋通络。

【主治】 产后卒中。

【来源】 《华佗神医秘传》。

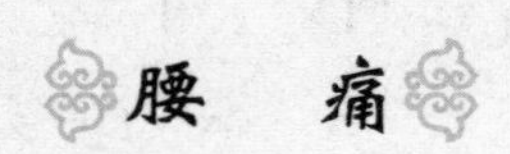

腰　痛

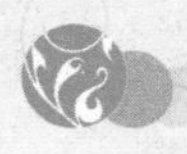

方一　产后腰痛神方

【组成】 败酱、当归各1.8克，川芎、白芍、桂心各1.8克。

【用法】 水煎。分2次服之。忌葱。

【功效】 养血活血通络。

【主治】 产后腰痛。

【来源】 《华佗神医秘传》。

方二　骨软风方

【组成】 何首乌、牛膝各300克。

【用法】 上药以酒60毫升，浸7日取出曝干，捣为末，枣肉和丸，如梧桐子大。每服30～50丸，空腹酒调服。

【功效】 补肝肾，壮筋骨。

【主治】 腰膝痛，不能行，且遍体瘙痒。

【来源】《华佗神医秘传》。

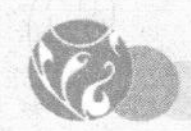

方三　肾虚腰痛方

【组成】 丹皮（去心）0.6克，萆薢、白术各0.9克。

【用法】 上药为散。以酒服6～9克。也可作汤服之。

【功效】 健脾补肾。

【主治】 肾虚腰痛。

【来源】《华佗神医秘传》。

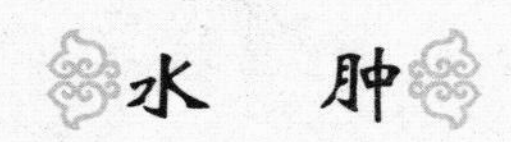

水　肿

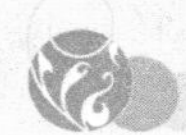

方一　五皮散

【组成】 生姜皮、桑白皮、陈橘皮、大腹皮、茯苓皮各等份。

【用法】 上药研为细末，每服9克，水500毫升，煎至300毫升，去滓，不计时候温服，忌生冷油腻硬物。

【功效】 利湿消肿，理气健脾。

【主治】 水肿。症见一身悉肿，肢体沉重，心腹胀满，上气促急，小便不利，舌苔白腻，脉象沉缓，以及妊娠水肿等。

【来源】《华氏中藏经》。

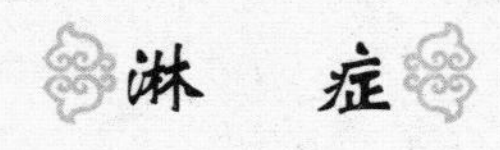

淋　症

方一　血淋方

【组成】 白茅根、芍药、木通、车前子各90克，滑石、黄芩各45克，乱发灰、冬葵子(微炒)各 15 克。

【用法】 上 8 味药捣筛。每服 9 克,水煎,温服,每日 3 次。

【功效】 清热通淋,凉血止血。

【主治】 血淋。

【来源】《华佗神医秘传》。

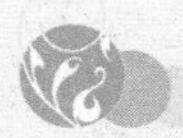

方二　劳淋方

【组成】 滑石 0.9 克,王不留行、冬葵子、车前子、桂心、甘遂、通草各 0.6 克,石韦(去毛)1.2 克。

【用法】 上药为散,蓖麻子粥和服 6～9 克,日 3 次服。

【功效】 清热通淋。

【主治】 劳淋,其状尿留茎内,数起不出,引少腹痛,小便不利,劳倦即发。

【来源】《华佗神医秘传》。

小便不通尿多

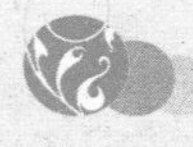

方一　利气散

【组成】 黄芪、陈皮、甘草各适量。

【用法】 上药等份,研为末,水煎服,自然通。

【功效】 健脾益气利水。

【主治】 老人小便秘涩不通。

【来源】《华佗神医秘传》。

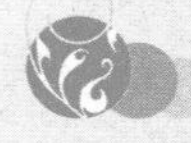

方二　小便不通方

【组成】 人参、莲心、茯苓、车前子、王不留行各 9 克,甘草 3 克,肉桂 0.9 克,白果 20 枚。

【用法】 水煎温服,1 剂即如注。

【功效】 健脾益气,利尿。

【主治】 小便不通。

【来源】《华佗神医秘传》。

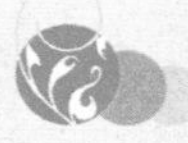

方三 小便过多效方

【组成】 补骨脂(酒蒸)300 克,茴香(盐炒)300 克。

【用法】 共研为末,酒糊为丸,如梧桐子大。盐汤下 100 丸。

【功效】 温补肾阳固摄。

【主治】 小便过多。

【来源】《华佗神医秘传》。

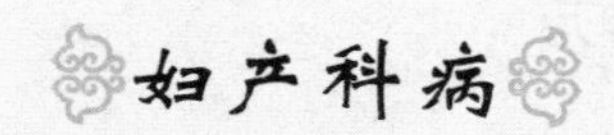

妇产科病

方一 漏下不止神方

【组成】 鹿茸、阿胶各 90 克,乌贼骨、当归各 60 克,蒲黄 30 克。

【用法】 上药研为末。空腹酒服 6～9 克,每日 3 次,夜 2 次。

【功效】 培元固体,补血止血。

【主治】 崩漏不止。

【来源】《华佗神医秘传》。

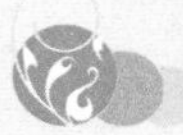

方二 妊娠霍乱神方

【组成】 白术、紫苏、茯苓各 4.5 克,藿香、橘皮、甘草各 3 克,砂仁末 15 克。

【用法】 姜枣引,水煎,温服。

【主治】 妊娠霍乱。

【来源】《华佗神医秘传》。

方三 阴挺神方

【组成】 蜀椒、乌梅、白及各 0.6 克。

【用法】 上药捣末过筛。以 6～9 克药粉,绵布裹纳阴中,入 9 厘米。

【功效】 温中散寒,收敛止血,消肿生肌。

【主治】 阴挺。

【来源】《华佗神医秘传》。

方四 阴肿神方

【组成】 熬白矾 0.6 克，大黄 0.3 克，炙甘草 0.15 克。

【用法】 上药捣筛。取枣大绵裹导阴中，20 日即愈。

【功效】 祛风化湿。

【主治】 消炎，燥湿，止泻，止血，解毒，杀虫。

【来源】《华佗神医秘传》。

方五 产后阴肿神方

【组成】 羌活、防风各 30 克。

【用法】 煎汤熏洗。

【功效】 祛风化湿，解热止痛。

【主治】 产后阴肿。

【来源】《华佗神医秘传》。

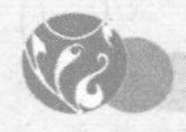

方六 白带神方

【组成】 苍术 15 克，茯苓、红鸡冠花各 9 克，车前子 4.5 克。

【用法】 水煎，温服。

【功效】 健脾，清热利湿。

【主治】 妇人白带。

【来源】《华佗神医秘传》。

方七 胞衣不下神方

【组成】 牛膝、瞿麦各 30 克，当归、通草各 45 克，桂心 60 克，葵子 240 克。

【用法】 水煎。分 3 次服。

【功效】 活血通络，清热利湿。

【主治】 胞衣不下。

【来源】《华佗神医秘传》。

方八 产后泻血神方

【组成】 炙干艾叶 15 克，老姜 15 克。

【用法】 水煎浓汁，顿服。

【功效】 温经止血。

【主治】 产后泻血。

【来源】《华佗神医秘传》。

方九　产后遗溺神方

【组成】 白薇、芍药各 30 克。

【用法】 上药共捣为末，酒下 3 克。

【功效】 活血敛涩。

【主治】 产后遗溺。

【来源】《华佗神医秘传》。

强身　长寿

方一　交藤丸神方

【组成】 何首乌(赤白者佳)300 克，茯苓 150 克，牛膝 60 克。

【用法】 上药研为末，为蜜丸，梧桐子大。以酒服 30 丸。禁忌：食猪羊血。

【功效】 祛百疾，能驻颜长寿。

【主治】 身体乏力，小便不利，增强免疫力。

【来源】《华佗神医秘传》。

方二　不老延年神方

【组成】 雷丸、防风、柏子仁各等份。

【用法】 上药研为末，酒服 6～9 克，日 3 次。禁忌：未满 60 岁者太盛，勿服。

【功效】 久服延年益精补脑。

【主治】 用于逐毒气，胃中热；感冒风寒所致的头痛、身疼、恶寒。

【来源】《华佗神医秘传》。

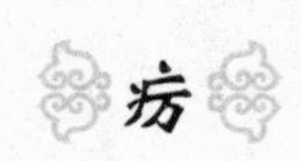

疠

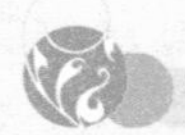

方一　疬疡风神方

【组成】 硫黄 90 克，硇砂、生附子各 60 克，雄黄 30 克。

【用法】 共捣成末，以苦酒和如泥，涂疡处，干即更涂，以瘥为度。

【功效】 解毒消疮。

【主治】 疠疡风。

【来源】《华佗神医秘传》。

方二　大疠风神方

【组成】 凌霄花 15 克，焙地龙、炒僵蚕、炒全蝎各 7 只。

【用法】 上药研为末。每服 6 克，温酒下，或以药煎汤浴身俟出臭汗为度。

【功效】 活血散结消疮。

【主治】 大疠风。

【来源】《华佗神医秘传》。

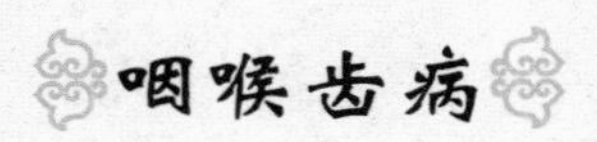

咽喉齿病

方一　实火喉蛾方

【组成】 山豆根、黄连、半夏、柴胡、甘草、桔梗、天花粉各 6 克。

【用法】 水煎，凉服，2 剂自愈。

【功效】 清热泻火利咽。

【主治】 实火喉蛾。

【来源】《华佗神医秘传》。

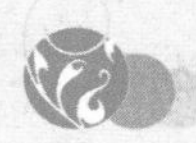

方二　声哑方

【组成】 硼砂 30 克，诃子肉 6 克，元明粉、胆南星各 3 克，龙脑 0.9 克，大乌梅 30 克。

【用法】 前 5 味药共研为末，以大乌梅捣烂和丸，如弹丸子大。含于口中，经宿即愈。

【功效】 清热泻火利咽。

【主治】 声哑。

【来源】《华佗神医秘传》。

方三　荜茇散神方

【组成】 荜茇、木鳖子(去壳)各适量。

【用法】 先研木鳖子,研细,后入荜茇同研混匀。左右鼻吸入粉末,每用一豆大。

【功效】 清热泻火利咽。

【主治】 牙痛。

【来源】 《华佗神医秘传》。

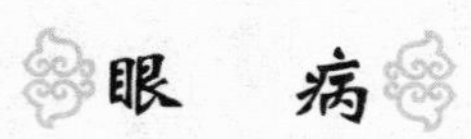

眼　病

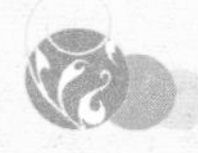

方一　肝热眼赤神方

【组成】 黄连、秦皮各 90 克。

【用法】 水煎去滓,饭后温服,分 2 次。

【功效】 清热明目。

【主治】 肝热眼赤。

【来源】 《华佗神医秘传》。

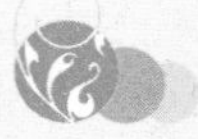

方二　白龙散神方

【组成】 白鳝粉 30 克,铜绿 3 克。

【用法】 上药各先研成细末,再混研匀。每用 1.5 克,百沸汤化开,以手指洗眼。

【功效】 解毒祛风、扶睫消疮。

【主治】 风毒赤烂,眼眶倒睫,冷热泪不止。

【来源】 《华佗神医秘传》。

方三　伤寒目翳方

【组成】 秦皮、升麻、黄连各 30 克。

【用法】 水煮,去渣,取清液,待冷,滴眼。忌猪肉、冷水。

【功效】 胜火消翳。

【主治】 伤寒目翳。

【来源】《华佗神医秘传》。

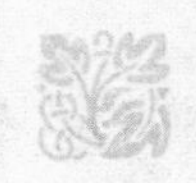

葛洪方

方一 葱豉汤

【组成】 葱白(连须)5 根,淡豆豉 30 克。

【用法】 水煎服,每日 1 剂。

【功效】 解表散寒。

【主治】 外感风寒轻症。症见微恶风寒,或见微热,头痛,无汗,鼻塞流涕,喷嚏,舌苔薄白,脉浮。

【来源】《肘后备急方》。

方二 卒中不语验方

【组成】 豆豉适量。

【用法】 浓煮豉汁含之亦佳。

【功效】 化浊开窍。

【主治】 卒中失音。

【来源】《肘后备急方》。

方三 卒中失音不语方

【组成】 白芥子、苦酒各适量。

【用法】 以苦酒煮白芥子,包颈 1 周,以衣包之,1 日 1 夕乃解,即瘥。

【功效】 化痰通络。

【主治】 卒中,卒不得语。

【来源】《肘后备急方》。

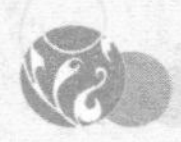

方四 下痢方

【组成】 黄连、干姜各 90 克。

【用法】 捣筛,白酒 90 毫升合煎,令可丸。饮服如梧桐子 20 丸。禁忌:猪肉、冷水。

【功效】 清水温中。

【主治】 水下痢色白，食不消。

【来源】《肘后备急方》。

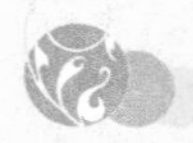

方五 赤石脂汤

【组成】 赤石脂、干姜、附子各60克。

【用法】 以水300毫升，煮取150毫升，去滓，待温分3服。禁忌：猪肉。

【功效】 温中涩肠止痢。

【主治】 伤寒，下脓血。

【来源】《肘后备急方》。

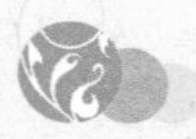

方六 海藻酒方

【组成】 海藻500克，清酒120毫升。

【用法】 以绢袋盛海藻酒浸，春夏浸2日，每服12毫升，稍稍含咽之，每日服3次。酒尽再以酒120毫升渍，饮之如前，渣曝干末服9克，日服3次，尽更作3剂佳。

【功效】 化痰散结，消瘿。

【主治】 颈下卒结，囊渐大欲成瘿。

【来源】《肘后备急方》。

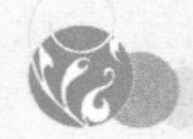

方七 黄芪散

【组成】 黄芪60克，木兰皮30克。

【用法】 为散，酒服6克，每日服3次。

【功效】 化痰散结，消瘿。

【主治】 酒疸，心中懊痛，足胫满，小便黄，饮酒面发赤斑黄黑。

【来源】《肘后备急方》。

方八 发斑方

【组成】 好蜜、升麻各适量。

【用法】 取好蜜通身抹疮上，亦以蜜煎升麻，数数拭之。

【功效】 祛风清热祛斑。

【主治】 天行发斑疮。

【来源】《肘后备急方》。

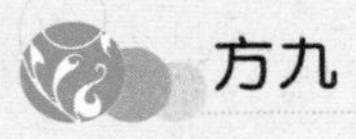

方九　张贵妃面膏

【组成】 鸡蛋1个，丹砂60克。

【用法】 鸡蛋去其黄，丹砂研为末。丹砂末纳鸡蛋中，封固口，安白鸡腹下伏之。候鸡雏出，即取出。敷面。

【功效】 不过五度，令面白如玉，光润照人，并去面上黯。

【主治】 皮肤黑。

【来源】《肘后备急方》。

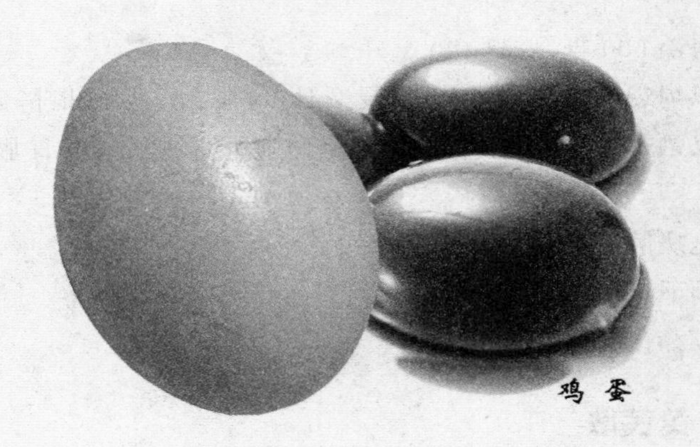

鸡蛋

唐朝名医名方

孙思邈方

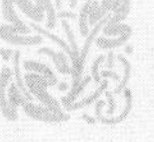

头　痛

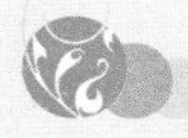

方一　菊花茶调散

【组成】 川芎、荆芥、细辛、甘草、防风、白芷、薄荷、羌活、菊花、僵蚕、蝉蜕各适量。

【用法】 上药研为末，茶水调服。

【功效】 疏散风热，清利头目。

【主治】 风热上攻，头晕目眩，及偏正头痛等。

【来源】 《银海精微》。

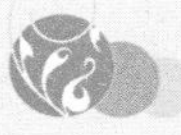

方二　痰饮头痛方

【组成】 常山30克，云母粉60克。

【用法】 为散，开水服9克，吐之止；若吐不尽，再服。忌生葱、生蒜。

【功效】 催吐化痰。

【主治】 痰饮头痛，往来寒热。

【来源】 《千金翼方》。

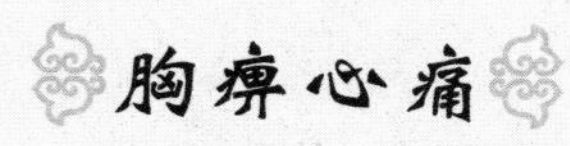

胸痹心痛

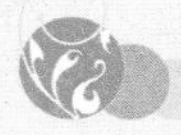

方一　卒中恶心痛方

【组成】 苦参（切）90克，好醋90毫升。

【用法】 以醋煮苦参，取50毫升，强人顿服，老、小2服。

【功效】 顺气理气。

【主治】 卒中恶心痛。

【来源】《备急千金要方》。

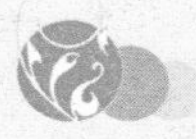

方二 桂心三物汤

【组成】 桂心 60 克，胶饴 250 克，生姜 60 克。

【用法】 上药切，以水 240 毫升，煮 2 味，取 180 毫升，去渣，入胶饴，分 3 服。禁忌：生葱。

【功效】 温阳，缓急，止痛。

【主治】 心下痞，诸逆悬痛。

【来源】《备急千金要方》。

方三 疗膈散

【组成】 瓜丁 28 枚，赤小豆 20 枚，人参 0.3 克，甘草 0.3 克。

【用法】 捣为散，酒服 3 克，日 2 次服。禁忌：海藻、菘菜。

【功效】 补脾益气，清热解毒。

【主治】 心上结痰实，寒冷心闷。

【来源】《备急千金要方》。

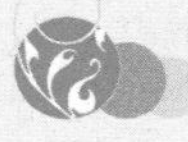

方四 乌头丸

【组成】 乌头 7.5 克，附子 1.5 克，蜀椒 15 克，干姜、赤石脂各 30 克。

【用法】 蜜丸麻子大。先食服 3 丸，每日服 3 次。不愈稍增。

【功效】 温经散寒止痛。

【主治】 心痛彻背，背痛彻心。

【来源】《备急千金要方》。

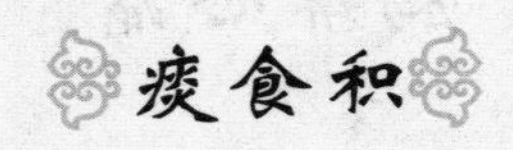

痰食积

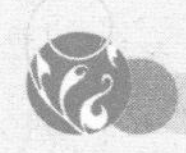

方一 松萝方

【组成】 松萝 60 克，乌梅 14 枚，常山 90 克，甘草(炙)30 克。

【用法】 以酒180毫升渍1宿，合水180毫升，煮取150毫升，去渣，顿服。亦可再服，得快吐止。禁忌：海藻、菘菜、生葱。

【功效】 消食化积。

【主治】 胸中痰积热。

【来源】 《备急千金要方》。

方二　葱白汤

【组成】 葱白5茎，乌头（炮）0.6克，甘草（炙）0.6克，珍珠（研）0.3克，常山0.6克，桃叶1把。

【用法】 除珍珠，其余5味药以酒240毫升，水240毫升，合煮取180毫升，去渣，纳珍珠，服60毫升，得吐止。禁忌：海藻、菘菜、猪肉、冷水、生葱、生菜、生血等物。

【功效】 催吐除痰。

【主治】 冷热咳痰，头痛闷乱欲吐。

【来源】 《千金翼方》。

方三　盐汤探吐方

【组成】 盐适量。

【用法】 以水600毫升，煮取300毫升，分2服，得吐即愈。

【功效】 涌吐宿食。

【主治】 宿食停滞不消或霍乱，致脘腹胀痛不舒，欲吐不得吐，欲泻不得泻者。

【来源】 《备急千金要方》。

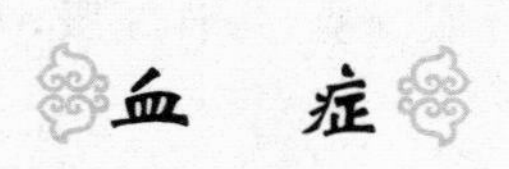

血　症

方一　犀角地黄汤

【组成】 犀角1.5～3克，生地黄30克，芍药12克，牡丹皮9克。

【用法】 上4味药，咀，以水1800毫升，煮取600毫升，分3服。

【功效】 清热解毒，凉血散瘀。

【主治】 热入血分症。

(1)热甚动血。出现吐衄、尿血、便血，斑色紫黑，舌绛起刺等。

(2)蓄血发斑。漱水不欲咽,腹不满,但自信痞满,大便黑而易解者。

【来源】《备急千金要方》。

方二 尿血方

【组成】 牡蛎(熬)、车前、桂心、黄芩各适量。

【用法】 上药等份捣筛为散,饮服 9 克,日 3 服不效加至 18 克。禁忌:生葱。

【功效】 清热利湿止血。

【主治】 房损伤中尿血。

【来源】《备急千金要方》。

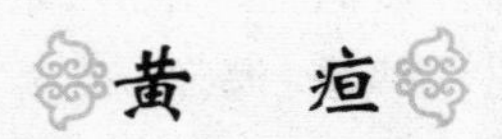

黄 疸

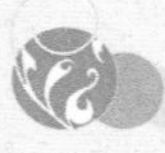

方一 地黄汁汤方

【组成】 生地黄汁 50 毫升,大黄(末)1.8 克,芒硝 30 克。

【用法】 上 3 味药令和,1 服 15 毫升,每日 2 服。

【功效】 养阴攻下退黄。

【主治】 急黄热气骨蒸,两目赤脉。

【来源】《备急千金要方》。

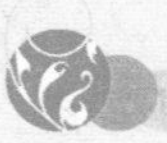

方二 女劳疸方

【组成】 滑石(研)150 克,石膏(研)150 克。

【用法】 为散,以大麦粥汁服 9 克,每日 3 服,大便极利则瘥。

【功效】 清热利湿退黄。

【主治】 黄疸,日晡所发热,恶寒,小腹急,体黄,额黑,大便黑、溏泻,足下热。

【来源】《千金翼方》。

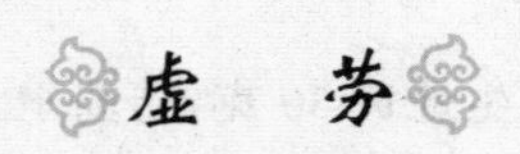

虚 劳

方一 虚劳尿精验方

【组成】 韭子 60 克,糯米 30 克。

【用法】 以水1000毫升，煮如粥，取汁360毫升，分为3服。

【功效】 补肾气，强筋骨，健脾胃。

【主治】 虚劳尿精。

【来源】《千金不易简便良方》。

方二 羊骨粥

【组成】 羊骨1千克左右，粳米或糯米60克，细盐、葱白、生姜各适量。

【用法】 羊骨洗净捶碎，加水煎汤，然后取汤代水，同米煮粥，粥将成时，加入细盐、姜、葱，稍煮即可食用。本粥以秋冬季早晚餐湿热空腹食用为宜，10～15天为一疗程。

【功效】 补肾气，强筋骨，健脾胃。

【主治】 虚劳羸瘦，肾脏虚冷，脾胃虚弱，以及血小板减少性紫癜，再生不良性贫血。

【来源】《千金翼方》。

病状毛发病

方一 长发方

【组成】 麻子1.5千克，白桐叶1把。

【用法】 麻子碎，白桐叶切。上2味，以米泔汁1200毫升，煮五六沸，去滓。以此洗沐。

【功效】 以此洗沐，则发不落而长。

【主治】 毛发脱落。

【来源】《备急千金要方》。

方二 生眉毛方

【组成】 墙上青衣、铁生衣各适量。

【用法】 上2味药等份研为末，以水和涂即生。

【功效】 涂发上，黑发。

【主治】 眉毛脱落。

【来源】《备急千金要方》。

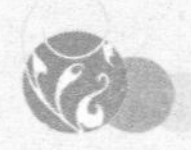

方三　发黄方

【组成】　腊月猪膏、羊矢灰、蒲灰各适量。

【用法】　3药和匀，敷之，3日1次，变黑为止。

【功效】　涂于发上，光泽头发。

【主治】　头发黄。

【来源】　《千金翼方》。

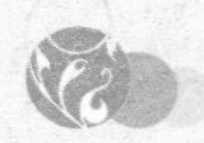

方四　瓜子散

【组成】　瓜子500克，白芷、当归、芎䓖、甘草各60克。

【用法】　白芷去皮，甘草炙。上5味捣碎为散。食后服15克，1日3次，酒浆汤饮任性服之。

【功效】　补气，黑发。

【主治】　头发早白，又主虚劳及忧愁早白。

【来源】　《千金翼方》。

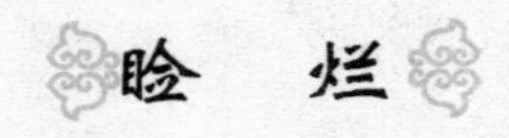

睑　烂

方一　金钱汤

【组成】　古钱(即老铜钱锈者)7枚，黄连(研末)6克，白梅(干)5个。

【用法】　将此3味药，用老酒100毫升，于磁罐内煎至25毫升。至夜时可冷洗，不过三四次即愈，每日2次。

【功效】　清热解毒敛疮。

【主治】　年久弦烂。

【来源】　《银海精微》。

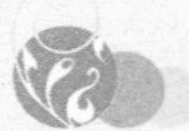

方二　碧天丹

【组成】　铜青15克，明矾12克，五倍子3克，白陶土3克，海螵蛸3克，薄荷叶1.5克。

【用法】　将上6味俱研为末，用老姜汁搅和为丸，如龙眼核大。要用时将1丸用淡姜汤50毫升泡散，洗眼弦，次日再洗，洗三四次即愈。

【功效】 敛疮散结。

【主治】 远年近日烂弦风眼。

【来源】《银海精微》。

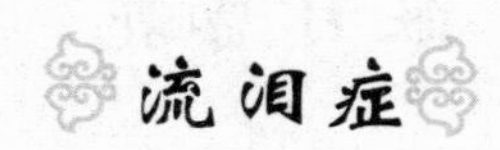

流泪症

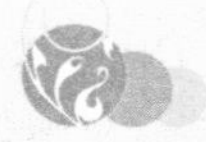

方一 吹云丹

【组成】 细辛、升麻、蕤仁各0.6克，青皮、连翘、防风各120克，柴胡1.5克，甘草、当归各18克，黄连9克，荆芥穗(绞取浓汁)3克，生地黄4.5克。

【用法】 上药研为粗末，除连翘外，用净水400毫升，先熬余药，熬至100毫升入连翘同煎，至50毫升许去渣，入银石器内，文、武火熬至滴水成珠不散为度，炼熟蜜少许熬用之。

【功效】 清热祛风明目。

【主治】 目中泪及迎风，并羞明怕日，常欲闭目在暗室，塞其户牖，翳成久遮睛，此药多点神效。

【来源】《银海精微》。

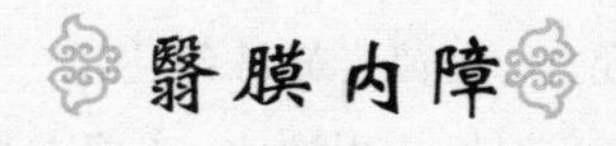

翳膜内障

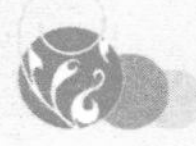

方一 省味金花丸

【组成】 栀子、黄芩、黄柏、桑白皮、地骨皮、桔梗、知母、甘草各适量。

【用法】 上药研为细末，炼蜜为丸，清茶调下。

【功效】 清泻胃火。

【主治】 脾胃积热，致生黄膜。

【来源】《银海精微》。

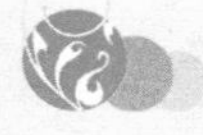

方二 泻肝散

【组成】 防风(去芦)、黄芩、桔梗、芍药、大黄(炒)各适量。

【用法】 上药每服入芒硝0.15克，临卧温服。

【功效】 柔肝泻火明目。

【主治】 肝虚雀目，恐变成白内障。

【来源】《银海精微》。

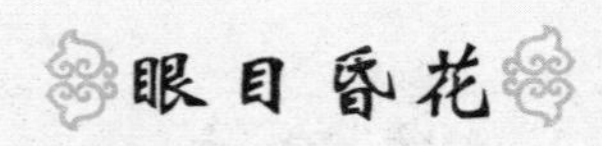

眼目昏花

方一 明目固本丸

【组成】 生地黄、熟地黄、天冬、麦冬、枸杞子、甘菊花各适量。

【用法】 上药研为末，炼蜜为丸，如梧桐子大，每服30丸，空腹盐汤调服。

【功效】 补肾生精，清心明目。

【主治】 心热，肾水不足，少精光者。

【来源】《银海精微》。

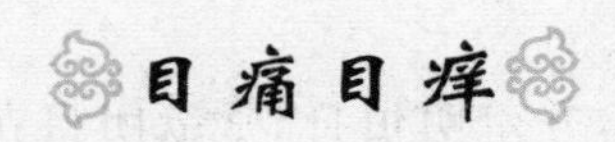

目痛目痒

方一 五黄膏

【组成】 好黄连、黄芩、黄柏、大黄、黄丹各适量。

【用法】 上药研为细末，以芙蓉叶用冷水，或煎茶调，贴两太阳穴。

【功效】 清热解毒明目。

【主治】 目肿痛涩，欲以冷洗应验。

【来源】《银海精微》。

方二 灵妙应痛膏

【组成】 蕤仁(去皮油)100粒，朱砂(飞)3克 ，片脑0.3克，乳香(如枣核大)、硼砂各3克。

【用法】 上药俱研为细末，调蜂蜜为膏子。以铜筋点，一两次其痛即止。

【功效】 活血止痛。

【主治】 以膏治眼疼痛，暴发不可忍者。

【来源】《银海精微》。

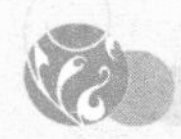

方三　神仙碧雪丹

【组成】 铜绿30克，当归6克，没药(制过)0.6克，麝香0.6克，马牙硝1.5克，乳香(制过)1.5克，黄连末6克，片脑0.6克，白丁香0.6克。

【用法】 上药俱研为末，熬黄连膏子为丸，如龙眼核大。用时将1丸凉水化开，日点1次，6次见效。

【功效】 养血活血，清热止痛。

【主治】 眼疼痛。

【来源】《银海精微》。

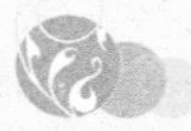

方四　三霜丸

【组成】 姜粉、枯矾、白硼砂各适量。

【用法】 痒极难忍，用上药研为末，口津液调和如粟大。要用时将1丸放于大眦上。

【功效】 散郁止痒。

【主治】 目痒极难忍。

【来源】《银海精微》。

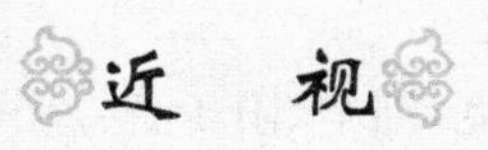

近　视

方一　万寿地芝丸

【组成】 天冬(去心)、生姜(焙)各120克，甘菊花60克，枳壳(炒)90克。

【用法】 上药为丸，每服100丸，食后茶清或酒调服。

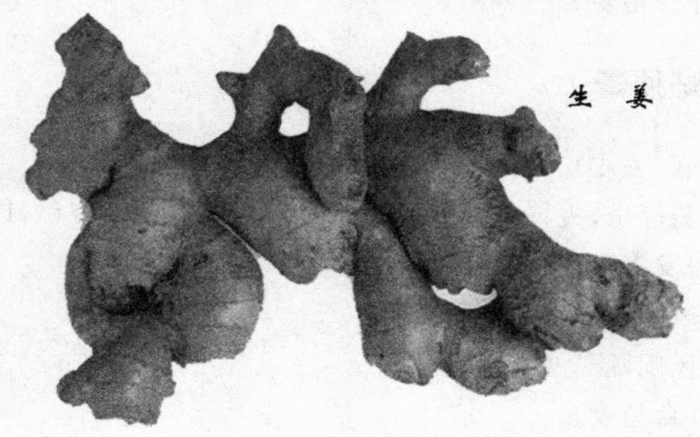

生姜

【功效】 滋阴养肝明目。

【主治】 目能近视、不能远视，食之能治风热。

【来源】《银海精微》。

王焘方

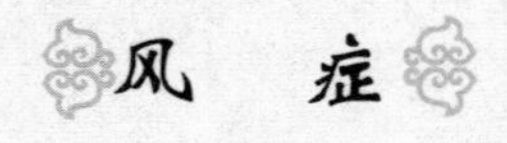

风　症

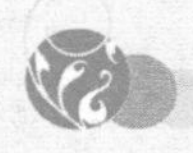

方一　热风瘫痪方

【组成】 羌活 1 千克，谷子(水中取沉者)45 克。

【用法】 捣筛为散。酒服 9 克，日 3 服，稍加之。

【功效】 祛风清热利湿。

【主治】 热风瘫痪常发。

【来源】《外台秘要》。

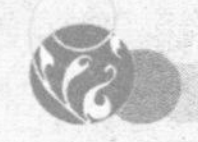

方二　膏摩之方

【组成】 闾茹(去皮)105 克，细辛、附子各 60 克，桂心 15 克。

【用法】 上 4 味药捣筛，以猪膏勿令中水，去上膜及赤脉，600 克捣，令脂销尽，药成。待干以药抹，须令入内，每日须抹，如非 12 月合，则用生乌麻油和，极好。

【功效】 温散风邪。

【主治】 疗头一切风，发秃落更不生，主头中 20 种病，头眩，面卒中。

【来源】《外台秘要》。

方三　贴顶膏

【组成】 蓖麻(去皮)、杏仁、石盐、川芎、松脂、防风各适量。

【用法】 上药等份，先捣石盐和后 3 味为末，另捣蓖麻、杏仁，以蜡纸裹。有病先灸百会 3 壮，去发将膏贴灸处，3 日一换。

【功效】 祛风开窍。

【主治】 头风闷乱鼻塞，头眩眼暗。

【来源】《外台秘要》。

温病(毒)

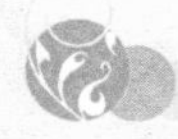

方一　黄连汤

【组成】 小豆30克,黄连30克,吴茱萸30克。

【用法】 上3味药,水煎取60毫升,尽服不瘥,复作有效。禁忌:猪肉、冷水。

【功效】 清热燥湿,泻火解毒。

【主治】 天行毒病,或下不止,喉咽痛。

【来源】《外台秘要》。

方二　小品茅根汤

【组成】 茅根、葛根各15克。

【用法】 以水240毫升,煮取120毫升,温饮之,哕止则停。

【功效】 清热利尿。

【主治】 温病有热、饮水暴冷哕。

【来源】《外台秘要》。

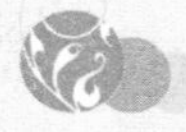

方三　黄连橘皮汤

【组成】 黄连12克,橘皮6克,杏仁6克,枳实(炙)3克,麻黄(去节)6克,葛根6克,厚朴(炙)3克,甘草(炙)3克。

【用法】 以水480毫升煎,分3次服尽。

【功效】 清热解毒,理气和中。

【主治】 冬湿毒始发出肌中,心闷呕吐清汁,眼赤口疮,下部亦生疮,得下利。

【来源】《外台秘要》。

方四　茅根橘皮汤

【组成】 白茅根(切)30克,橘皮90克,桂心60克,葛根60克。

【用法】 以水360毫升,煮取180毫升,温服20毫升,连服数剂。微有热,减桂心30克。

【功效】 凉血止血,清热解毒。

【主治】 春夏天行伤寒,温病胃冷变暖。

【来源】《外台秘要》。

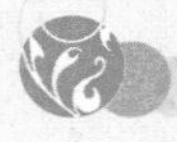

方五　前胡汤

【组成】 前胡 30 克，麦冬（去心）90 克，竹茹 60 克，橘皮 30 克，甘草（炙）30 克，生姜 60 克，生地黄（切）120 克。

【用法】 以水 450 毫升，煮取 150 毫升，绞去滓，待温 3 次服。禁忌：海藻、菘菜、芜荑、热面、猪肉、犬肉、油腻。

【功效】 宣肺养阴，理气降逆。

【主治】 天行恶寒壮热，食则呕逆。

【来源】《外台秘要》。

霍　乱

方一　冷气鬼气方

【组成】 极咸盐汤 1500 毫升。

【用法】 热饮 500 毫升，以指刺口，令吐宿食使尽，不尽更刺，吐讫复饮。

【功效】 益气温阳，升清降逆。

【主治】 霍乱，心腹暴痛，宿食不消，积冷烦满。

【来源】《外台秘要》。

方二　白丸

【组成】 半夏 90 克，附子 120 克，干姜 120 克，人参 90 克，桔梗 60 克。

【用法】 作散，临病和，若吐痢不止者，以苦酒和，如梧桐子大。每服 2 丸。禁忌：猪羊肉汤。

【功效】 益气湿阳，升清降逆。

【主治】 霍乱，呕吐，暴痢。

【来源】《外台秘要》。

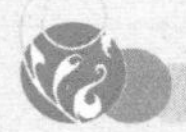

方三　延年理中丸

【组成】 白术 60 克，干姜 60 克，人参 60 克，甘草 60 克，大麦蘖 60 克。

【用法】 捣筛，蜜和为丸。饮服15丸，如梧桐子大，日再服，稍加至20丸。禁忌：海藻、菘菜、桃、李、雀肉。

【功效】 温中和胃。

【主治】 霍乱吐痢，宿食不消。

【来源】《外台秘要》。

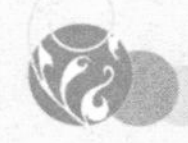

方四 干湿霍乱方

【组成】 东壁土1把，生姜(碎)30克。

【用法】 用水600毫升，煮取300毫升，澄清，热饮之。

【主治】 干湿霍乱。

【来源】《外台秘要》。

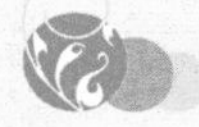

方五 高良姜汤

【组成】 高良姜120克，桂心120克。

【用法】 以水3500毫升，煮取1000毫升去渣，分3次服。禁忌：生冷，生葱。

【功效】 温经散寒。

【主治】 霍乱、吐痢转筋欲入腹。

【来源】《外台秘要》。

方六 木瓜桂心二物饮

【组成】 木瓜(湿干并得)1只，桂心10克。

【用法】 上药以水120毫升，煮取42毫升，去渣，细细饮之，亦有豆蔻子代桂心者，亦有单煮木瓜汁饮之。禁忌：生葱。

【功效】 温经舒络。

【主治】 霍乱，呕吐，下痢。

【来源】《外台秘要》。

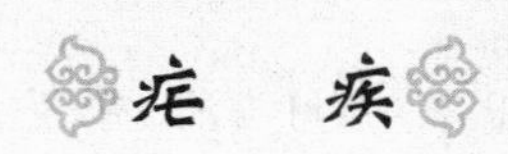

疟 疾

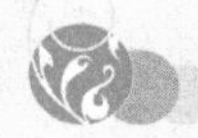

方一 竹叶常山汤

【组成】 常山90克，淡竹叶20克，小麦30克。

【用法】 以水300毫升渍1宿，第二天早晨起煮取120毫升，分温3服。忌生菜、生葱。

【功效】 清热截疟。

【主治】 温疟壮热微寒，手足烦热，干呕。

【来源】《外台秘要》。

方二　知母鳖甲汤

【组成】 知母90克，鳖甲90克，常山60克，地骨皮90克，竹叶30克，石膏(碎)120克。

【用法】 以水400毫升，煮取150毫升，去滓，分3次服。禁忌：蒜、猪肉、苋菜、生葱、生菜。

【功效】 清热保津，截疟祛邪。

【主治】 温疟，壮热，不能食。

【来源】《外台秘要》。

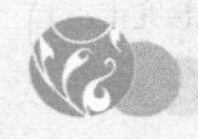

方三　常山大黄汤

【组成】 常山90克，甘草90克，前胡60克，大黄90克。

【用法】 以水600毫升，煮常山、甘草、前胡取200毫升，下大黄，煎取180毫升，分盛令冷。初服40毫升，中服50毫升，欲发服55毫升。

【功效】 清热攻下，解毒除疟。

【主治】 疟疾，结实积热，烦扰目赤，寒热痰多。

【来源】《外台秘要》。

黄　疸

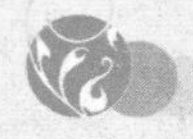

方一　麦冬饮子方

【组成】 麦冬12克，栝楼9克，竹叶3克，茯苓12克，升麻6克，生芦根3克，甘草3克(炙)。

【用法】 以水420毫升，煎取150毫升，绞去滓，待温3次服。

【功效】 养阴生津，润肺清心

【主治】 黄疸，呕吐，口干。

【来源】《外台秘要》。

方二 苦参丸

【组成】 苦参90克,龙胆草60克,栀子仁21枚。

【用法】 捣筛为散,若病甚,取猪胆和为丸,如梧桐子大。1服5丸,日三四次服。

【功效】 清热泻火退黄。

【主治】 劳疸、谷疸。

【来源】《外台秘要》。

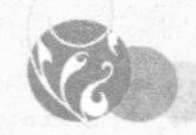

方三 苦参汤

【组成】 苦参30克,黄连30克,葶苈子(熬)30克,瓜蒂20克,黄芩30克,黄柏30克,大黄30克。

【用法】 捣为散,饮服9克,当大吐者,日1服,不吐日2服,亦得服,服药5日,知可好转。

【功效】 清热利湿。

【主治】 卒然阵寒便发黄,皮肤黄,小便赤少,大便时闭,食欲不佳。

【来源】《外台秘要》。

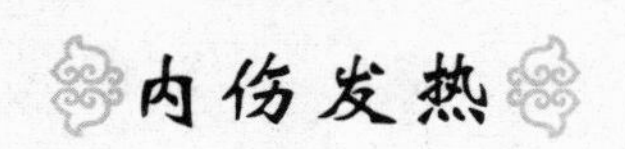

内伤发热

方一 阿胶汤

【组成】 阿胶9克,干姜6克,麻子30克,远志12克,附子(炮)3克,人参3克,甘草(炙)9克。

【用法】 除阿胶外,其他6味药以水400毫升,煮取150毫升,去渣,纳阿胶令烊,分3次服。禁忌:海藻、菘菜、猪肉、冷水。

【功效】 滋肾清热。

【主治】 久虚热,小便利而多,脉细弱。

【来源】《外台秘要》。

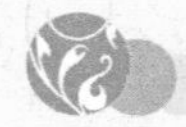

方二 骨汁淋方

【组成】 枯朽骨碎(一切骨)150克,柳枝300克,棘针300克,桃枝(锉)300克。

【用法】 以清水2000毫升煮之减半，乃滤出汁，另取清浆4000毫升投釜中，和骨重煮二三沸，然后滤出，取前后汤相和，待温随意取用。使患者解发令散，以此汤泼顶淋之。

【功效】 滋阴、清虚热。

【主治】 骨蒸。

【来源】《外台秘要》。

方三　虚劳骨蒸验方

【组成】 苦参6克，青葙子6克，艾叶3克，甘草(炙)3克。

【用法】 以水240毫升，煮取90毫升，分为3份，用羊胞盛之，以苇灌下部。禁忌：海藻、松果。

【功效】 养阴、退虚热。

【主治】 虚劳骨蒸，早起体凉，日晚便热，烦躁不安，小便赤黄。

【来源】《外台秘要》。

小便不利

方一　瞿麦汤

【组成】 瞿麦9克，甘草9克，滑石12克，葵子9克，石韦9克。

【用法】 以水180毫升，煮取150毫升，分3次服。禁忌：海藻、菘菜。

【功效】 清热利湿。

【主治】 小便不利。

【来源】《外台秘要》。

方二　水病方

【组成】 黄连末适量。

【用法】 以蜜和，捣数杵，丸如梧桐子。饮服2丸，可至三四丸。禁忌：饮水、冷物。

【功效】 清热燥湿。

【主治】 小便不利，水肿。

【来源】《外台秘要》。

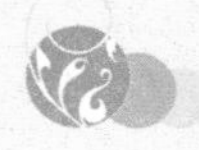

方三 秘传水病身肿方

【组成】 鲤鱼1尾(去头、尾骨,取肉)。

【用法】 以水1200毫升,赤小豆60克,和鱼肉煮,可取120毫升,以上汁生布绞去渣。顿服尽,或分为2服。禁忌:牛肉、白酒、生冷、猪、鱼、油、酪。

【功效】 淡渗水湿。

【主治】 水病,小便不利,身肿。

【来源】《外台秘要》。

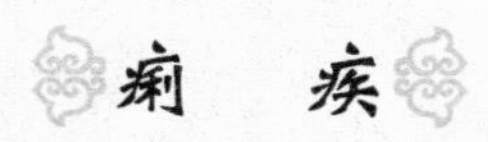

痢 疾

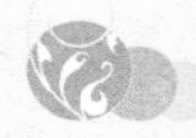

方一 黄连汤方

【组成】 黄连120克,黄柏90克,当归90克,厚朴60克,石榴皮120克,干姜90克,地榆120克,阿胶120克。

【用法】 以水540毫升,煮取180毫升,去渣,下阿胶更煎取烊,分3次服。禁忌:猪肉、冷水。

【功效】 清热燥湿,和中止痢。

【主治】 中焦洞泻下痢,或因霍乱后泻黄白无度,腹中虚痛。

【来源】《外台秘要》。

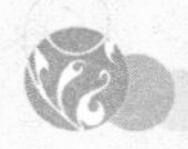

方二 地肤散方

【组成】 地肤子150克,地榆根60克,黄芩60克。

【用法】 捣筛为散,以水服9克,日服3次。

【功效】 清热祛风,燥湿止痢。

【主治】 下血痢。

【来源】《外台秘要》。

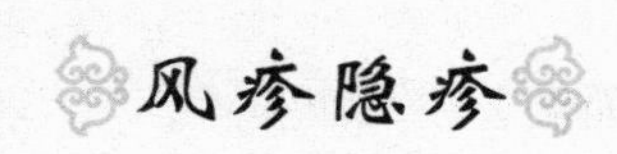

风疹隐疹

方一 风疹方

【组成】 蛇床子60克,防风90克,生蒺藜1千克。

【用法】 500毫升水，煮取300毫升，渍棉拭。

【功效】 祛风止痒。

【主治】 风疹。

【来源】《外台秘要》。

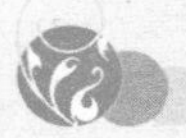

方二　隐疹粉散方

【组成】 乌头(炮)30克，桔梗30克，细辛30克，白术30克。

【用法】 捣筛，以铅朱为色，粉120克和调，涂身。

【功效】 辛温散风止痒。

【主治】 风疹，身体隐疹。

【来源】《外台秘要》。

咽痛喉痹

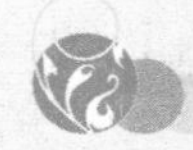

方一　传用神效方

【组成】 桔梗30克，甘草(炙)30克。

【用法】 以水60毫升，煮取服即消，有脓即出。禁忌：猪肉、海藻、菘菜。

【功效】 宣肺利喉。

【主治】 喉痹。

【来源】《外台秘要》。

方二　青木香汤

【组成】 青木香60克，黄连30克，白头翁60克。

【用法】 以水300毫升，煮取90毫升，待温分3次服，小儿若服时，1服6毫升，禁忌：猪肉、冷水。

【功效】 利喉消肿。

【主治】 春夏忽喉咽痛而肿。

【来源】《外台秘要》。

宋朝名医(著)方

《太平圣惠方》

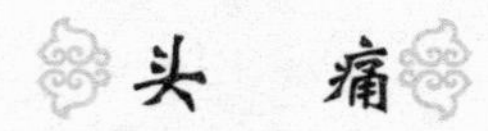

头　痛

方一　石膏丸

【组成】 石膏90克,甘菊花60克,附子30克,防风60克,枳壳30克,郁李仁30克。

【用法】 上药,捣罗为末,炼蜜和捣200～300杵,丸如梧桐子大。每于食后及夜临卧时,以温水下20丸。

【功效】 清热化痰。

【主治】 痰厥头痛,目眩,心膈不利。

【来源】 《太平圣惠方》。

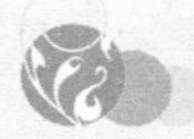

方二　通顶散

【组成】 硝石0.3克,滑石0.3克。

【用法】 上药,于铫子内同炒令黄色,候冷,细研为末。每用少许,吹入鼻中瘥。

【功效】 清热,开窍。

【主治】 偏头痛。

【来源】 《太平圣惠方》。

方三　时气头痛不止方

【组成】 冬瓜1个。

【用法】 冬瓜捣烂,涂于疼痛处,神效。

【功效】 利水、化浊。

【主治】 时气头痛不止。

【来源】《太平圣惠方》。

方四　偏头痛方

【组成】 苦葫芦子 8 克,郁金 1 颗。

【用法】 捣罗为末,用绢子裹药 3 克,于新汲水内浸过,滴向患处鼻中,得黄水出瘥。

【功效】 化浊开窍。

【主治】 偏头痛。

【来源】《太平圣惠方》。

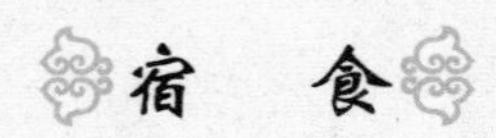

宿　食

方一　桑耳丸

【组成】 桑耳 30 克,巴豆 15 克。

【用法】 上药捣罗为末,用枣肉和丸,如麻子大。食前以温水下 2 丸。如人行十里,其病当下,每服 3 丸,病即止。

【功效】 消食散积。

【主治】 留饮宿食不化。

【来源】《太平圣惠方》。

方二　大黄丸

【组成】 川大黄、川芒硝、赤茯苓各 90 克,巴豆 0.3 克。

【用法】 上药捣罗为末,炼蜜和捣 200～300 杵,丸如梧桐子大。每于食前,温水下 2 丸,以利为度。

【功效】 攻积消食。

【主治】 暴宿食,留饮不除,腹中为患者。

【来源】《太平圣惠方》。

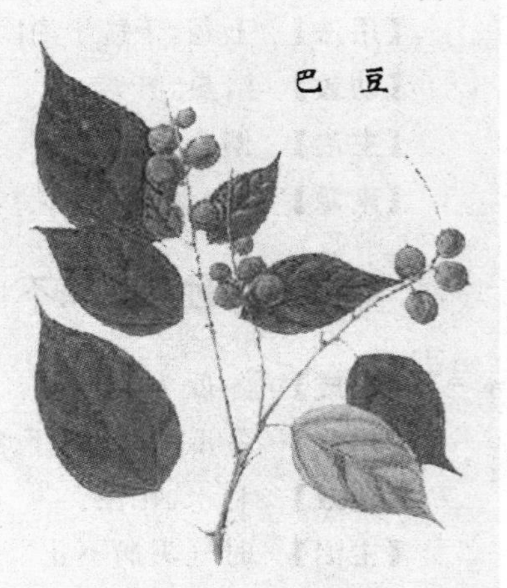

巴豆

痢　疾

方一　丁香丸

【组成】　母丁香末0.96克，巴豆（纸裹压去油）49枚，麝香0.3克。

【用法】　上药研为末，以粟米饭和丸，如绿豆大。空腹以冷水下1丸。禁忌：热物。

【功效】　祛邪助脾，收敛。

【主治】　一切痢，久不瘥。

【来源】　《太平圣惠方》。

方二　橡实散

【组成】　橡实60克，干椿叶（炙）30克。

【用法】　捣细罗为散，每服不计时，食前乌梅汤调下3克。

【功效】　涩肠益气。

【主治】　水谷痢，无问老小，日夜数行。

【来源】　《太平圣惠方》。

方三　朱砂丸

【组成】　朱砂、淀粉、巴豆各0.3克。

【用法】　上药同研如面，用水浸蒸饼和丸，如绿豆大。空腹，以冷二宜汤下2丸。禁忌：热物。

【功效】　固肠祛毒。

【主治】　久赤白痢不瘥，日夜度数无恒。

【来源】　《太平圣惠方》。

方四　阿胶丸

【组成】　阿胶（捣碎，炒）60克，乌梅肉（微炒）60克，黄连（去须，微炒）60克。

【用法】　上药捣罗为末，用煨蒜研和丸，如梧桐子大。每于食前，以粥饮下3丸。

【功效】 消毒涩肠。

【主治】 休息痢。

【来源】《太平圣惠方》。

黄　疸

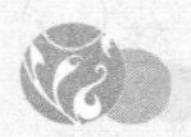

方一　赤小豆散

【组成】 赤小豆 0.3 克，丁香 0.3 克，黍米 0.3 克，瓜蒂 0.15 克，熏陆香 3 克，麝香（细研）3 克。

【用法】 上药捣细罗为散，都研匀。每服不计时候，以清粥饮下 3 克，若用少许吹鼻中，当下黄水，即效。

【功效】 祛湿利水。

【主治】 急黄身如金色。

【来源】《太平圣惠方》。

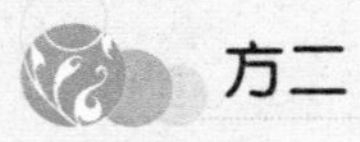

方二　丁香散

【组成】 丁香 7 粒，瓜蒂 7 粒，赤小豆 7 粒。

【用法】 捣细罗为散，以鸡蛋清 1 只相和，用新汲水调，顿服，当吐利，即效。未愈即再服。

【功效】 催吐利水。

【主治】 急黄。

【来源】《太平圣惠方》。

方三　急黄烦躁不解方

【组成】 生鸡蛋（去黄用白）2 只，川朴硝（细研）15 克。

【用法】 上药相和熟调，温水送服。

【功效】 养阴清热，攻下退黄。

【主治】 急黄及心黄狂走，烦躁不解。

【来源】《太平圣惠方》。

疟　疾

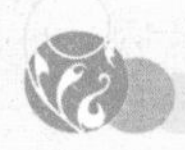

方一　神验截疟丸

【组成】　恒山30克，杏仁(麸炒)10枚。

【用法】　捣罗为末，炼蜜和丸，如梧桐子大，未发前，以粥饮15丸，欲发时再服。

【功效】　截疟。

【主治】　心疟。

【来源】　《太平圣惠方》。

方二　治疟神验方

【组成】　天雄(炮裂，去皮脐)30克，人参(去芦头)30克。

【用法】　上药捣罗为末，炼蜜和捣百余杵，丸如梧桐子大。发日，以粥饮下20丸，临睡时，又服20丸，过发时即暖食将息。

【功效】　祛邪截疟。

【主治】　疟，无问新久，发作无时。

【来源】　《太平圣惠方》。

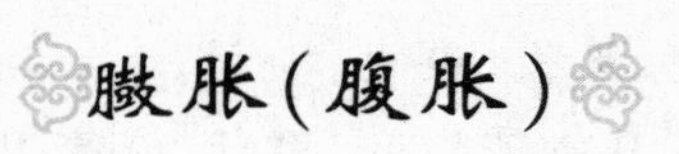

臌胀(腹胀)

方一　水气肿入腹恶饮食方

【组成】　大戟(锉碎，微炒)30克，皂荚(炙黄焦，去皮子)30克，乌扇30克。

【用法】　上药捣罗为末，炼蜜和丸，如梧桐子大。每服空腹，以温水下5丸，当下利一两行，次日再服，以瘥为度。

【功效】　泼下逐水。

【主治】　水气肿入腹，臌胀，恶饮食。

【来源】　《太平圣惠方》。

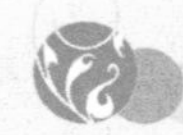

方二　牵牛子粥

【组成】　牵牛子末1克，粳米30～60克，生姜2片。

【用法】 先用粳米煮粥，煮沸后放入牵牛子粉末及生姜，煮粥食。禁忌：不可长久服食。另外，孕妇忌服。

【功效】 泻水消肿，通便下气，驱虫。

【主治】 水肿臌胀，腹水胀满，小便不利，大便秘结，脚气水肿，小儿肠虫病。

【来源】 《太平圣惠方》。

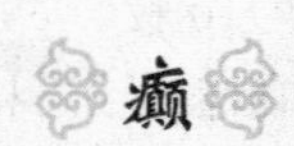

癫

方一 猪心羹

【组成】 猪心(细切)1具，枸杞子叶(切)250克，葱白(切)5根。

【用法】 枸杞子叶、葱白用水150毫升，豉汁60毫升，煎取汁120毫升，去豉，入猪心等，并作羹食。

【功效】 安神止惊。

【主治】 治风邪癫病，忧恚虚悸以及产后卒中恍惚。

【来源】 《太平圣惠方》。

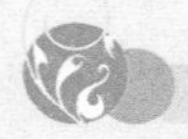

方二 苦竹叶粥

【组成】 苦竹叶50克，粟米160克。

【用法】 以水150毫升煮苦竹叶，取汁90毫升，去渣，用米煮作粥，空腹食之。

【功效】 除烦安神。

【主治】 治风邪癫，心烦惊悸。

【来源】 《太平圣惠方》。

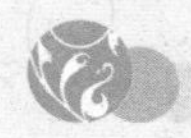

方三 铁粉散

【组成】 铁粉30克，马牙硝30克，金箔50片。

【用法】 细研为散，不计时候，以生地黄自然汁调服3克。禁忌：忌生血物。

【功效】 安神镇定。

【主治】 治疯癫，心神不安，狂走无恒。

【来源】 《太平圣惠方》。

血　症

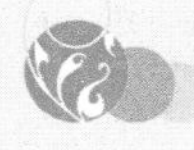

方一　地榆散

【组成】 地榆、白芍、艾叶、小蓟根各 30 克，阿胶珠 9 克，生甘草 3 克。

【用法】 共为散，每服 9 克。

【功效】 凉血止血。

【主治】 吐血，便血。

【来源】《太平圣惠方》。

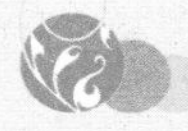

方二　龙骨散

【组成】 白龙骨 30 克，生干地黄 30 克，干姜(炮裂，锉)45 克，曲头棘针 0.3 克，白矾(烧灰)0.3 克。

【用法】 上药捣罗为末，每服 1.5 克，揩敷齿龈。

【功效】 凉血止血。

【主治】 齿龈出血不止。

【来源】《太平圣惠方》。

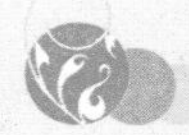

方三　羚羊角散

【组成】 羚羊角屑、大蓟根各 90 克，伏龙肝 150 克，白芍 120 克，地榆 60 克，熟艾、牛膝、丹皮、生地黄、柏叶、鸡苏叶各 30 克，蛴螬(切破，慢火炙黄)5 只。

【用法】 共为散，每服 9 克，温开水送下，或适量作汤剂。

【功效】 清热，凉血、止血。

【主治】 血热妄行所致吐血紫红或鲜红，舌质红，脉数，苔黄，亦可用于消化道出血而兼有热象者。

【来源】《太平圣惠方》。

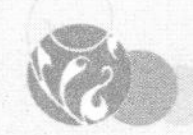

方四　吹鼻散

【组成】 绯绵灰 9 克，乱发灰 6 克。

【用法】 细研，少量吹入鼻中，立效。

【功效】 凉血、止血。

【主治】 鼻久衄不止。

【来源】《太平圣惠方》。

水 肿

方一 木通散

【组成】 木通(锉)45 克,泽泻 0.9 克,苦瓠子 45 克,猪苓(去黑皮)30 克,汉防己 0.9 克,海蛤(细研)30 克。

【用法】 为散,每服 12 克,以水酒各 30 毫升,入葱白 15 厘米,煎至 35 毫升,去渣,食前温服,当下小便数升,肿消大效。

【功效】 利水消肿。

【主治】 水肿,神验。

【来源】《太平圣惠方》。

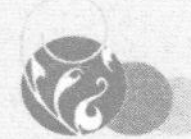

方二 水病复发方

【组成】 大麻仁(微炒,研如膏)60 克,黑豆(炒熟,去皮)90 克。

【用法】 上药捣罗为末,炼蜜为丸,如梧桐子大。每日空腹,以粥饮下 30 丸。

【功效】 滋阴补虚,润燥。

【主治】 水病瘥后,常服此药,永不复发。

【来源】《太平圣惠方》。

方三 鸭头丸

【组成】 葶苈 90 克,汉防己(杵末)120 克。

【用法】 葶苈杵 6000 下令如泥,即下汉防己末,取绿头鸭就臼中戴头沥血,血尽,并鸭去皮毛,安臼中再杵 5000 下,丸如梧桐子大。患者空腹服 10 丸,稍渴者,5 丸频服,5 日止。

【功效】 泻肺利水平喘。

【主治】 水肿以暴肿。

【来源】《太平圣惠方》。

小便不利

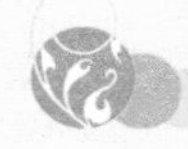

方一　海蛤散

【组成】 海蛤 45 克，石燕 15 克，白盐（炒）0.3 克，鱼脑中石子 15 克。

【用法】 上药捣细罗为散，入乳钵中，研令极细。每服，以葱白 5 根切，甘草 6 厘米，生用，锉，用水 60 毫升，煎至 35 毫升，去渣，调入散子 3 克，食前顿服，即服。

【功效】 清热导下通淋。

【主治】 小肠壅热，小便赤涩淋沥，疼痛不通。

【来源】《太平圣惠方》。

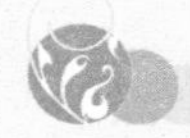

方二　小便不通立效方

【组成】 灯芯 2 束，生姜 15 克。

【用法】 上药用井水 70 毫升，煎取 35 毫升，去渣，以葱 1 根，慢火烧令热，拍破，先安在脐内，后顿服其药。

【功效】 利小便。

【主治】 小便不通。

【来源】《太平圣惠方》。

方三　小便难腹满闷方

【组成】 葱白 1.5 千克，盐 500 克。

【用法】 上药研烂，炒令热，以帛子裹，分作两包，更互熨脐下，小便立出。

【功效】 通阳利水。

【主治】 小便难，腹满闷。

【来源】《太平圣惠方》。

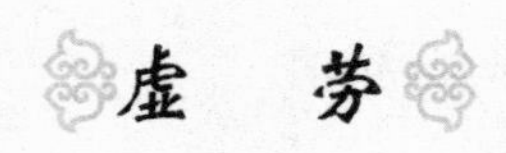

虚　劳

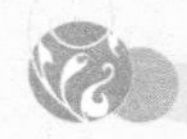

方一　虚劳小便出血方

【组成】 生地黄汁 40 毫升，鹿角胶 30 克，车前叶汁 40 毫升。

【用法】 煎2味汁，下胶，令消尽，待温3次服。

【功效】 凉血滋阴，兼清热利湿。

【主治】 虚劳，小便出血。

【来源】《太平圣惠方》。

方二 葱豉粥

【组成】 香豉24克，葱白(切)40克，羊髓30克，盐花15克，薄荷20茎。

【用法】 上以水200毫升，先煎后4味十余沸，下豉，更煎五七沸，去豉，入米20克，煮为粥。空腹温服之。

【功效】 滋肾养阴清热。

【主治】 五劳七伤，体热喘急，四肢烦疼。

【来源】《太平圣惠方》。

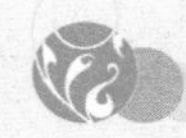

方三 地黄煎

【组成】 生地黄(捣绞取汁)5000克，牛酥500克，白蜜500毫升。

【用法】 先以慢火煎地黄汁减半，纳牛酥更煎，良久，次下蜜，搅令匀，候稀稠得所，于瓷器中盛。每日空腹，午时及晚食前，以温酒调下10毫升。

【功效】 滋肾和精。

【主治】 精极。

【来源】《太平圣惠方》。

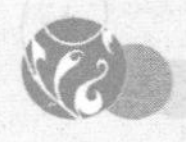

方四 栝楼根丸

【组成】 栝楼根、甘草(炙)、杏仁(麸炒微黄)、乌梅肉(微炒)各30克。

【用法】 捣罗为末，煮枣肉，入少蜜和丸，如弹子大。每服，以绵裹1丸含咽津，日4～5次服。

【功效】 滋阴清热化痰。

【主治】 虚劳烦热，口干舌燥，烦渴。

【来源】《太平圣惠方》。

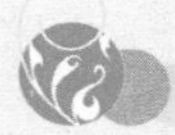

方五 甘草丸

【组成】 甘草(炙)30克，人参(去芦头)30克，生干地黄60克，乌梅肉(微炒)

30克。

【用法】 捣罗为末，以枣肉炼蜜，和捣200～300杵，丸如弹子大。每服，绵裹1丸含咽津，每次日4服或5次服。

【功效】 益气养阴润燥。

【主治】 虚劳，口干舌燥。

【来源】《太平圣惠方》。

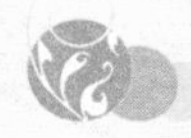

方六 虚劳精乏方

【组成】 车前叶、魏桑叶各适量。

【用法】 等份细研，取自然汁。每服8毫升，每日2服或3次服。

【功效】 滋肾固涩，分清泄浊。

【主治】 虚劳精乏，小便白浊，及忽出血。

【来源】《太平圣惠方》。

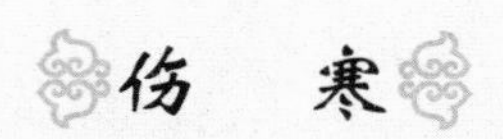

伤 寒

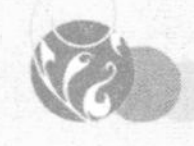

方一 朴硝膏

【组成】 川朴硝（细研）30克，猪胆（用汁）1具。

【用法】 相和调为膏，用抹瘢上。勿令动、碰，任疮痂自落。

【功效】 祛疮收痂。

【主治】 伤寒发豌豆疮初瘥。

【来源】《太平圣惠方》。

方二 三神丸

【组成】 附子（烧令半黑）15克，芫花（醋拌，炒令黄）30克，皂荚（炙焦黄）30克。

【用法】 捣罗为末，以豆豉心，宿用汤浸，研绞，取细稀者，用和药末，丸如梧桐子大。每服不计时候，以粥饮下10丸。

【功效】 散寒祛风，表里双解。

【主治】 伤寒表里不解。

【来源】《太平圣惠方》。

方三　神验白散

【组成】 白附子 15 克,附子(去皮脐)15 克,半夏 0.3 克,干姜 0.3 克,天南星 0.3 克,皂荚子仁 0.3 克。

【用法】 上药,皆生用,捣细罗为散。每服 3 克,入生姜 0.5 克,以水 60 毫升,煎至 35 毫升,不计时候,和渣热服。

【功效】 祛风散寒,温化寒痰。

【主治】 伤寒,发汗。

【来源】《太平圣惠方》。

方四　浮萍草散

【组成】 浮萍草 30 克,麻黄 15 克,桂心 15 克,附子(炮)15 克。

【用法】 捣细罗为散,每服 6 克,以水 60 毫升,入生姜 0.5 克,煎至 35 毫升,不计时候,和渣热服。

【功效】 祛风散寒。

【主治】 伤寒,发汗。

【来源】《太平圣惠方》。

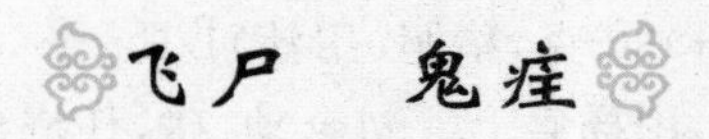

飞尸　鬼疰

方一　二黄散

【组成】 黄连 30 克,黄柏(锉)30 克,陈橘皮 30 克。

【用法】 捣细罗为散。每服不计时候,以热酒调下 6 克。

【功效】 解毒消肿。

【主治】 飞尸疾肿,光如油色,走无定处。

【来源】《太平圣惠方》。

方二　鬼臼丸

【组成】 鬼臼(去须)15 克,川升麻 0.9 克,麝香 3 克,柴胡(去苗)30 克。

【用法】 捣罗为末,炼蜜和捣 200～300 杵,丸如梧桐子大。每服不计时候,以暖酒下 10 丸，每日 3 服。

【功效】 祛邪开窍。

【主治】 一切劳疾，飞尸鬼疰等。

【来源】《太平圣惠方》。

方三 恒山散

【组成】 恒山 30 克，甘草（生用）15 克，麝香（细研）3 克。

【用法】 捣细罗为散，每服 9 克，以水 60 毫升，煎至 35 毫升，去滓，食前温服，得大吐即效。

【功效】 涌吐祛邪。

【主治】 鬼疰。

【来源】《太平圣惠方》。

方四 升麻散

【组成】 川升麻 30 克，独活 30 克，犀角屑 15 克。

【用法】 捣细罗为散，不计时候，以温酒调下 6 克，立愈。

【功效】 祛风清热祛邪。

【主治】 鬼击之病，得之无渐，卒如刀刺状，胸胁腹内急切痛，不可抑按，或即吐血下血，或鼻中出血。

【来源】《太平圣惠方》。

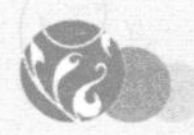

方五 瓜蒂散

【组成】 瓜蒂 0.3 克，赤小豆（炒熟）0.3 克，雄黄（细研）15 克。

【用法】 捣罗为散。每服不计时候，以暖酒调下 1.5 克。

【功效】 祛邪浊，通气机。

【主治】 飞尸，其壮心腹刺痛，气息喘急，胀满，上冲心胸。

【来源】《太平圣惠方》。

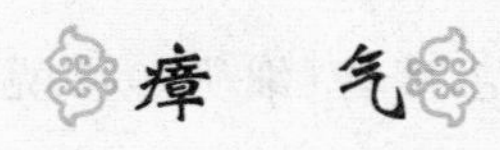

瘴 气

方一 老君神明白散

【组成】 白术 30 克，附子（炮）15 克，川乌头（炮）15 克，桔梗（去芦头）15 克，细辛 15 克。

【用法】 捣细罗为散。以新汲水调下 9 克。若已得痛三日以上者，即以水 70 毫升，煎至 35 毫升，顿服，衣覆取汗瘥。

【功效】 散寒祛邪。

【主治】 时气瘴疫。

【来源】《太平圣惠方》。

方二　浴汤方

【组成】 桃枝叶 300 克，白芷 90 克，柏叶 120 克。

【用法】 捣罗为散，每取 90 克，煎汤浴之。

【功效】 祛风解毒除疫。

【主治】 时气瘴疫。

【来源】《太平圣惠方》。

方三　雄黄散

【组成】 雄黄(细研)30 克，雌黄(细研)30 克，白矾 30 克，鬼箭羽 30 克，羚羊角屑 60 克。

【用法】 捣细罗为散，入雄黄等研匀。以三角绛囊盛 30 克，带心前，并门户上。8 月 8 日，青布裹 3 克，中庭烧之，辟瘴疫，患者亦烧 3 克熏之。

【功效】 辟瘟解毒除瘴。

【主治】 时气瘴疫。

【来源】《太平圣惠方》。

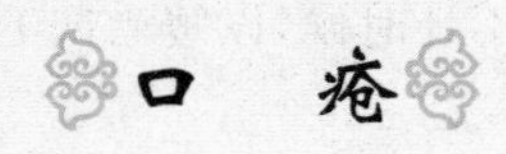

口　疮

方一　硫黄煎

【组成】 硫黄(细研)0.3 克，麝香(细研)0.3 克，雄黄(细研)0.3 克，干姜(炮裂，捣罗为末)0.3 克，蜜 30 毫升。

【用法】 上药均研匀，水 70 毫升，调以蜜，绢滤过，于汤碗内，与诸药相和，入重汤内，慢火煎如稀蜜，用瓷器盛之。每至卧时，药含在口中，微微咽津，瘥。

【功效】 清心泻火解毒。

【主治】 口疮久不瘥,疼痛不可忍。

【来源】《太平圣惠方》。

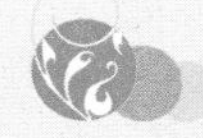

方二 杏仁散

【组成】 杏仁(汤浸,去皮尖、双仁)0.3 克,铅霜 0.15 克,麝香适量。

【用法】 先研杏仁令细,次入铅霜、麝香,研匀。用少许敷疮上,瘥。

【功效】 清心泻火解毒。

【主治】 口吻生疮。

【来源】《太平圣惠方》。

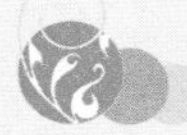

方三 含化丸

【组成】 白矾、附子(生末)、舍上黑煤各 0.3 克。

【用法】 同细研,入白蜜拌和如煎,用竹筒盛,饭甑上蒸之,饭熟为度。每取核桃大,含化立瘥。若急要,即于铫子中煎亦得。唇肿者涂之,亦效。

【功效】 清心泻火解毒。

【主治】 口疮久不瘥以及口舌肿痛。

【来源】《太平圣惠方》。

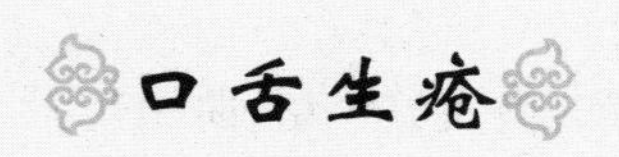

口舌生疮

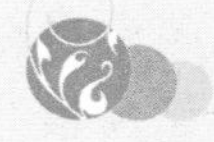

方一 龙胆煎

【组成】 龙胆(去芦头)30 克,黄连(去须)30 克,川升麻 30 克,槐白皮 30 克,大青 30 克,苦竹叶 1 把,白蜜 90 毫升。

【用法】 细锉上药,以水 140 毫升,煎至 70 毫升,去滓,入蜜搅令匀,更煎成膏。用涂口疮,每日 3 次或 4 次。

【功效】 清心泻火解毒。

【主治】 口舌生疮。

【来源】《太平圣惠方》。

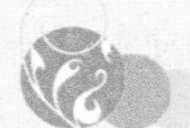

方二 铅霜散

【组成】 铅霜 0.3 克,龙脑 1.5 克,滑石 0.3 克。

【用法】 研细为散。每用少许，贴于疮上，有涎即吐。

【功效】 消肿止痛。

【主治】 口舌生疮。

【来源】《太平圣惠方》。

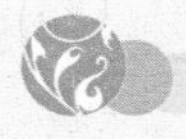

方三　升麻散

【组成】 川升麻15克，芎䓖15克，防风(去芦头)15克，鸡肠草0.9克，大青0.3克，甘草(炙微赤，锉)15克。

【用法】 上药捣细罗为散。每用1.5克于疮上贴之，每日可3～5次，瘥。先于疮肿处针恶血，用盐汤炸，后贴药，神效。

【功效】 活血散风，消热解毒。

【主治】 口舌生疮，连颊肿痛。

【来源】《太平圣惠方》。

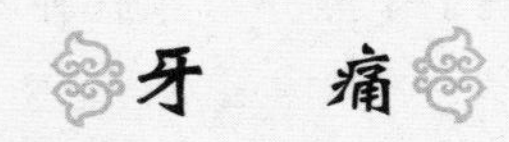

牙　痛

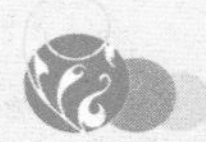

方一　细辛散

【组成】 细辛30克，莽草(微炙)30克，曲头棘针30克，墙衣(烧灰)30克，盐花45克，荞麦面90克。

【用法】 上药捣罗为末，以酽醋和荞麦面，裹上药，以炭火烧令赤，又以醋淋再烧，如此3遍止，研令极细。每日用其揩齿，如根动摇，揩不得者，即以绵裹，贴齿根上。咽津无妨，用10日后，齿牢。

【功效】 温经止痛。

【主治】 牙齿疼痛，摇动欲落，疳虫脓血，臭气，黑恶，不能食。

【来源】《太平圣惠方》。

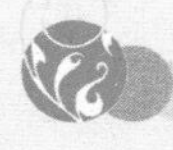

方二　乌头散

【组成】 川乌头(炮裂，锉)15克，独活30克，郁李根白皮(切)120克。

【用法】 上药捣筛为散。每用15克，以绵裹用酒80毫升，浸1夜后，煎五七沸，去滓，热含冷吐，无问风虫齿痛皆验。

【功效】 温经疏风止痛。

【主治】 风齿疼痛。

【来源】《太平圣惠方》。

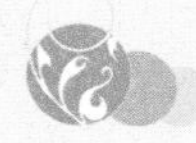

方三 湿生虫丸

【组成】 湿生虫1枚，胡椒10粒，巴豆(去壳)1枚。

【用法】 研胡椒为细末，再下巴豆、湿生虫等，研匀，用软饭和丸，如绿豆大。以绵裹1丸咬之，有涎即吐却。

【功效】 温经疏风止痛。

【主治】 牙疼。

【来源】《太平圣惠方》。

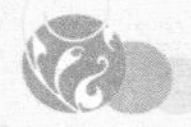

方四 啄木舌散

【组成】 啄木舌1枚，巴豆1枚。

【用法】 先捣啄木舌为末，入巴豆同研为散。用猪鬃1茎，点药于牙根下。

【功效】 温经疏风止痛。

【主治】 牙疼。

【来源】《太平圣惠方》。

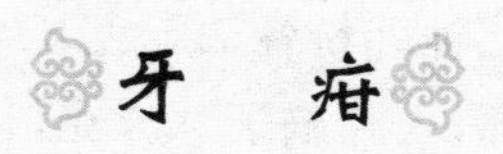

牙 疳

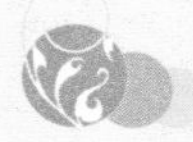

方一 麝香散

【组成】 麝香0.3克，芦荟0.15克，青矾(烧赤)0.3克，黄矾(烧赤)0.3克，白矾(烧灰)0.3克，虾蟆灰15克。

【用法】 上药同于乳金钵内，细研为散。先以绵拭龈上恶血出，即用湿纸片子，掺药贴。

【功效】 开窍醒神，活血通经，消肿止痛。

【主治】 齿漏疳，虫蚀齿龈臭烂。

【来源】《太平圣惠方》。

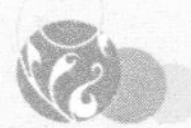

方二 石胆散

【组成】 石胆15克，鲫鱼(开肚，填满盐，烧鱼焦)1尾，雄黄0.3克。

【用法】 上药都研面。先以泔汤洗口及疮面，用散贴，每日上3～5次，夜后漱口复贴之。

【功效】 解毒止痛。

【主治】 急疳，唇口赤疮出者。

【来源】《太平圣惠方》。

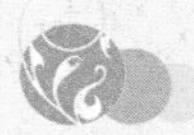

方三 谷精草散

【组成】 谷精草(烧灰)0.3克，白矾灰0.3克，蟾酥(炙)1片，麝香少许。

【用法】 上药同细研为散。每取少量，敷患处。

【功效】 抗菌杀毒。

【主治】 牙齿风疳，齿龈宣露。

【来源】《太平圣惠方》。

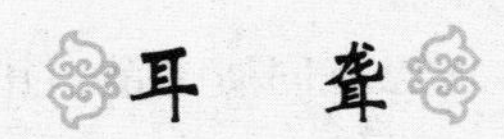

耳聋

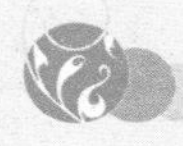

方一 蜗牛膏

【组成】 蜗牛30克，石胆、钟乳粉各7.5克。

【用法】 瓷盆盛末，火煅赤，入片脑子0.3克，每以油调0.3克，滴耳中。

【功效】 补气通窍。

【主治】 耳聋。

【来源】《太平圣惠方》。

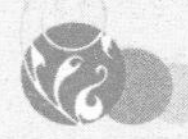

方二 立效塞耳丸

【组成】 松脂15克，杏仁(去皮尖)0.3克，巴豆(去皮膜)0.15克，椒目末15克，葱汁4毫升。

【用法】 上药都捣烂为膏。捻如枣核大，绵裹塞耳中。

【功效】 润湿通窍。

【主治】 耳聋。

【来源】《太平圣惠方》。

眼目昏暗　不明

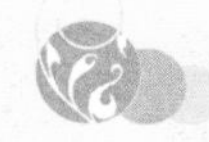

方一　驻景丸

【组成】 菟丝子(酒浸3日,晒干,捣为末)150克,车前子90克,熟干地黄90克。

【用法】 上药捣罗为末,炼蜜和丸,如梧桐子大。每于空腹,以湿酒下30丸,晚食前再服。

【功效】 补肝肾,增目力。

【主治】 肝肾俱虚,眼常昏暗。

【来源】《太平圣惠方》。

方二　补肝散

【组成】 地肤子(阴干,捣末)160克,生地黄5000克。

【用法】 上药,捣取地黄汁,和拌地肤子末,干后,捣细罗为散,每服以温水调下6克,日3次服。

【功效】 养肝明目。

【主治】 虚劳目暗。

【来源】《太平圣惠方》。

方三　苍耳子粥

【组成】 苍耳子15克,粳米15克。

【用法】 把苍耳子捣烂,以水15毫升,绞滤取汁,和米煮粥食,或作散煎服亦佳。

【功效】 升清明目。

【主治】 目暗不明。

【来源】《太平圣惠方》。

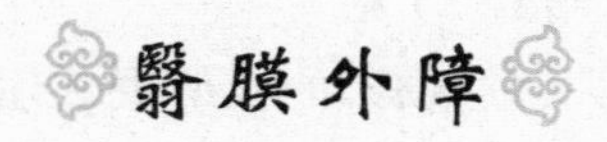

翳膜外障

方一　贝齿煎

【组成】 贝齿(烧灰)5枚,豆豉(微炒为末)30粒,3年陈醋20毫升。

【用法】 上药先以前2味同研为粉，以醋相和令匀，微火煎，稀稠得所，以瓷瓶盛。每夜卧时，以铜筋取如小麦许，点于眦头，明即以盐汤洗之，10日瘥愈。

【功效】 祛目翳。

【主治】 眼生肤翳。

【来源】《太平圣惠方》。

方二 贝齿散

【组成】 贝齿(烧灰)15克，手爪甲(烧灰)15克，龙骨15克。

【用法】 上药同研极细末。每用少许点珠管上，每日三四次。

【功效】 散结消肿。

【主治】 眼生珠管。

【来源】《太平圣惠方》。

须发脱落白发

方一 黑髭方

【组成】 天冬(去心，焙)500克，熟干地黄500克。

【用法】 上药捣罗为末，炼蜜和捣500～700杵，丸如梧桐子大。每日食前，以酒饮下30丸。禁忌：生葱、萝卜、大蒜等。

【功效】 养阴黑须。

【主治】 髭须早白。

【来源】《太平圣惠方》。

方二 发鬓黄赤方

【组成】 生柏叶500克，猪膏50克。

【用法】 生柏叶切捣为末，以猪膏和为20丸。用布裹1丸，纳泔汁中化破沐之，1日1次。

【功效】 轻身益气，去湿生肌。

【主治】 发鬓赤黄，用1个月后，渐黑光润。

【来源】《太平圣惠方》。

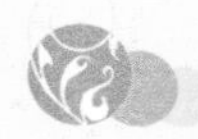

方三　地黄散

【组成】 生地黄 2.5 千克，五加皮 250 克，牛膝 250 克。

【用法】 牛膝去苗，地黄以酒浸 1 宿，曝干后，总九蒸九曝。上药同捣细罗为散。每日空腹，以温酒调下 6 克。禁忌：生葱、萝卜、大蒜等。

【功效】 益肾养阴。

【主治】 未到 40 岁，头发尽白，服此令黑。此药能化白令黑，添益筋力。

【来源】《太平圣惠方》。

方四　发不生长方

【组成】 莲子草绞汁 180 毫升，羊乳 60 毫升，麻油 120 毫升，猪脂 60 毫升。

【用法】 上药，先煎乳 1 沸，次入猪脂等，再煎二三沸，放冷，以瓷盒贮之。每日涂方，7 日以外，不长者尽长。

【功效】 生发。

【主治】 发不生长。

【来源】《太平圣惠方》。

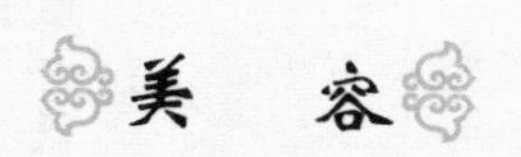

美　容

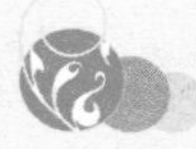

方一　面黯黑方

【组成】 杏仁(研如膏)90 克。

【用法】 上以鸡蛋清，每夜薄涂，不过三五次即效。

【功效】 润肤华面。

【主治】 面黯。

【来源】《太平圣惠方》。

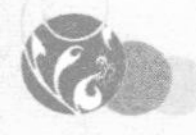

方二　白屑立效方

【组成】 大麻子 250 克，秦艽 250 克，皂荚末 30 克。

【用法】 上药捣碎。以水 800 毫升，浸 1 宿，去滓，密室中沐头，不过 3 次瘥。

【功效】 祛风止痒。

【主治】 白屑。

【来源】《太平圣惠方》。

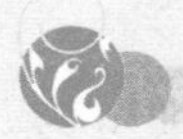

方三　头风白屑方

【组成】 蔓荆子 250 克,附子(炮裂,去皮脐)250 克,零陵香 30 克,踯躅花 120 克,甜葶苈 120 克,莲子草 120 克。

【用法】 上药细锉,以麻油 320 毫升,纳药浸 7 日。常用梳头。若发稀及秃落,即入铁精 60 克于油中,旋取涂头甚良。

【功效】 疏风止痒。

【主治】 头风白屑瘙痒,头重旋闷。

【来源】《太平圣惠方》。

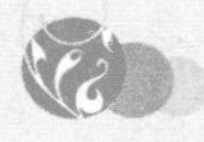

方四　根除面上黑痣方

【组成】 栎木炭 2.5 千克,石灰 24 毫升。

【用法】 上 2 味相和,以水淋取浓汁 70 毫升,即于小锅内煎至 20 毫升,以瓷器盛之。用小竹针子取药,点于痣上,干即又点之,3 日不洗面,痣剥去尽。勿食酸、咸、油腻、生姜。

【功效】 消痣华面。

【主治】 面上黑痣。

【来源】《太平圣惠方》。

方五　易容膏

【组成】 麻油 250 毫升,乳香(细研)30 克,松节(锉)60 克,松脂 60 克,黄脂 60 克,白及(锉)30 克,川升麻 30 克,白蔹 15 克。

【用法】 捣川升麻、白蔹细罗为末,先以油煎松节、白及,令黄赤色,滤去滓,后入松脂、黄脂,又煎令消,即入乳香、川升麻等末,熬成膏,倾于瓷器内收。凡面上黯粉刺,诸般恶疮,敷之极妙。

【功效】 活血润肤。

【主治】 面上疮疾。

【来源】《太平圣惠方》。

食 疗

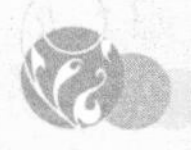

方一 粳米桃仁粥方

【组成】 粳米 30 克，桃仁(汤浸，研)30 克。

【用法】 以桃仁和米煮粥，空腹食。

【功效】 宣肺平喘。

【主治】 上气咳嗽，胸膈痛，气喘。

【来源】 《太平圣惠方》。

方二 杏仁粥

【组成】 杏仁 21 枚，枣(去核)7 枚，粳米 30 克，桑根白皮(锉)60 克，生姜(切)0.3 克。

【用法】 以水 200 毫升，先煎桑根白皮、枣、姜等，取汁 140 毫升，将米煮粥，候临熟，入杏仁再煮 5～7 沸，粥成。不计时候食之。

【功效】 宣肺平喘。

【主治】 肺气虚羸，喘息促急，咳嗽等。

【来源】 《太平圣惠方》。

方三 石膏茶

【组成】 生石膏 60 克，紫茶末 3 克。

【用法】 先将生石膏捣为末。加水适量煎取药汁，过滤、去渣，冲泡茶。每日 1 剂。禁忌：身体虚弱，胃纳不佳及无发热者忌服。

【功效】 清热泻火。

【主治】 肺气虚羸，喘息促急，咳嗽等。

【来源】 《太平圣惠方》。

方四 益母草汁粥

【组成】 益母草汁 10 毫升，生地黄汁 40 毫升，藕汁 40 毫升，生姜汁 2 毫升，蜂蜜 10 毫升，粳米 60 克。

【用法】 先以粳米煮粥,待米熟时,加入上述诸药汁及蜂蜜,煮成稀粥即可。禁忌:凡大便溏薄,脾虚腹泻者忌用。另外吃粥期间,应忌葱白、薤白。

【功效】 滋阴养血,消瘀调经,解渴除烦。

【主治】 阴虚发热,热病后口渴,消渴病,吐血,衄血,咯血,尿血,便血,妇人月经不调,崩中漏下,产后血晕,恶露不净,瘀血腹痛等症。

【来源】 《太平圣惠方》。

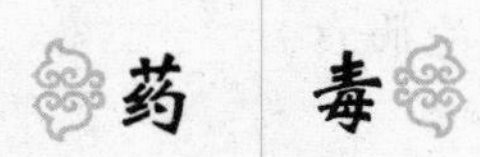

药 毒

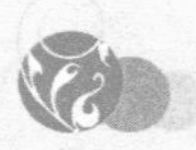

方一 巴豆致下痢方

【组成】 干姜(炮裂,锉)30克,黄连(去须,微炒)30克。

【用法】 捣细罗为散。每服,以水调6克,如人行5里,再服。

【功效】 涩肠和胃,止痢。

【主治】 药中有巴豆,下痢不止。

【来源】 《太平圣惠方》。

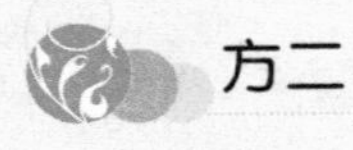

方二 草豆蔻散

【组成】 草豆蔻(去皮)10枚,高良姜(锉)0.9克,人参(去芦头)45克,白茯苓60克,青橘皮(汤浸,去白瓤,焙)0.9克。

【用法】 上药捣筛为散。每服9克,以水60毫升,入生姜0.15克,煎至35毫升,去滓,点少盐搅匀,不计时候服之。

【功效】 健脾益气,行气化湿。

【主治】 饮酒过度,呕逆不止,心腹胀满。

【来源】 《太平圣惠方》。

方三 解一切药毒方

【组成】 甘草、荠苨各30克。

【用法】 锉上药。以水140毫升,煎至70毫升,去滓,再入蜜400毫升,煎一二沸,分为2次服,待冷服,良久再服。

【功效】 解毒。

【主治】 一切药毒。

【来源】《太平圣惠方》。

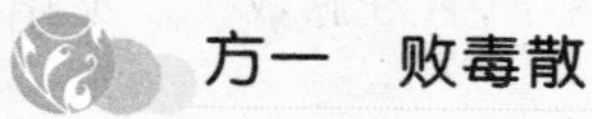

钱乙方

方一 败毒散

【组成】 柴胡、前胡、川芎、枳壳、羌活、独活、茯苓、桔梗(炒)、人参各30克，甘草15克。

【用法】 加生姜、薄荷少许，水煎服。用量按方中比例酌减。

【功效】 益气解表，散风祛湿。

【主治】 正气不足，外感风寒湿邪。症见憎寒壮热，无汗，头项强痛，胸膈痞闷，鼻塞声重，咳嗽，舌苔白腻，脉浮。

【来源】《小儿药证直诀》。

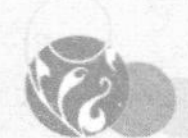

方二 升麻葛根汤

【组成】 升麻3克，干葛(细挫)9克，芍药6克，甘草(锉，炙)3克。

【用法】 水煎服，每日1剂。

【功效】 辛凉解肌，透疹解毒。

【主治】 麻疹未发或发而不透。症见发热恶风，头痛，肢体疼痛，喷嚏，咳嗽，目赤流泪，口渴，舌红苔干，脉象浮数。亦治瘟疫。

【来源】《小儿药证直诀》。

方三 导赤散

【组成】 生地黄、生甘草、木通各适量。

【用法】 上药研为末，每服9克，入水500毫升，入竹叶同煎至半熟，食后温服。

【功效】 清热利水。

【主治】 心经有效。症见口渴面赤，心胸烦热，渴欲冷饮，口舌生疮，或心移热于小肠，小便短赤而涩，尿时刺痛，舌红脉数。

【来源】《小儿药证直诀》。

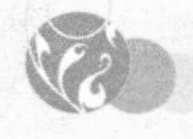

方四 泻黄散(又名泻脾散)

【组成】 藿香叶21克，山栀子仁6克，石膏15克，甘草90克，防风(去芦，切，焙)120 克。

【用法】 上药锉,同蜜酒微炒香,研为细末,每服 3～6 克,水 500 毫升,煎至 300 毫升,温服清汁,无时。

【功效】 泻脾胃伏火。

【主治】 脾胃伏火。症见口疮口臭,烦渴易饥,口燥唇干,舌红脉数。以及脾热弄舌等。

【来源】《小儿药证直诀》。

方五 异功散

【组成】 人参、茯苓(去皮)、白术、陈皮、甘草各适量。

【用法】 上药研为细末,每服 6 克,加生姜 5 片,大枣 2 枚,水煎,食前服。

【功效】 益气健脾,养胃理气。

【主治】 脾胃虚弱而兼气滞。症见饮食减少,大便溏薄,胸脘痞闷不舒等。

【来源】《小儿药证直诀》。

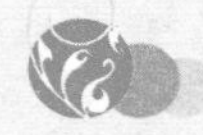

方六 豆蔻散

【组成】 豆蔻 0.15 克,丁香 0.15 克,硫黄 0.3 克,桂府白滑石 0.9 克。

【用法】 上药研为细末,每服 0.3～1.5 克,米汤调服,不拘时。

【功效】 理气消胀,佐利小便。

【主治】 吐泻烦渴,腹胀小便少。

【来源】《小儿药证直诀》。

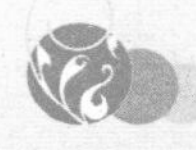

方七 温中丸

【组成】 人参(切去顶,焙)30 克,甘草(锉,焙)30 克,白术 30 克。

【用法】 上药研为末,姜汁面和丸,如绿豆大。米饮汤下 10～20 丸,随意服之。

【功效】 益气健脾和胃。

【主治】 小儿胃寒泻白,腹痛肠鸣,吐酸水,不思食及霍乱吐泻。

【来源】《小儿药证直诀》。

方八 抱龙丸

【组成】 天竺黄 30 克,雄黄(水飞)3 克,麝香(别研)15 克,陈胆南星 120 克

(腊月酿牛胆中,阴干百日,如无,只将生者去皮脐,锉,炒干用)。

【用法】 上药研为细末,煮甘草水和丸如皂子大,温水化下。百日小儿,每丸分作三四次服,5岁1～2丸;大人3～5丸。伏暑,用盐少许嚼1～2丸,新水送下;腊月中,雪水煮甘草和丸,尤佳。

【功效】 清热化痰,开窍安神。

【主治】 小儿急惊,痰热内壅,身热昏睡,呼吸气粗,发惊发厥,四肢抽搐等。

【来源】《小儿药证直诀》。

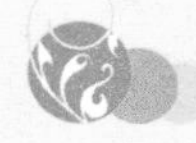

方九 大青膏

【组成】 天麻末3克,白附子末(生)4.5克,青黛(研)3克,蝎尾(去毒,生,末)3克,乌梢蛇肉(酒浸,焙干,取末)3克,天竺黄(研)3克。

【用法】 上药同研细末,生蜜和成膏。每服0.5～1克,月中儿每服粳米大,用牛黄膏、温薄荷水化服;5岁以上同甘露散服。

【功效】 清热化痰,镇肝熄风。

【主治】 小儿热盛生风,欲发惊搐。

【来源】《小儿药证直诀》。

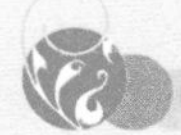

方十 牛黄膏

【组成】 雄黄(小枣大,用独茎萝卜根水并醋,共70毫升煮尽)9克,甘草末9克,甜硝9克,龙脑0.9克,寒水石(研细)4.5克。

【用法】 上药研匀,蜜和为剂。食后薄荷汤化服。

【功效】 清热化痰。

【主治】 惊热。

【来源】《小儿药证直诀》。

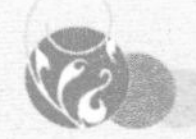

方十一 羊肝散

【组成】 蝉蜕末、羊子肝各适量。

【用法】 上药用蝉蜕研末,水煎羊子肝汤,调服6～9克。凡痘疮才欲结痂,即用酥或面油不同不住润之,可揭即揭之。若不润及迟揭,疮硬即隐成瘢痕。

【功效】 疏风清热,养肝祛翳。

【主治】 疮疹入眼成翳。

【来源】《小儿药证直诀》。

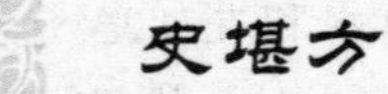

史堪方

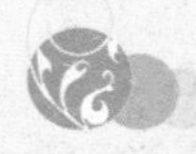

方一　蔓荆汤方

【组成】 蔓荆子、羌活、独活、麻黄、荆芥穗、芍药、木通、甘草各适量。

【用法】 上药等份，以水 250 毫升，葱白 1 根，同煎至 150 毫升，食后服。

【功效】 清下焦湿热。

【主治】 肝经之热，小便赤痛，六脉弦急而长，寒栗。

【来源】《史载之方》。

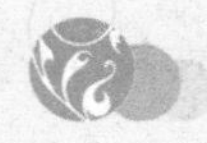

方二　苁蓉粥

【组成】 肉苁蓉 0.3 克，米 50 克。

【用法】 先洗净苁蓉，切极细末。用水 1000 毫升以上，煮作稀粥，既熟，入少许葱，并加入适量盐、酱调和。空腹，服 700～800 毫升。

【功效】 温肾通阳润肠。

【主治】 大便涩迟，六脉微而虚。

【来源】《史载之方》。

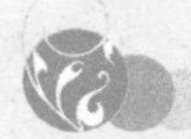

方三　荆芥散

【组成】 荆芥穗、防风、芍药、诃子皮、羌活、甘草各 0.3 克，白蒺藜 15 克，厚朴 0.5 克，木香 0.15 克。

【用法】 上药研为细末，以水 250 毫升，枣 1 枚，同煎取 150 毫升，和滓服。

【功效】 祛风解表，消炎止痛。

【主治】 肝热刑脾而泄，肠鸣，腹支满，口胶渴，小便赤，六脉轻弦。

【来源】《史载之方》。

方四　削术豆蔻散

【组成】 草豆蔻 30 克，削术 30 克，诃子皮 30 克，大芎 15 克，陈橘皮 15 克，甘草 0.4 克，藁本 0.4 克，独活 0.3 克，藿香 0.3 克。

【用法】 上药研为细末，加水 250 毫升，姜 2 片，枣 2 枚，取 100 毫升，和滓服。

【功效】 祛湿解燥。

【主治】 脾湿而泄，腹痛，体重，食减，甚则足痿，行善契，脚下痛。

【来源】《史载之方》。

方五 毒血痢方

【组成】 桑寄生30克，防风0.3克，川芎0.3克，炙甘草5克。

【用法】 上药捣为细末。每服6克，以水250毫升，煎取200毫升，空腹，和滓服。

【功效】 祛湿补肝，强筋健骨。

【主治】 毒痢初得病时，并无寒热，所下之痢，全是脓血，左右三部脉均微细。

【来源】《史载之方》。

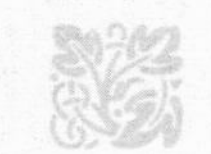

《苏沈内翰良方》

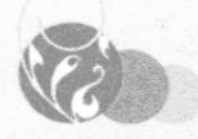

方一 葫芦巴散

【组成】 葫芦巴（微炒）、三棱（锉，醋浸1宿，炒干）各30克，炮干姜0.3克。

【用法】 上药研为末，每服6克，温生姜汤或酒调下。凡气攻头痛，1服即瘥。

【功效】 温中散寒。

【主治】 气攻头痛，尤利妇人，轻微头痛更捷。

【来源】《苏沈内翰良方》。

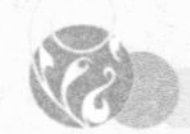

方二 水气肿满方

【组成】 生商陆（切作豆大）、赤小豆各适量，鲫鱼（去肠，存鳞）3尾。

【用法】 前2物纳鱼腹内，取线缚。水240毫升，缓煮赤豆烂，取去鱼。只取2物，空腹食之，以鱼汁送下。不汗则利，即瘥。甚者，过2日再服，不过3剂。

【功效】 行气利水。

【主治】 水气肿满。

【来源】《苏沈内翰良方》。

方三 健脾散

【组成】 炮乌头0.9克，厚朴（姜炙）、炙甘草、炮干姜各0.3克。

【用法】 上药服3克，以水150毫升，生姜2片，煎至100毫升，热服。

【功效】 温阳健脾止泻。

【主治】 胃虚泄泻，老人脏泄尤效。此药治脾泄极验。

【来源】 《苏沈内翰良方》。

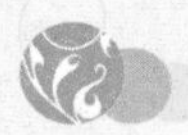

方四 进食散

【组成】 青皮、陈皮（去瓤）各0.3克，草豆蔻3个，炮川乌头（去皮、脐）1个，诃子（去核，煨）5个，高良姜（薄切，炒）0.3克，炙甘草0.3克，肉桂（去外皮）0.3克。

【用法】 水50毫升，生姜2片，煎至35毫升，空腹服，只一二服，便能食，此药进食极神速。

【功效】 温中散寒。

【主治】 治脾胃虚冷，不思食及久痛人脾虚，全不食者。

【来源】 《苏沈内翰良方》。

方五 软红丸

【组成】 巴豆（取霜）7个，胭脂3克。

【用法】 上药溶蜡少许，入油一二滴，和药为剂，以油单裹之。大人如绿豆大，小儿如芥子大，浓煎槐花甘草汤，待温，服1丸。禁忌：热食。

【功效】 止吐。

【主治】 呕吐。

【来源】 《苏沈内翰良方》。

方六 七枣散

【组成】 川乌头（大者）1个，大枣7枚。

【用法】 川乌头1个炮良久，移一处再炮，凡七处炮满，去皮、脐，研为细末，都作1服。用大枣7个、生姜10片、葱白20厘米，水200毫升，同煎至50毫升。疾发前，先食枣，次温服，只1服，瘥。

【功效】 温阳达邪。

【主治】 脾寒疟疾。

【来源】 《苏沈内翰良方》。

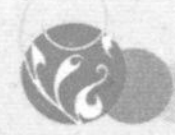

方七 煮肝散

【组成】 紫菀、桔梗、苍术、芍药各适量。

【用法】 上药研为末，羊肝半具，大竹刀切。每服 12 克，入盐、醋、葱、姜、酒同煮熟，空腹前食，每日 3 次服。双足但有骨，不能立，服此见其肉生。

【功效】 清肺润燥，健脾。

【主治】 肝痿脚弱及伤寒，手足干小不随。

【来源】《苏沈内翰良方》。

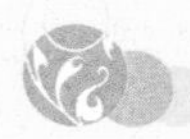

方八 乌荆丸

【组成】 川乌（炮，去皮）30 克，荆芥穗 30 克。

【用法】 上醋糊丸，如梧桐子大。每服 20 丸，酒或熟水下。

【功效】 祛风除湿，消肿止痛。

【主治】 治风，疗肠风下血，尤炒后。

【来源】《苏沈内翰良方》。

许叔微方

方一 紫金丹

【组成】 砒石 4.5 克（研飞），豆豉（水略润，以纸泡干，研成膏）30 克。

【用法】 用杵捣极匀为丸，如麻子大，每服 5～7 丸，酌情加减，临卧用蜡茶清冷服，以知为度。

【功效】 温肺化饮，平喘。

【主治】 寒性哮喘。症见多年肺气喘急，咳嗽晨夕不得眠。

【来源】《普济本事》。

方二 槐花散

【组成】 槐花（炒）、柏叶（烂杵，焙）、荆芥穗、枳壳（去瓤，细切，麸炒黄）各适量。

【用法】 上药研为细末，用清米汤调下 6 克，食前服。

【功效】 清肠止血，疏风行气。

【主治】 肠风下血，血色鲜红，或粪中带血，以及痔疮出血，舌红苔黄，脉数者。

【来源】《普济本事》。

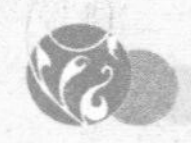

方三 鳖甲圆

【组成】 鳖甲、猬皮、穿山甲、白矾、附子、猪牙皂角各15克，麝香0.3克。

【用法】 研为细末，研匀，蒸饼圆如梧桐子大。大米汤调服20丸，食前服。每日3次服。

【功效】 滋肾潜阳，软坚散结。

【主治】 肠痔。

【来源】《普济本事》。

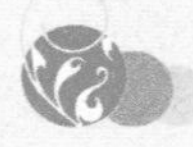

方四 念珠圆

【组成】 乳香、硇砂各9克，黄蜡30克。

【用法】 乳香研细，硇砂研匀，熔蜡和圆，分作108丸，以线穿之露1宿，次日以蛤粉为衣。旋取1粒，用乳香汤吞下。

【功效】 活血行气止痛。

【主治】 膀胱疝气，外肾肿胀，痛不可忍。

【来源】《普济本事》。

方五 川乌粥

【组成】 生川乌头3～5克，粳米30克，姜汁约10滴，蜂蜜适量。

【用法】 把川乌头捣碎，研为极细粉末。先煮粳米粥，煮沸后加入川乌末改用小火慢煎，待熟后加入生姜汁及蜂蜜，搅匀，稍煮一二沸即可。禁忌：热证及孕妇忌服；不可与半夏、栝楼、贝母、白及、白蔹等中药同时服食。

【功效】 祛寒湿痹，通利关节，温经止痛。

【主治】 风寒湿痹，历节风痛，四肢及腰膝疼，风湿性关节炎。

【来源】《普济本事》。

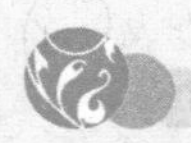

方六 五灵圆

【组成】 五灵脂75克，木香15克，马兜铃3克，葶苈(苦者，炒)3克。

【用法】 上药研为细末，枣肉和丸，如梧桐子大。每服20丸，生姜汤下，每日3次服。

【功效】 泻肺平喘。

【主治】 肺喘久而息贲。

【来源】《普济本事》。

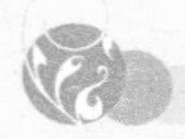

方七 神术丸

【组成】 苍术50克，生芝麻(用水100毫升研细取浆)15克，大枣(煮熟，去皮、核，研细)15枚。

【用法】 苍术焙干为末，后以芝麻浆及枣肉和丸杵如梧桐子大。每服50丸，温汤下。禁忌：桃、李、雀、蛤。

【功效】 健脾化饮。

【主治】 治停饮成癖，久则呕吐酸水，吐已，停久复作。

【来源】《普济本事》。

《太平惠民和剂局方》

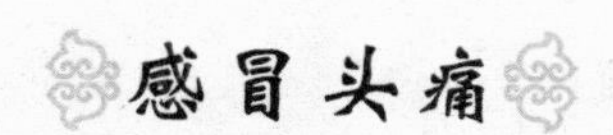

感冒头痛

方一 香苏散

【组成】 香附子(炒香，去毛)、紫苏子各120克，陈皮(不去白)60克，甘草(炙)30克。

【用法】 上药研为粗末，加水1000毫升，煎至七成，去滓，热服，不拘时，每日2～3次。若作细末，只服6克，入盐点服。

【功效】 疏散风寒，理气和中。

【主治】 外感风寒，内有气滞。症见形寒身热，头痛无汗，胸脘痞闷，不思饮食，舌苔薄白，脉浮。

【来源】《太平惠民和剂局方》。

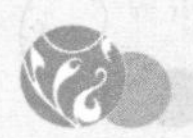

方二 参苏饮

【组成】 人参、紫苏叶、葛根、半夏(汤洗，姜汁炒)、前胡、茯苓各22.5克，木香、枳壳(麸炒)、桔梗、炙甘草、陈皮各15克。

【用法】 上药共研为粗末，每服12克，加生姜7片、大枣1枚，水煎，去渣稍热服。

【功效】 益气解表，理气化痰。

【主治】 体虚气弱,感冒风寒,内有痰湿。症见恶热,头痛鼻塞,咳嗽痰多,胸闷呕恶,并治中脘痞满等症。

【来源】《太平惠民和剂局方》。

方三 香薷散

【组成】 香薷(去土)15 克,白扁豆(微炒)12 克,厚朴(去粗皮,姜汁炙熟)12 克。

【用法】 上药研为粗末,每 9 克,水 500 毫升,入酒适量,煎后去渣,水中沉冷。

【功效】 祛暑解表,化湿和中。

【主治】 夏月乘凉饮冷,外感于寒,内伤于湿,致恶寒发热,无汗头痛,头重身倦,胸闷泛恶,或腹痛吐泻,舌苔白腻,脉浮者。

【来源】《太平惠民和剂局方》。

方四 藿香正气散

【组成】 大腹皮、白芷、紫苏、茯苓(去皮)各 30 克,半夏曲、白术、陈皮(去白)、厚朴(去粗皮,姜汁炙)、苦桔梗各 60 克,藿香(去土)90 克,甘草(炙)75 克。

【用法】 上药研为细末,每服 6 克,水 500 毫升,姜 3 片,枣 1 枚,同煎至七分,热服。如欲出汗,衣被盖,再煎并服。

【功效】 解表化湿,理气和中。

【主治】 外感风寒,内伤湿滞。症见恶寒发热,头痛、胸膈满闷,恶心呕吐,肠鸣泄泻,舌苔白腻等。

【来源】《太平惠民和剂局方》。

方五 川芎茶调散

【组成】 白芷、甘草(炙)、羌活各 60 克,荆芥(去梗)、川芎各 120 克,细辛(去芦)30 克,防风 45 克,薄荷叶(不见火)240 克。

【用法】 上药研为细末,每服 6 克,食后茶清调下。常服清头目。

【功效】 疏风止痛。

【主治】 外感风邪头痛。症见偏头痛、巅顶作痛,或见恶寒发热,目眩鼻塞,舌苔薄白,脉浮者。

【来源】《太平惠民和剂局方》。

咳　嗽

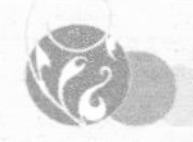

方一　华盖散

【组成】 麻黄(去根节)、桑白皮(蜜炙)、紫苏子(隔纸炒)、杏仁(去皮尖,炒)、赤茯苓(去皮)、陈皮(去白)各30克,甘草(炙)15克。

【用法】 上药研为末,每服9克,水500毫升,煎后去渣,食后温服。

【功效】 宣肺解表,祛痰止咳。

【主治】 肺感风寒。症见咳嗽上气,普气不利,呀呷有声,脉浮数者。

【来源】《太平惠民和剂局方》。

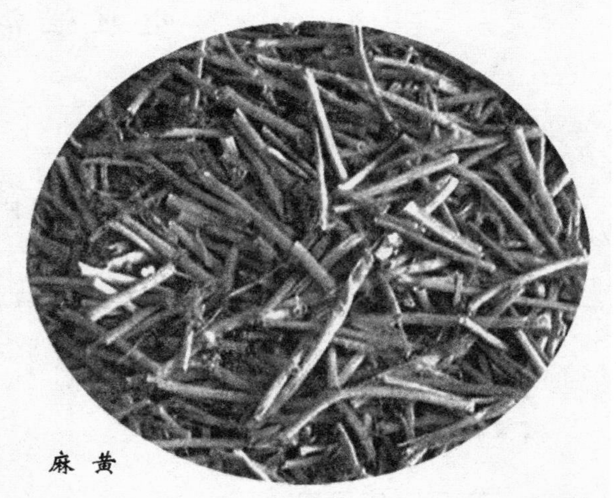
麻 黄

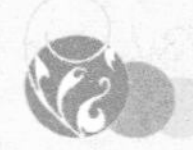

方二　三拗汤

【组成】 麻黄(不去节)、杏仁(不去皮尖)、甘草(不炙)各等份。

【用法】 为粗末,每服15克,水800毫升,姜5片,同煎至1盏(约200毫升),去滓,口服,以衣被覆睡,取微汗。

【功效】 宣肺解表,止咳平喘。

【主治】 外感风寒之喘咳症。症见恶寒发热,咳嗽多痰,鼻塞身重,语音不出,头痛目眩。四肢拘倦,胸满气短。

【来源】《太平惠民和剂局方》。

方三　苏子降气汤

【组成】 紫苏子、半夏(汤洗7次)各9克,川当归(去芦)6克,甘草(炙)6克,前胡(去芦)、厚朴(去粗皮,姜汁拌炒)各4.5克,肉桂(去皮)3克(一方有陈皮去白10克)。

【用法】 加生姜3片、大枣1枚、苏叶3克,水煎服。

【功效】 降气平喘,温化寒痰。

【主治】 上实下虚之痰涎壅盛,喘咳短气,胸膈满闷,舌苔白腻或白滑等。

【来源】《太平惠民和剂局方》。

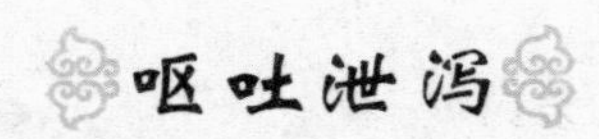

呕吐泄泻

方一 加减四君子汤

【组成】 白扁豆(蒸熟,焙干)、藿香叶、炙甘草、黄芪各6克,人参、茯苓(去皮,焙)、白术各12克。

【用法】 上药共研为细末,每服3克,入盐点服,或水煎温服。

【功效】 调和脾胃。

【主治】 小儿吐泻不止,不进乳食等。

【来源】《太平惠民和剂局方》。

方二 戊己丸

【组成】 黄连、吴茱萸(炒)、白芍药各150克。

【用法】 上药共研为细末,面糊为丸,如梧桐子大,每服6克,空腹米饮送下,每日3次。

【功效】 清泻肝火,缓急止痛。

【主治】 脾受湿气,泻痢不止,米谷迟化,脐腹刺痛,以及小儿疳积下痢。

【来源】《太平惠民和剂局方》。

痰湿症

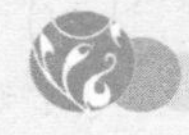

方一 二陈汤

【组成】 半夏(汤洗七次)、橘红各15克,白茯苓9克,甘草(炙)5克。

【用法】 上药切碎,加水500毫升,生姜7片,乌梅1个,同煎至200毫升,去滓热服,不拘时候。

【功效】 燥湿化痰,理气和中。

【主治】 湿痰咳嗽。症见咳嗽痰多色白，胸膈胀满，恶心呕吐，头眩心悸，舌苔白润，脉滑。

【来源】《太平惠民和剂局方》。

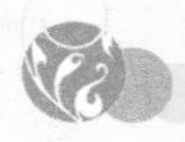

方二　金不换正气散

【组成】 厚朴、藿香、甘草、半夏、苍术、陈皮（去白）各适量。

【用法】 原方等份为锉散，每服3～6克，水800毫升，生姜3片，枣子2枚，煎至八分，去滓，食前稍热服。

【功效】 燥湿健脾，芳香化浊。

【主治】 湿浊内停，兼有外感，呕吐泄泻，恶寒发热。

【来源】《太平惠民和剂局方》。

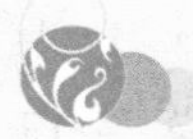

方三　平胃散

【组成】 苍术（去粗皮，米泔水浸2日）15克，厚朴（去粗皮，姜汁制炒香）、陈皮（去白）各9克，甘草（炒）4克。

【用法】 上药研为细末，每服3～5克，以水500毫升，入生姜2片，干枣2枚，同煎后去姜枣，热服，空腹食前，入盐5克，沸汤点服亦得。

【功效】 燥湿运脾，行气和胃。

【主治】 湿滞脾胃。症见脘腹胀满，不思饮食，口淡无味，呕吐恶心，嗳气吞酸，肢体沉重，怠惰嗜卧，常多白痢，苔白厚腻，脉缓。

【来源】《太平惠民和剂局方》。

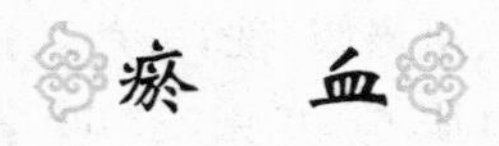

瘀　血

方一　失笑散

【组成】 蒲黄（炒香）、五灵脂（酒研，淘去沙土）各等份（为末）。

【用法】 上先用酽醋调6克，熬成膏，入水500毫升煎，食前热服。

【功效】 活血祛瘀，散结止痛。

【主治】 瘀血停滞。症见月经不调，少腹急痛，痛经，产后恶露不行等。

【来源】《太平惠民和剂局方》。

方二　黑神散

【组成】 熟地黄、归尾、赤芍、蒲黄、桂心、干姜（炒）、甘草各120克，黑豆适量（炒去皮）。

【用法】 上药共研为末，每服6克，黄酒煎。

【功效】 活血化瘀，养血温经。

【主治】 产后恶露不尽，攻冲作痛，及胞衣不下，胎死腹中。

【来源】 《太平惠民和剂局方》。

虚　证

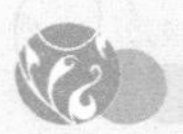

方一　黄芪鳖甲散

【组成】 人参、肉桂、桔梗各15克，半夏、紫菀、知母、赤芍药、黄芪、甘草、桑白皮各30克，天冬、炙鳖甲各15克、秦艽、茯苓、地骨皮、干地黄、柴胡各30克。

【用法】 上药共研为粗末，每服6克，水煎服。

【功效】 清热益阴，除蒸止嗽。

【主治】 虚劳烦热，肢体倦怠，咳嗽，咽干，痰少，自汗，食欲不振，或午后潮热，舌尖红，脉虚数。

【来源】 《太平惠民和剂局方》。

方二　十全大补汤

【组成】 人参、肉桂（去粗皮，不见火）、川芎、地黄（洗，酒蒸，焙）、茯苓（焙）、白术（焙）、甘草（炙）、黄芪（去芦）、川当归（洗，去芦）、白芍药各适量。

【用法】 原方锉为粗末，每服6～9克，水60毫升，生姜3片，枣子2个，同煎至七分，不拘时候温服。

【功效】 温补气血。

【主治】 男子妇人诸虚不足，五劳七伤，不进饮食，外病虚损，面色萎黄，脚膝无力，喘嗽中满等症。

【来源】 《太平惠民和剂局方》。

方三　妙香散

【组成】 麝香（另研）3克，煨木香60克，山药（姜汁炙）、茯苓、茯神、黄芪、远志(去心,炒)各30克,人参、桔梗、炙甘草各15克。

【用法】 上药共研为细末,每服6克,温酒调下。

【功效】 补益气血,安神镇惊。

【主治】 心气不足,惊悸不安,虚烦少寐,喜怒无常,夜多盗汗,饮食无味,头昏目眩等。

【来源】《太平惠民和剂局方》。

方四　四物汤

【组成】 当归(去芦,酒浸,炒)、川芎、白芍药、熟干地黄(酒蒸)各适量。

【用法】 上药研为粗末,每服9克,水90毫升,煎至八分,去渣热服,空腹食前。

【功效】 补血调血。

【主治】 营血虚滞。症见惊惕头晕,目眩耳鸣,唇爪无华,妇人月经量少或闭经不行,脐腹作痛,舌质淡,脉弦细或细涩。

【来源】《太平惠民和剂局方》。

方五　人参养荣汤

【组成】 白芍药90克,当归、陈皮、黄桂心、人参、煨白术、炙甘草各30克,熟地黄、五味子、茯苓各20克,远志(炒,去心)15克。

【用法】 上药研为粗末,每服12克,加生姜3片,大枣2枚,水煎服。

【功效】 补益气血,安神定志。

【主治】 气血亏损。症见四肢沉滞,呼吸少气,行动喘啜,小腹拘急,腰背强痛,心虚惊悸,咽干唇燥,饮食无味等。

【来源】《太平惠民和剂局方》。

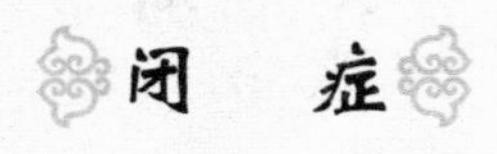

闭　症

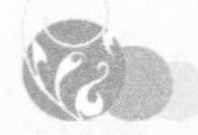

方一　至宝丹

【组成】 生乌犀屑(研)、雄黄(研飞)、生玳瑁屑(研)、琥珀(研)各30克,麝香(研)、龙脑(研)各7.5克,金箔(半入药,半为衣)、银箔(研)各50片,牛黄(研)15克,安息香(为末,以无灰酒搅澄飞过,滤去沙土,约得净数30克,慢火熬成膏)

45克。

【用法】 上将生犀、玳瑁研为细末，入余药研匀。将安息香膏重汤煮凝成后，入诸药中和成剂，盛不津器中，并旋丸如梧桐子大(每丸重3克)。用人参汤化下1丸。小儿减量。

【功效】 化浊开窍，清热解毒。

【主治】 中暑、中恶(感触秽浊之气，突然昏倒，气闷欲绝)、卒中及温渍因于痰浊内闭所致神昏不语，痰盛气粗，身热烦躁，舌红，苔黄垢腻，脉滑数，以及小儿惊厥属于普浊内闭者。

【来源】《太平惠民和剂局方》。

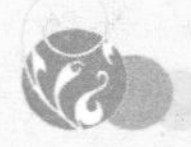

方二 苏合香丸

【组成】 白术、青木香、乌犀角、香附子(炒去毛)、诃黎勒(煨去皮)、白檀香、安息香(研为末，用无灰酒1000毫升，熬膏)、沉香、麝香、丁香、荜茇各60克，龙脑(研)30克，苏合香油(入安息膏内)30毫升，熏陆香(另研)30克。

【用法】 上药研为细末，入研药匀，用安息香膏并炼白蜜和剂。每服旋丸如梧桐子大，早晨取井华水，温冷任意，化服4丸，老人、小儿可服1丸。温酒化服亦得，并空腹服。

【功效】 温通开窍，行气化浊。

【主治】 卒中所致突然昏倒，牙关紧闭、不省人事。

【来源】《太平惠民和剂局方》。

骆龙吉方

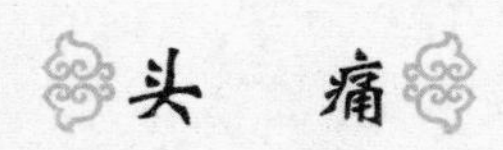

头痛

方一 三五七散

【组成】 附子90克，山茱萸150克，山药210克。

【用法】 上药研为细末，每服6克，生姜红枣汤食后调服。

【功效】 温中散寒。

【主治】 脑风头痛。

【来源】《增补内经拾遗方论》。

方二　羌活散

【组成】羌活 4.2 克，苍术 4.2 克，白茯苓 3 克，防风 3 克，枳壳 3 克，桔梗 3 克，甘草 0.9 克。

【用法】上药用水 1500 毫升，姜 3 片，葱 1 根，煎至 1200 毫升，不拘时服。

【功效】祛风散寒。

【主治】遇风头痛。

【来源】《增补内经拾遗方论》。

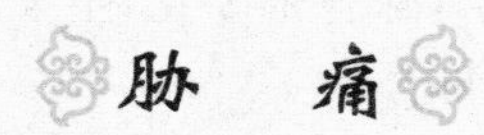

胁　痛

方一　栝楼汤

【组成】栝楼(大者 1 枚，连皮捣烂)60 克，甘草(蜜炙)6 克，红蓝花 1.5 克。

【用法】上药用水 1000 毫升，煎至 800 毫升。温服，不拘时。

【功效】润肺化痰，活血止痛。

【主治】左胁气痛。

【来源】《增补内经拾遗方论》。

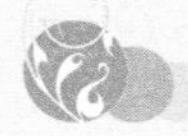

方二　推气散

【组成】枳壳(去瓤，麸炒)15 克，桂心 15 克，姜黄 15 克，甘草(蜜炙)9 克。

【用法】上药研为细末，每服 6 克，姜枣煎汤调服，热酒亦可。

【功效】行气活血止痛。

【主治】右胁气痛。

【来源】《增补内经拾遗方论》。

疟　疾

方一　柴平汤

【组成】银柴胡 6 克，黄芩 4.5 克，人参(去芦)、半夏(汤泡 7 次)各 3 克，甘草

1.5 克，陈皮 4.2 克，苍术 4.5 克，厚朴(姜制)3 克。

【用法】 上药用水 1000 毫升，姜 3 片，红枣 2 枚，煎至 800 毫升，未发病先服。

【功效】 和解表里，祛邪截疟。

【主治】 痎疟，由夏季暑汗不出所致。

【来源】《增补内经拾遗方论》。

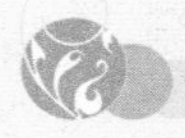

方二 仓廪汤

【组成】 人参、白茯苓、川芎、甘草、羌活、独活、前胡、柴胡、桔梗、枳壳(麸炒)各适量。

【用法】 上药用 900 毫升水，陈仓米 3 克，生姜 3 片，薄荷少许同煎，温服。

【功效】 健脾益气，和解达邪。

【主治】 疟痢交行，又治禁口。

【来源】《增补内经拾遗方论》。

惊 风

方一 保生锭子

【组成】 人参、白术、白茯苓、白芍药各 30 克，甘草、牛黄各 6 克，全蝎(去毒)22 只，白僵蚕 24 只，黑牵牛 16 个，南星(当年者)20 个，白附子 12 个，代赭石(火煅水飞)、青礞石(火煅，水飞)、蛇含石(火煅，用米醋淬)各 120 克。

【用法】 上药研为细末，糕糊为丸，用火烘干，磁罐盛之。用好鹿香同置一处熏之。

【功效】 益气健脾，化痰祛风，通络镇惊。

【主治】 急慢惊风。

【来源】《增补内经拾遗方论》。

方二 吉州醒脾散

【组成】 人参、白术、白茯苓、甘草、橘红、半夏、曲木香各 3 克，全蝎(去毒)15 克，白子 4 枚，南星(炮)2 枚。

【用法】 上药研为细末，每服 6 克，生姜 3 片，红枣 2 枚，煎汤调服，食前。

【功效】 健脾益气，化痰通络镇惊。

【主治】 吐泻后生慢惊风。

【来源】《增补内经拾遗方论》。

痿　　症

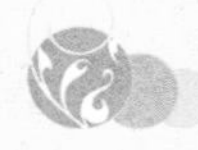

方一　虎龟丸

【组成】 虎胫骨30克，龟版90克，苍术90克，黄柏60克，防己120克，当归梢60克，牛膝45克。

【用法】 上药研为末，糊丸梧桐子大。每服9～18克，空腹加盐、姜汤服。

【功效】 补肝肾，壮筋骨。

【主治】 足膝痿弱。

【来源】《增补内经拾遗方论》。

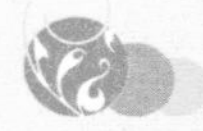

方二　清燥汤

【组成】 苍术（泔浸）、白术、黄芪、白茯苓、黄连、橘皮、当归各3克，生地黄、人参各2.1克，甘草、黄柏（酒炒）、麦冬、神曲（炒）、猪苓、泽泻各1.5克，升麻、柴胡各0.9克，五味子9粒。

【用法】 上药作1服，水1000毫升，煎至800毫升，食前温服。

【功效】 清热利湿，健脾益气。

【主治】 足膝痿弱，不能行立。

【来源】《增补内经拾遗方论》。

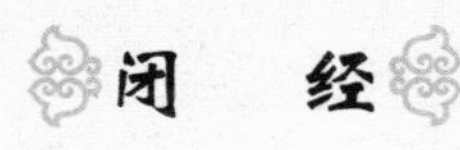

闭　　经

方一　蚕砂酒

【组成】 蚕砂（炒牛黄色）120克，无灰酒500毫升。

【用法】 上药重汤煮熟，去砂。温饮80毫升。

【功效】 通络调经。

【主治】 月经久闭。

【来源】《增补内经拾遗方论》。

方二　乌贼鱼骨丸

【组成】 乌贼鱼骨(去甲)120克,芦茹30克。

【用法】 上2药合之,以雀卵为丸,如小豆大。饭后送下5丸,后饮鲍鱼汁。

【功效】 补血养血。

【主治】 血枯经闭。

【来源】《增补内经拾遗方论》。

《圣济总录》方

方一　补虚正气粥

【组成】 炙黄芪30～60克,人参3～5克(或党参15～30克),白糖适量,粳米60～90克。

【用法】 先将黄芪、人参(或党参)切成薄片,用冷水浸泡半小时,入砂锅煎沸,后改用小火煎成浓汁,取汁后,再加冷水如上法煎取2汁,去渣,将一二煎药汁合并,分两份于每日早、晚同米加水适量煮粥,粥成后,入白糖少许,稍煮即可。人参亦可制成参粉,调入黄芪粥中煎煮服食。5日为1疗程,间隔两三天后再服。禁忌:凡属热证、实证者忌服,服食期间勿食萝卜、茶叶。

【功效】 补正气,疗虚损,健脾胃,抗衰老。

【主治】 劳倦内伤,五脏虚衰,身老体弱,久病羸瘦,心慌气短,体虚自汗,慢性泄泻,脾虚久痢,食欲不振,气虚水肿等症。

【来源】《圣济总录》。

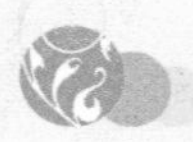

方二　白术猪肚粥

【组成】 白术30克,槟榔10克,猪肚一具,生姜少量,粳米60克。

【用法】 洗净猪肚,切成小块,同白术、槟榔、生姜煎煮取汁,去渣,用汁同米煮粥。早、晚湿热服食,3～5日为1疗程,停3日再吃,病愈后即可停服。

【功效】 补中益气,健脾和胃。

【主治】 脾胃气弱,消化不良,不思饮食,倦怠少气,腹部虚胀,大便泄泻不爽。

【来源】《圣济总录》。

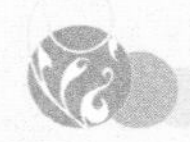

方三　发落不生方

【组成】　黄麻子汁。

【用法】　煮粥，频服。

【功效】　止咳化痰，活血化瘀，温寒止痛，温阳行水。

【主治】　发落不生。

【来源】　《圣济总录》。

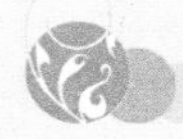

方四　楮皮散

【组成】　楮白皮、猪苓、木通各6克，桑白皮（蜜水炒）6克，陈皮3克。

【用法】　生姜3片，水1000毫升，煎至500毫升，空腹服，每日1服。

【功效】　散风清热，宣肺行水。

【主治】　风水身肿。

【来源】　《圣济总录》。

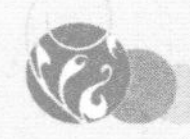

方五　车前叶粥

【组成】　新鲜车前叶30～60克，葱白1根，粳米30～60克。

【用法】　将车前叶洗净，切碎，同葱白煮汁后去渣，然后放粳米30～60克，煮粥。禁忌：遗精患者不宜食用。

【功效】　利尿，清热，明目，祛痰。

【主治】　小便不通，淋沥涩痛，尿血，水肿，肠炎泻痢，黄疸病，目赤肿痛，咳嗽痰多。

【来源】　《圣济总录》。

王贶方

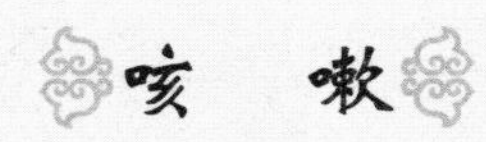

咳　嗽

方一　温中丸

【组成】　干姜30克，半夏30克，白术60克，细辛15克，胡椒15克。

【用法】　上药研为细末，炼蜜为丸，如梧桐子大。米汤调服30粒，食前服。

【功效】 温中化饮。

【主治】 脾咳，口中如含霜雪。中脘隐隐冷，恶寒，脉紧弱。

【来源】 《全生指迷方》。

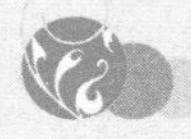

方二　地骨皮汤

【组成】 地骨皮60克，百部60克，芍药30克，赤茯苓30克。

【用法】 上药为散，每服15克，竹叶10片，同煎至250毫升，去滓，食后温服。

【功效】 清肺降火，润肺止咳。

【主治】 肾咳，恶热，骨间烦痛。

【来源】 《全生指迷方》。

呕哕胃反

方一　吴茱萸丸

【组成】 吴茱萸(炒)30克，橘皮60克，附子15克。

【用法】 上药研为细末，白面糊为丸，如梧桐子大。饮下20粒，食前服。

【功效】 温胃降逆。

【主治】 因呕而哕者。

【来源】 《全生指迷方》。

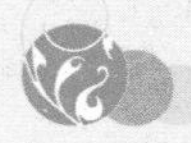

方二　朴附丸

【组成】 厚朴30克，附子30克，生姜汁240毫升。

【用法】 将前2味，以姜汁同煎，尽汁为度，焙干为末，酒煮和丸，如梧桐子大。米饮下3粒，食前服。

【功效】 温中和胃降逆。

【主治】 反胃。

【来源】 《全生指迷方》。

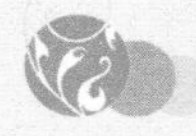

方三　竹皮汤

【组成】 青竹皮、炙甘草、芎䓖、黄芩、当归各2克，芍药、白术、人参、桂心各30克。

【用法】 上药为散，水100毫升煎至50毫升，去渣，温服。

【功效】 理中降逆，养血清热。

【主治】 血随呕出，胸中痞闷，呕毕则目睛而气怒。

【来源】 《全生指迷方》。

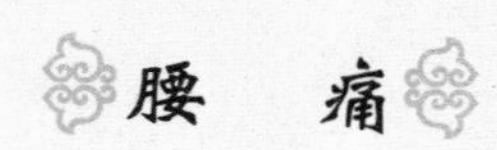

腰　痛

方一　补肾散

【组成】 杜仲(酒拌，炒焦)30克，肉桂、牡丹皮各15克。

【用法】 上药研为末，每服9克，用猪肾一个剖开，上药纳入，入盐少许，以线扎定，水煮熟，空腹食之。

【功效】 补肝肾，壮筋骨。

【主治】 腰痛连小腹，不得俯仰，短气。

【来源】 《全生指迷方》。

方二　当归丸

【组成】 当归90克，水蛭30个，桃仁30个。

【用法】 上药研为末，酒糊为丸，如梧桐子大。酒下10丸，未愈，加至30丸。

【功效】 活血祛瘀止痛。

【主治】 腰如锥、刀所刺，大便黑色，小便赤黑，此留血滞于腰间，谓之血沥腰痛，其脉涩。

【来源】 《全生指迷方》。

内伤发热

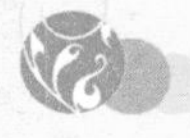

方一　补髓丸

【组成】 生干地黄90克，干漆15克。

【用法】 上药研为末，炼蜜为丸，如梧桐子大。饮下30丸，空腹临卧服。

【功效】 滋阴清热。

【主治】 骨蒸潮热。

【来源】 《全生指迷方》。

方二　五味子汤

【组成】　柴胡120克，半夏30克，黄芩、五味子、赤茯苓各15克。

【用法】　上药为散，每服15克，水100毫升，姜5片，枣2个，掰破，同煎至50毫升，去滓温服。

【功效】　清肝泻热。

【主治】　发热不退。

【来源】　《全生指迷方》。

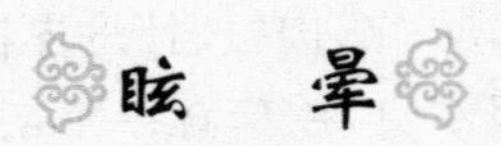

眩　晕

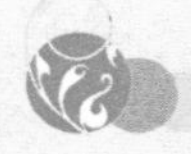

方一　香芎散

【组成】　川芎30克，独活30克，旋覆花30克，藁本30克，细辛30克，蔓荆子30克，石膏15克，炙甘草15克，荆芥穗15克。

【用法】　上药研为末，水250毫升，姜3片，同煎至150毫升，去滓，温服，不拘时。

【功效】　祛风化痰。

【主治】　眩晕。

【来源】　《全生指迷方》。

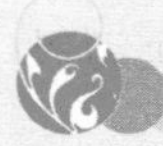

方二　草乌头汤

【组成】　草乌、细辛、茶芽各适量。

【用法】　上药研为末，水500毫升，煎至250毫升，去滓，缓缓服尽。

【功效】　温化痰湿。

【主治】　但晕而不眩，发则伏地昏昏，食顷乃苏。

【来源】　《全生指迷方》。

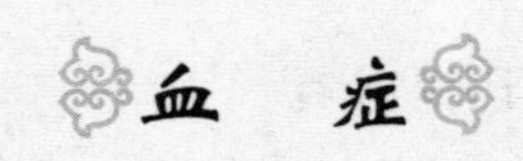

血　症

方一　煎金汤

【组成】　金花、苇茎叶(阴干，不拘多少)各适量。

【用法】 上药煮浓汁。顿服,立定。

【功效】 凉血泻热。

【主治】 各种出血症。

【来源】《全生指迷方》。

方二 地黄煎

【组成】 生地黄汁 150 毫升,大黄末 30 克。

【用法】 将地黄汁熬至一半,纳入大黄末同熬,稍候和丸如梧桐子大。开水下 5 丸,未效,加至 10 丸。

【功效】 凉血泻热。

【主治】 血热出血。

【来源】《全生指迷方》。

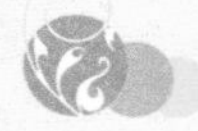

方三 阿胶散

【组成】 阿胶 45 克,杏仁 21 克,马兜铃 30 克,牛蒡子 30 克,炙甘草 30 克,糯米 30 克。

【用法】 上药研为细末。熟水调下 3～6 克。

【功效】 补血止血,滋肺润燥。

【主治】 吐血、衄血,发作无时,肌肉减少。

【来源】《全生指迷方》。

张锐方

感冒

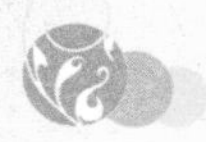

方一 宣风散

【组成】 槟榔 2 个,橘皮、甘草各 15 克,牵牛 120 克(生、熟各半)。

【用法】 上药研为细末,蜜汤调下 1.5 克,食前服。

【功效】 消散风气。

【主治】 小儿感冒发热。

【来源】《鸡峰普济方》。

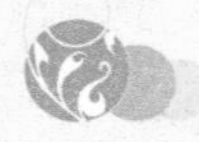

方二　惺惺散

【组成】桔梗、细辛、栝楼根、人参、茯苓、白术、甘草各 30 克。

【用法】上药研为细末。水 60 毫升，薄荷 2 叶，煎至 40 毫升，不拘时温服。

【功效】祛散风寒。

【主治】感寒。

【来源】《鸡峰普济方》。

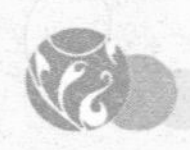

方三　椹煎

【组成】椹汁 60 毫升，白蜜 5 毫升，生姜汁 5 毫升。

【用法】煮椹汁，入盐、酥再煎 3 沸，下姜汁、蜜等再熬合得所，于不津器中贮之。每服 20 毫升，和酒调服。

【功效】疏风清热，养阴生津。

【主治】风热之疾。

【来源】《鸡峰普济方》。

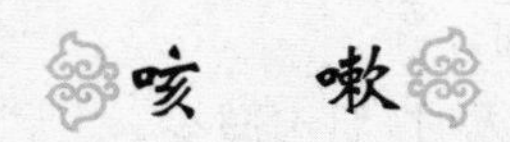

咳　嗽

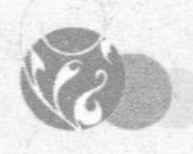

方一　麻黄散

【组成】麻黄、前胡、紫苏子各 1 克，火麻仁、桑白皮、杏仁各 30 克，麦冬 45 克，甘草 15 克。

【用法】上药研为粗末。以水 50 毫升，煎至 25 毫升，不拘时温服。

【功效】宣肺止咳。

【主治】热病咳嗽不止，心胸烦闷，上气喘促。

【来源】《鸡峰普济方》。

方二　化痰玉壶丸

【组成】天南星、半夏各 30 克，天麻 15 克，白面 1.2 克。

【用法】上药滴水成丸，如梧桐子大，每服 15 丸，用水 50 毫升，先煎令沸，入药煮熟滤出，以生姜汤下。

【功效】 化痰祛风止咳。

【主治】 丈夫、妇人积年久嗽，一切风痰，头目眩，胸膈不利，喘满呕哕，常吐逆，不能下食，四肢倦闷，机体烦热，不思饮食。

【来源】《鸡峰普济方》。

头 痛

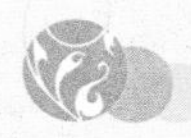

方一 硫黄丸

【组成】 硫黄 60 克，硝石 30 克。

【用法】 上药研为细末，和水和丸，如梧桐子大。空腹茶嚼下 15 丸。

【功效】 化浊祛瘀。

【主治】 头痛。

【来源】《鸡峰普济方》。

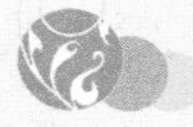

方二 黑散子

【组成】 天南星（重 30 克）1 个，皂荚 15 克。

【用法】 上 2 味同入瓶子，烧令通赤，放冷再入川芎、荆芥穗与芍药等份，用川芎减半同杵为细末。清茶调服，蜜水亦可。

【功效】 活血祛风。

【主治】 头风痛不可忍。

【来源】《鸡峰普济方》。

方三 神圣散

【组成】 干蝎（半生半熟，去刺）、藿香叶、细辛、麻黄（去根节）各等份。

【用法】 上药研为细末。每服 3 克，薄荷酒或芥茶下，随时饮服。

【功效】 疏散风寒，辛温开窍。

【主治】 头痛不可忍。

【来源】《鸡峰普济方》。

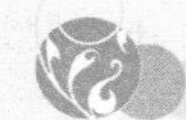

方四 圣饼子

【组成】 川乌头、天南星、干姜各 30 克，甘草（以上并生）、川芎各 60 克，防风

6.3 克,天麻 15 克。

【用法】 上药研为细末,汤浸蒸饼和丸,如芡子大,阴一夕,来日曝干,每服 150 克饼子,先嚼荆芥 90 克,后嚼药,清茶送服,随时饮服。

【功效】 祛风散寒止痛。

【主治】 偏头痛。

【来源】《鸡峰普济方》。

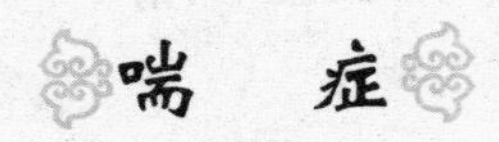

喘　症

方一　无心散

【组成】 远志(不以多少,无心者)。

【用法】 上药研为细末,用绵裹同水 50 毫升,煎至 30 毫升,呷之立效。

【功效】 安神益智,祛痰消肿。

【主治】 喘,神效。

【来源】《鸡峰普济方》。

方二　平肺汤

【组成】 天冬 30 克,马兜铃、百部各 15 克。

【用法】 上药研为粗末。水 100 毫升,煎至 50 毫升,去滓,食后,临卧服。

【功效】 润肺平喘。

【主治】 喘。

【来源】《鸡峰普济方》。

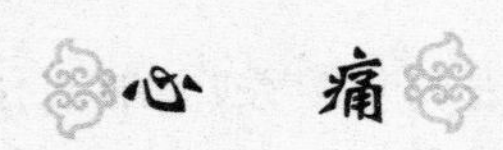

心　痛

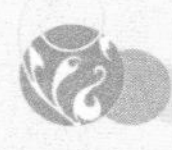

方一　五味子煎

【组成】 五味子 150 克,桂枝、乌头各 30 克。

【用法】 上药研为粗末,水 300 毫升,煎取 150 毫升,去滓,入好蜜 60 毫升,再熬成膏。温酒化下一弹子大,随时服用。

【功效】 养心温经止痛。

【主治】 心痛。

【来源】《鸡峰普济方》。

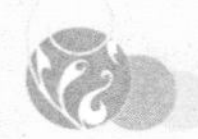

方二　九痛丸

【组成】 附子 90 克，干姜、巴豆（去油取霜）、人参、吴茱萸、狼牙草各 30 克。

【用法】 上药研为细末，炼蜜和丸，如梧桐子大。每服 3 丸，食前温酒下。

【功效】 温阳散寒止痛。

【主治】 心痛。

【来源】《鸡峰普济方》。

方三　拈痛丸

【组成】 五灵脂、木香、当归、良姜、蓬莪术各适量。

【用法】 上药等份研为细末，炼蜜为丸，如梧桐子大。每服 5～10 丸，空腹木香汤下。

【功效】 理气活血，散寒止痛。

【主治】 多种心痛。

【来源】《鸡峰普济方》。

方四　小正中丸

【组成】 五灵脂、川乌头各 15 克，没药、胡椒各 0.3 克。

【用法】 上药研为细末，醋煮面糊和丸，如绿豆大。每服 5～7 丸，醋汤下。

【功效】 温经活血止痛。

【主治】 心痛。

【来源】《鸡峰普济方》。

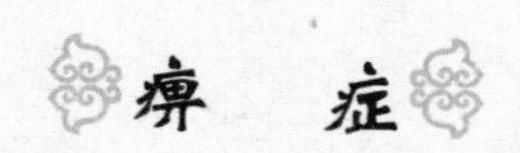

痹　症

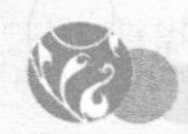

方一　健步丸

【组成】 防己 30 克，羌活、柴胡、滑石（炒）、炙甘草、栝楼根各 15 克，泽泻、防风各 9 克，苦参、川乌各 3 克，肉桂 1.5 克。

【用法】 上药研为细末，酒糊为丸，如梧桐子大。每服 70 丸，空腹服。

【功效】 祛风湿，壮筋骨。

【主治】 膝中无力，伸而不得屈，屈而不能伸，腰背腿膝沉重，行步艰难。

【来源】《鸡峰普济方》。

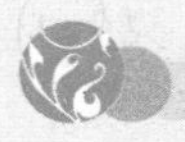

方二　枳实煎

【组成】 海桐 300 克，牛膝 270 克，枳实 210 克，枳壳 180 克，木香 150 克，芍药 120 克，桂心 240 克。

【用法】 上药研为细末，炼蜜和丸，如梧桐子大。每服 40 丸，以酒饮服。

【功效】 祛风湿，壮筋骨。

【主治】 久患脚膝湿痹，行步不得。

【来源】《鸡峰普济方》。

腹胀（䐜胀）

方一　萝附煎

【组成】 好附子（细末）适量，萝卜 1 个。

【用法】 先将萝卜剜作瓮子，再将附子末填入，后用原切下的萝卜盖上，用竹钎定，湿纸裹灰火中煨熟，取附子末出，后刮下萝卜内有附子末稀软的萝卜和为丸。每服 30 丸，米汤调服。

【功效】 温阳散寒消滞。

【主治】 腹胀有冷，里急或秘。

【来源】《鸡峰普济方》。

方二　赤小豆丸

【组成】 赤小豆、好硫黄各 30 克，附子（生）15 克。

【用法】 上药研为粗末，水糊和丸，如梧桐子大。每服 20 丸，空腹醋汤调服。

【功效】 温阳散寒消胀。

【主治】 腹胀。

【来源】《鸡峰普济方》。

方三 养气丸

【组成】 丁香、胡椒、荜茇、木香、干蝎各15克,萝卜子30克。

【用法】 上药研为细末,枣肉和丸,如梧桐子大。食前,米汤调服30丸。

【功效】 温中,下气,消痰,解毒。

【主治】 臌胀。

【来源】《鸡峰普济方》。

方四 木香橘皮丸

【组成】 干蝎30克,胡椒、木香、青橘皮各0.6克,萝卜子16克。

【用法】 上药研为细末,饭米和丸,如绿豆大。每服5～10丸,用姜、橘汤送下,温酒亦得,不以时。

【功效】 调气除满。

【主治】 一切心腹满,疰闷蛊气。

【来源】《鸡峰普济方》。

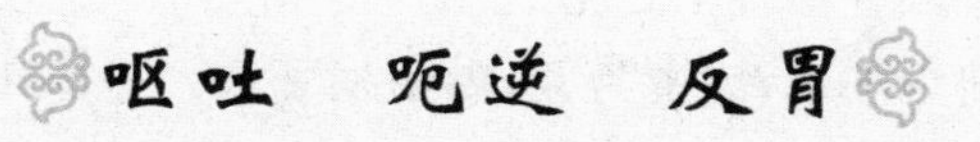

呕吐 呃逆 反胃

方一 温胃丸

【组成】 丁香、木香各0.6克,半夏30克,硫黄0.3克。

【用法】 上药研为细末,粟米饭和丸,如豌豆大。每服姜汤下50丸。

【功效】 温胃顺气止呕。

【主治】 吐逆。

【来源】《鸡峰普济方》。

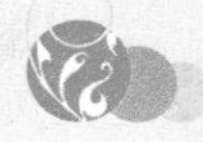

方二 丁香丸

【组成】 丁香、藿香各15克,诃黎勒、附子、草豆蔻、陈皮、人参、白术、良姜各30克,荜茇、白茯苓、桂心各0.9克,甘草0.3克。

【用法】 上药研为细末,炼蜜和丸,捣200～300杵,丸如梧桐子大。姜枣汤调服20丸。

【功效】 健脾和胃,降逆止呕。

【主治】 脾胃虚弱,食即呕吐,四肢不利。

【来源】《鸡峰普济方》。

方三 荜澄茄散

【组成】 荜澄茄、白豆蔻、丁香、人参、厚朴、诃黎勒各 0.9 克,沉香、木香、良姜、干姜、桂心、半夏各 15 克,白术、陈皮各 30 克。

【用法】 上药研为粗末,每服 9 克,水 60 毫升,生姜 3 片,枣 3 个,煎至 35 毫升,顿服。

【功效】 健脾行气,和胃降逆。

【主治】 脾胃气虚,不思饮食,胸中气满,四肢不利,食即呕吐。

【来源】《鸡峰普济方》。

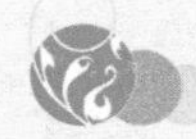

方四 延年白术丸

【组成】 白术 1.5 克,白芷 0.9 克,干姜、石斛各 1.8 克,五味子、细辛、橘皮、厚朴、桂心、防风、茯苓、甘草各 1.2 克。

【用法】 上药研为细末,炼蜜为丸,如梧桐子大。每服 10 丸,米汤调服,每日 2 次服。病不愈加至 20 丸。

【功效】 温胃散寒,化饮降逆。

【主治】 胃中冷气,逢秋发动令呕吐,食后吐清水,食欲减少。

【来源】《鸡峰普济方》。

方五 槐花散

【组成】 皂角、白矾、槐花、甘草各适量。

【用法】 上药等份研为细末。每服 6 克,白汤调服,不拘时。

【功效】 开窍通闭,凉血止血。

【主治】 热吐。

【来源】《鸡峰普济方》。

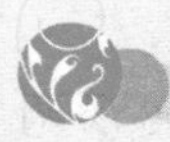

方六 生姜汤

【组成】 生姜 12 克,丁香末 0.3 克,白矾 3 克,硫黄 0.3 克。

【用法】 上药研为细末，每服3克，生姜、米汤调服，哕用柿蒂汤。

【功效】 和胃降逆。

【主治】 呕逆反胃，嗝气不下食。

【来源】《鸡峰普济方》。

痢　疾

方一　固阳丹

【组成】 肉豆蔻、缩砂、诃黎勒、当归、厚朴、白术各15克，干姜0.3克。

【用法】 上药研为细末，水煮面糊和丸，如梧桐子大。空腹，米汤调服30丸。

【功效】 温阳，调中止痢。

【主治】 脾胃虚弱，脏腑不调，或冷热相杂，下痢赤白。

【来源】《鸡峰普济方》。

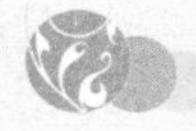

方二　石榴汤

【组成】 黄连60克，石榴1个，阿胶、干姜各60克。

【用法】 上药研为粗末。每服6克，水60毫升，煎至40毫升，温服。

【功效】 寒热并调，辛开苦降。

【主治】 水痢及赤白痢笃困欲死者。

【来源】《鸡峰普济方》。

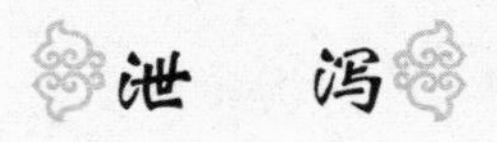

泄　泻

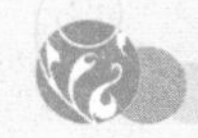

方一　杏仁丸

【组成】 杏仁、巴豆(去油)各适量。

【用法】 上药和匀，面糊为丸，如麻子大。米饮下1丸，不定时服。

【功效】 润肠通便，泻下祛积。

【主治】 泄泻兼呕吐。

【来源】《鸡峰普济方》。

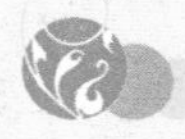

方二　健脾散

【组成】 乌头9克，厚朴、甘草、干姜各3克。

【用法】 上药研为粗末。每服3克，水50毫升，姜3片，煎至30毫升，热服。

【功效】 健脾温胃，燥湿除满。

【主治】 脾胃虚泻，老人脏泄。

【来源】《鸡峰普济方》。

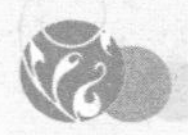

方三　丁香健脾散

【组成】 草果(炮)1个，肉豆蔻2个，丁香0.3克，丁香皮12克，茴香、白干姜、桂心、甘草各15克，郁李仁0.3克。

【用法】 上药研为细末，白汤点之。早晨或腹冷痛服之。

【功效】 健脾温中，益气化湿。

【主治】 脾虚气弱，食少腹胀，泄泻肠鸣。

【来源】《鸡峰普济方》。

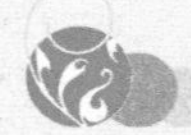

方四　龙骨厚朴汤

【组成】 厚朴、当归、龙骨、白术各15克，熟艾0.3克。

【用法】 上药研为细末。加水60毫升，煎至40毫升，去滓，温服，不定时服。

【功效】 温肠和胃。

【主治】 诸肠胃阴阳二气不和，水谷气冷，肚痛或泄泻。

【来源】《鸡峰普济方》。

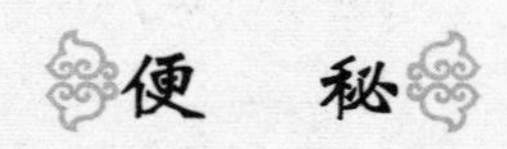

便　秘

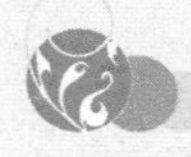

方一　大橘皮丸

【组成】 厚朴、橘皮各90克，杏仁150克。

【用法】 上药研为细末，炼蜜和丸，如梧桐子大。每服50～70丸。

【功效】 下气通便。

【主治】 大便秘。

【来源】《鸡峰普济方》。

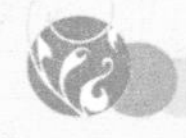

方二　小当归丸

【组成】 当归 0.9 克，桂枝 0.6 克，威灵仙茸 30 克。

【用法】 上药研为细末，水煮面糊为丸，如梧桐子大。每服 20～30 丸，空腹生姜汤调服，随时可服。

【功效】 养血，润肠。

【主治】 虚人秘涩。

【来源】《鸡峰普济方》。

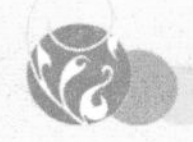

方三　紫苏丸

【组成】 紫苏子、黄橘皮各 60 克，知母 30 克。

【用法】 上药研为细末，生姜自然汁浸过一指许，于重汤煮熬成膏，和丸如梧桐子。蜜汤调服 20 丸。

【功效】 泻热，导滞。

【主治】 虚热秘滞。

【来源】《鸡峰普济方》。

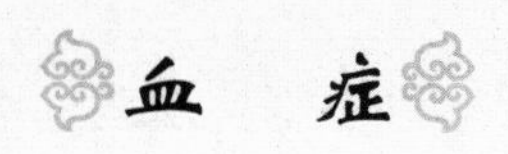

血　症

方一　黄芪散

【组成】 黄芪、阿胶各适量。

【用法】 上药等份研为细末，米汤每次调服 6 克，不拘时。

【功效】 益气，养阴，止血。

【主治】 吐血不止。

【来源】《鸡峰普济方》。

方二　紫菀丸

【组成】 紫菀、茜根各适量。

【用法】 上药等份研为细末，炼蜜和丸，如樱桃子大。含化 1 丸，不拘时。

【功效】 肃肺，凉血、止血。

【主治】 吐血、咯血、嗽血。

【来源】《鸡峰普济方》。

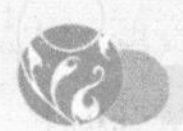

方三 棕榈散

【组成】 棕榈、刺蒺、桦皮、龙骨各适量。

【用法】 上药等份，研为细末。每服6克，米饮调服。

【功效】 敛血，止血。

【主治】 久鼻衄不止。

【来源】《鸡峰普济方》。

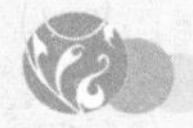

方四 人参丸

【组成】 人参、生蒲黄各15克，甘草(生)0.3克，麦冬0.6克。

【用法】 上药研为细末，炼蜜和丸，如酸枣大。每服1丸，温水化下，含化亦佳。

【功效】 益气，活血、止血。

【主治】 鼻衄。

【来源】《鸡峰普济方》。

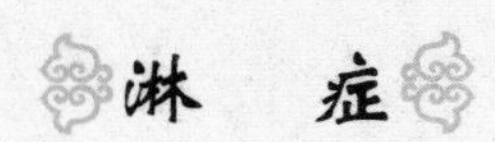

淋 症

方一 白芍药煎

【组成】 当归、白芍、鹿茸、熟地黄各30克。

【用法】 上药研为细末。每服6克，温酒调下，不拘时。

【功效】 滋肾固涩。

【主治】 劳淋，症见尿留茎内，数起不出，引少腹痛，小便不利，劳倦即发。

【来源】《鸡峰普济方》。

方二 石韦饮子

【组成】 石韦(汤浸，刷皮)、瞿麦、木通各30克，陈橘皮、茯苓、芍药、桑白皮、人参、黄芩各1克。

【用法】 上药研为细末，水 70 毫升，生姜片 3 片，煎至 50 毫升，温服。

【功效】 补中益气，利气疏导。

【主治】 气淋，小遗涩痛。

【来源】《鸡峰普济方》。

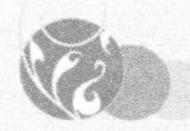

方三　石韦散

【组成】 石韦、白芍药、当归各 6 克，蒲黄 30 克。

【用法】 上药研为细末，每服 6 克，温酒调下，不拘时。

【功效】 清热，凉血、通淋。

【主治】 血淋。

【来源】《鸡峰普济方》。

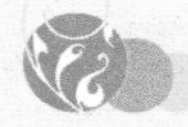

方四　五淋绛宫汤

【组成】 露蜂房、血余炭各 9 克，白茅根 15 克。

【用法】 上药研为细末，入麝香适量。每服 3 克，食前空腹温酒调服，淋不止不须服，甚者不过 3～5 服。

【功效】 清下焦湿热。

【主治】 三焦气滞，腹胁注痛，困服热药引入下焦，膀胱受热，小便淋涩，脐下胀痛。

【来源】《鸡峰普济方》。

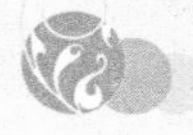

方五　琥珀散

【组成】 淋石 0.6 克，琥珀 15 克，当归 15 克。

【用法】 上药研为细末，米汤每次调服 6 克。

【功效】 清热通淋。

【主治】 小便涩痛。

【来源】《鸡峰普济方》。

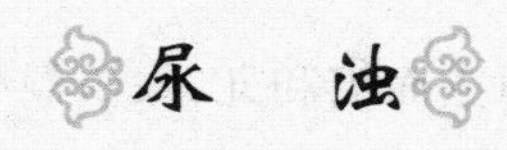

尿　浊

方一　厚朴散

【组成】 厚朴、牡蛎、白术各 15 克。

【用法】 上药研为细末,空腹米汤每次调服 6 克,日进 2～3 服。

【功效】 健脾泄浊。

【主治】 白便溺,妇人、小儿并用,专治白浊。

【来源】《鸡峰普济方》。

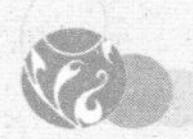

方二　榆白皮散

【组成】 榆白皮、韭子、滑石各 30 克,沉香、黄芪、黄橘皮、黄芩、甘草各 0.6 克,瞿麦 60 克。

【用法】 上药研为细末。每服 6 克,米汤调服。

【功效】 清热利湿,泄浊通淋。

【主治】 小便肥浊如膏或如稠泔成块者。

【来源】《鸡峰普济方》。

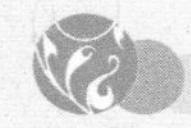

方三　茯苓汤

【组成】 赤茯苓、沉香各 30 克。

【用法】 上药研为细末。每服 6 克,白汤点食后临卧服。

【功效】 泄浊通淋。

【主治】 小便白浊不利,时有作痛。

【来源】《鸡峰普济方》。

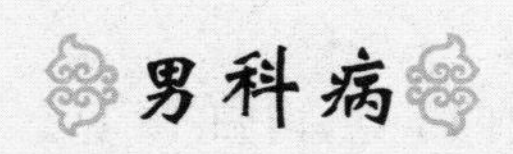

男科病

方一　无名丹

【组成】 茅山苍术 300 克,川乌头 30 克,龙骨、补骨脂各 60 克,川楝子、茴香各 90 克。

【用法】 上药研为细末,酒煮面糊和丸,如梧桐子大,多可 100 丸,少只 30 丸,空腹食前温酒或米汤加盐调服。欲得药力,冷酒服 50 丸,妇人无子至百日妊娠。

【功效】 补气守神,涩精固阳。

【主治】 男子遗精,妇人不孕。

【来源】《鸡峰普济方》。

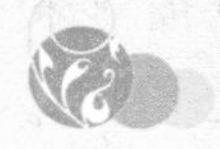

方二　玉关丸

【组成】　山茱萸、补骨脂、龙骨、牡蛎、白茯苓、青盐各适量。

【用法】　上药等份，研为细末，炼蜜和丸，如梧桐子大。每服30丸，空腹煎车前子叶汤调服。

【功效】　补肾填精固摄。

【主治】　男子妇人关键不牢，精源失禁。

【来源】　《鸡峰普济方》。

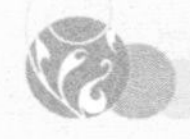

方三　煨肾丸

【组成】　附子、葫芦巴、补骨脂、茴香各(炒香熟)30克。

【用法】　上药研为细末，烂研羊腰子和丸，如梧桐子大。每服30～50丸，空腹温酒调服，食前亦得。

【功效】　温肾回阳。

【主治】　阳气衰弱，腰痛，精滑阳痿，纳少无力。

【来源】　《鸡峰普济方》。

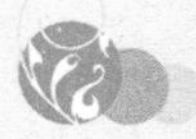

方四　鹿茸续断散

【组成】　肉苁蓉、钟乳粉、鹿茸各90克，远志、续断、天雄、石龙芮、蛇床子各30克，菟丝子45克。

【用法】　上药研为细末。每服6克，食前以酒调服。

【功效】　温肾振阳。

【主治】　肾气虚衰，阳道不振。

【来源】　《鸡峰普济方》。

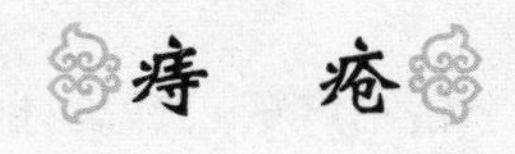

痔　疮

方一　槐子丸

【组成】　槐角60克，陈橘皮、干地黄、续断各30克，黄芪、白矾、当归、干姜、黄连、附子各15克。

【用法】 上药研为细末，炼蜜和丸，如梧桐子大，每服20～30丸，食前热米饮下。

【功效】 清肠疏风，凉血止血。

【主治】 肠风下血，五成疮，发即疼痛不可忍，大便下血，肛脱不入，肠头生肉如鼠乳或樱桃，时下脓血，肿有痒，肛边生核，久成瘘疮。

【来源】《鸡峰普济方》。

方二 七圣散

【组成】 茜根、香菜子、黄芩、紫草、鸡冠花各30克，白矾30克。

【用法】 上药研为细末。每服6克，冷齑汁调服，食前服。禁忌：毒物。

【功效】 清肠凉血消痔。

【主治】 肠风痔瘘。

【来源】《鸡峰普济方》。

方三 槐仁百草丸

【组成】 白矾灰、鸡冠花、槐子仁、百草霜各30克，皂角灰0.3克。

【用法】 上药研为细末，以水煮面糊为丸，如梧桐子大。每服20丸，煎柏木汤调服。

【功效】 凉血止血，清肝泻火。

【主治】 妇人痔疾，面色痿黄。

【来源】《鸡峰普济方》。

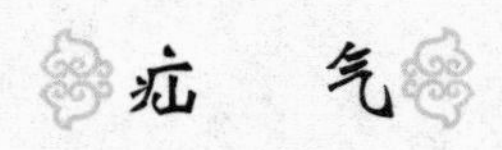

疝 气

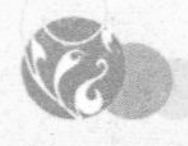

方一 七疝散

【组成】 茴香、川楝子（每个钻一窍子）、解盐、桃仁、麸各30克，斑蝥49个。

【用法】 上药同炒，桃仁熟取出，放冷去斑蝥并麸为末。每服3克，空腹温酒调服。

【功效】 行气散寒。

【主治】 疝气。

【来源】《鸡峰普济方》。

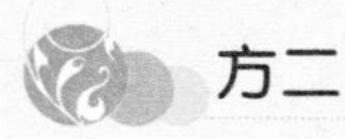

方二 沉香散

【组成】沉香、附子各1个，川楝子45克。

【用法】上药研为细末。水70毫升，生姜3片，枣1个，盐少许，煎至50毫升，空腹服。

【功效】温经散寒，行气止痛。

【主治】寒疝，小腹坚满、攻作，不定时发疼痛，肾虚受邪肿胀以及脏寒气弱脐常痛。

【来源】《鸡峰普济方》。

方三 夹袋散

【组成】干漆（炒烟出为度）、胡椒各适量。

【用法】上药研为细末。每服2克，菘酒调，热服。

【功效】破瘀，消积，杀虫。

【主治】男子小肠气。

【来源】《鸡峰普济方》。

方四 木通茴香丸

【组成】川楝子（只取肉）5个，青橘皮、茴香各30克，木通1把，巴豆50个。

【用法】上药同炒黄。不用巴豆，可入海金砂3克、滑石4.5克同研匀。每服5克，热酒调服。

【功效】疏肝行气，利水。

【主治】小肠气，膀胱气，疼痛不可忍。

【来源】《鸡峰普济方》。

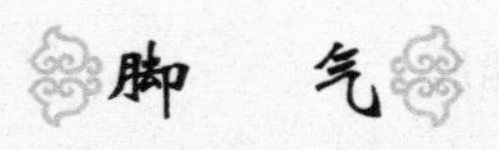

脚 气

方一 松节散

【组成】松节、槟榔、紫苏、桑白皮、川芎各30克，甘草0.3克。

【用法】上药研为末。以水40毫升，黄酒同煎，去滓服，不拘时。

【功效】祛风清热利湿。

【主治】脚气。

【来源】《鸡峰普济方》。

方二　平补萆薢丸

【组成】 萆薢 45 克,杜仲、干木瓜、续断、牛膝各 30 克。

【用法】 上药研为细末,炼蜜丸,如弹子大。每服 1 丸,空腹盐酒、盐汤任意调服,每日 3 次服。

【功效】 补肝肾,壮筋骨。

【主治】 脚膝冷气冲腰,行履不前。

【来源】《鸡峰普济方》。

方三　石楠煎丸

【组成】 石楠叶、附子、防风、桂枝各 180 克,牛膝、白茯苓各 2.4 克,熟地黄、菟丝子、薏苡仁各 3 克,五加皮 1.8 克,木瓜 30 克。

【用法】 上药研为细末,用大木瓜 1 个,去皮瓤蒸熟,研成膏,和前药末为剂,如干可入少量蜜和丸,如梧桐子大。空腹薏苡汤调服 30 丸,日 2 次服。

【功效】 祛风湿,壮筋骨。

【主治】 肾气虚弱,风湿脚气,筋脉拘急,挛痹缓弱,腰脊痛,脚膝冷,筋紧。

【来源】《鸡峰普济方》。

方四　立应散

【组成】 大腹子、木香、诃子皮、汉防己、紫苏茎、羌活、赤芍药、干木瓜、松木节、沉香各 15 克。

【用法】 上药研为细末,分 10 剂,每剂以水 50 毫升煎煮,去滓温服,空腹夜卧服 1 剂。

【功效】 祛风除湿。

【主治】 干湿脚气,冲注四肢。

【来源】《鸡峰普济方》。

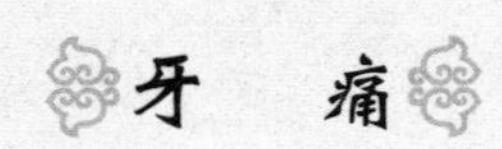

牙　痛

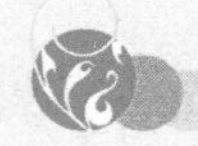

方一　地黄散

【组成】 干地黄、升麻、青盐、芦荟、防风各适量。

【用法】 上药研为末和匀。每用药30克，以水70毫升，酒50毫升，同煎至70毫升，去滓，热含于齿动处，良久倦即吐之，以含尽药为度，每日2剂。

【功效】 补肾祛风止痛。

【主治】 牙浮动，饮冷热痛。

【来源】《鸡峰普济方》。

方二 三枝膏

【组成】 槐枝、柳枝、桑枝各(为末)150克，青盐30克(研)，川芎(末)、细辛(末)各1.5克。

【用法】 先用槐枝、柳枝、桑枝以水500毫升，煎至100毫升，滤滓，慢火熬膏，入后药末，同搅匀以盒子盛。每日用少许擦牙。

【功效】 疏风清热，活血止痛。

【主治】 风热上攻，牙齿肿痛。

【来源】《鸡峰普济方》。

方三 沉香散

【组成】 沉香、川升麻、细辛、白芷、地骨皮各30克，黑附子0.3克(生用)。

【用法】 上药研为细末。每用3克，白汤烧温，漱口，冷即吐出。

【功效】 温经，散寒，止痛。

【主治】 老人久患冷牙痛不可忍者。

【来源】《鸡峰普济方》。

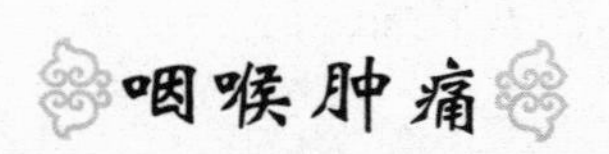

咽喉肿痛

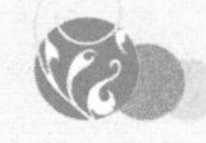

方一 含化射干丸

【组成】 射干、川升麻各30克，硼砂、甘草各15克，杏仁、豉心各15克。

【用法】 上药研为细末，研药令其匀，炼蜜和杵200～300杵，丸如小弹子大。每服含化1丸，咽津。

【功效】 散郁清热，消肿止痛。

【主治】 热病脾肺壅热，咽喉肿塞，连舌根痛。

【来源】《鸡峰普济方》。

方二　犀角煎

【组成】 犀角屑、川升麻、川大黄、黄药各30克，马牙硝、黄柏各15克。

【用法】 上药研为末。以水280毫升，煎至70毫升，去滓，入蜜20毫升，相合更煎3次沸，待温徐徐含咽。

【功效】 泻火凉血，解毒消肿。

【主治】 热病咽喉赤肿，口内生疮不能食。

【来源】《鸡峰普济方》。

方三　消毒散

【组成】 牛蒡子180克，甘草60克，荆芥穗30克。

【用法】 上药研为细末。每服3克，水50毫升，温服，不拘时。

【功效】 祛风消毒止痛。

【主治】 大人、小儿咽喉肿痛生疮及小儿疮疱欲出水块。

【来源】《鸡峰普济方》。

方四　露蜂房散

【组成】 露蜂房、甘草、射干、川升麻、川朴硝、玄参各15克。

【用法】 上药研为粗末。每服9克，水70毫升，煎至40毫升，去滓，不拘时温服。

【功效】 祛风燥湿，消肿排脓。

【主治】 热病喉中热毒，闭塞肿痛。

【来源】《鸡峰普济方》。

洪遵方

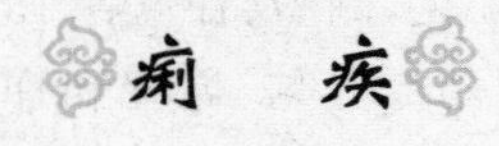

痢　疾

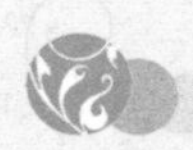

方一　肉豆蔻散

【组成】 肉豆蔻、罂粟壳(用蜜拌匀炒黑)、甘草(炒)、干生姜(炒)各适量。

【用法】 捣罗为末，每服18克。若赤痢多加甘草6克(炙)同煎；如白痢多加炒生姜6克同煎，用水150毫升，煎至100毫升，通口服，不拘时。可将2服药渣再煎服，无不愈者。

【功效】 温肠除湿止利。

【主治】 赤白痢无药可治者，其效如神。上吐下痢者亦可治。

【来源】 《洪氏集验方》。

方二 神应乳香丸

【组成】 安息香0.3克，诃子3克，乳香0.3克，没药0.3克。

【用法】 上药研为细末，滴水为丸，如绿豆大。每服5～7克，乳香汤调服，空腹服，每日3次服。

【功效】 活血行气，温肠止痢。

【主治】 诸般恶痢，腹中搅刺，傍晚频并危恶不瘥。

【来源】 《洪氏集验方》。

方三 盲肠丸

【组成】 当归30克，肉豆蔻15克，诃子皮15克，黄连0.3克，乌梅肉0.3克，罂粟壳15克。

【用法】 上药研为细末，蜜炼熟，丸大如绿豆。每服15丸，食前温陈米汤调服。

【功效】 实肠胃，进饮食。

【主治】 远近一切赤白痢。

【来源】 《洪氏集验方》。

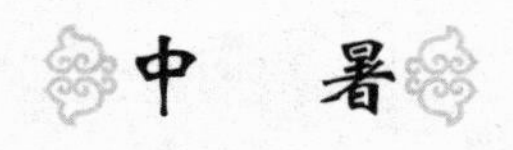

中 暑

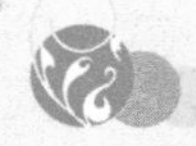

方一 龙须散

【组成】 炙甘草30克，乌梅30克，白矾15克，五倍子30克。

【用法】 上药研为细末，入白面120克，同和匀。每服15克，新汲水调下。

【功效】 祛暑热，生津液。

【主治】 中暑迷闷，不省人事。暑月代一切暑药。

【来源】《洪氏集验方》。

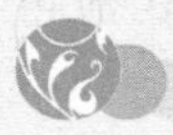

方二　乌金散1号方

【组成】 不蛀皂角90克，炙甘草30克。

【用法】 上药研为细末，以新汲水或温熟水调10克服立瘥。此药神妙。

【功效】 清暑化痰。

【主治】 冒暑闷乱，不省人事欲死，及发燥引饮无度，咽中痰涎不下。

【来源】《洪氏集验方》。

妇产科病

方一　乌金散2号方

【组成】 棕榈皮、乌梅、干姜各适量。

【用法】 上药研为细末，每服9～12克，水煎，乌梅汤调，温服，不拘时。

【功效】 固摄止崩。

【主治】 血崩漏下，最治产后血崩，并小产血崩漏下。

【来源】《洪氏集验方》。

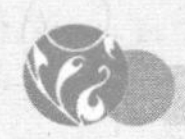

方二　乌金散3号方

【组成】 血余炭15克，鲤鱼皮30克，没药15克，红花0.3克，伏龙肝0.3克，凌霄花15克，好香墨15克，干柏木0.3克，当归15克。

【用法】 上药研为细末。以酒250毫升，煎取200毫升，调药6克，空腹频服之。用无灰酒调服大妙。

【功效】 消瘀，止血，利小便。

【主治】 妇人产后百病。

【来源】《洪氏集验方》。

方三　滑胎易产神效八味散

【组成】 炙甘草60克，黄芩、大豆黄卷、干姜、吴茱萸、麻子仁、大麦芽(炒)各120克，桂心1克。

【用法】 上药研为细末，酒调服6克，汤饮亦得。动作宜谨，勿上厕，恐不觉堕地。

【功效】 温经，固冲，安胎。

【主治】 滑胎易产，神效。

【来源】 《洪氏集验方》。

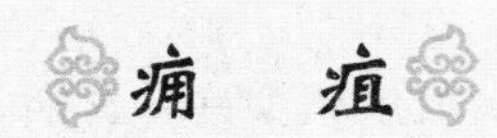

痈疽

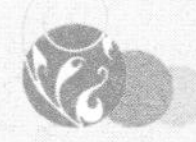

方一 灵宝膏

【组成】 大栝楼10枚（研细如粉），新胡桃10枚（研细如粉），滴乳香10块（如大拇指大，研细如粉）。

【用法】 上药用白砂蜜300毫升，同煎药于银石器内极慢火3小时，其稠如饧，多合少合准此。每服2匙，无灰酒调服，不拘时。甚者不过二三服，其效如神。

【功效】 润肠通便。

【主治】 一切痈疽，如脑疽、发背等疾，甚有神验。

【来源】 《洪氏集验方》。

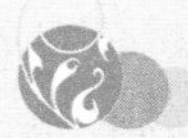

方二 痈疽经验方

【组成】 横纹甘草（炙干，碾为细末）30克。

【用法】 上药分为3次服，无灰热酒调服。

【功效】 清热解毒。

【主治】 肿毒发背，一切痈疽。

【来源】 《洪氏集验方》。

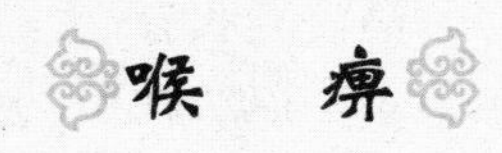

喉痹

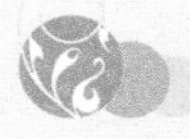

方一 救生散

【组成】 白僵蚕15克，生甘草3克。

【用法】 上2味，各取研末，和匀。每服1.8克，以生姜汁，调药令稠，灌下，便急以温茶清冲服。

【功效】 祛风解毒。

【主治】 急喉闭,产前、产后有此疾,皆可服。

【来源】《洪氏集验方》。

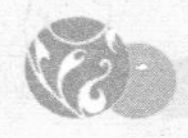

方二　急风散

【组成】 青胆矾。

【用法】 每次少服,研细,新汲水调少许。含咽,吐痰为妙。

【功效】 祛风解痉,化痰散结。

【主治】 小儿喉闭咽痛,大人亦治。

【来源】《洪氏集验方》。

陈言方

方一　控涎丹

【组成】 甘遂、大戟、白芥子各适量。

【用法】 上药研为细末,面糊为丸,梧桐子大,每服1～3克,临卧姜汤送下。

【功效】 祛痰逐饮。

【主治】 痰饮尤在胸膈之上下,症见忽然颈项、胸背、腰胯隐痛不可忍,筋骨牵引作痛,走亦不定,或手足冷痹,或头痛不可忍,或神志昏倦多睡,或饮食无味,痰唾稠黏,夜间喉中痰鸣,多流涎唾。

【来源】《三因极一病证方论》。

方二　十全丹

【组成】 肉苁蓉(酒浸)、石斛(酒浸)、狗脊(去毛)、萆薢、茯苓、牛膝(酒浸)、地肤子、远志(去心,炒)各30克,熟地黄90克,杜仲(去皮,锉,炒)90克。

【用法】 上药研为末,炼蜜为丸如梧桐子大。每服50丸,温酒、盐汤任意调服。

【功效】 祛风湿,补肝肾,壮筋骨。

【主治】 脚气上攻,心肾相系,足心隐痛,小腹不仁,烦渴,小便或秘或利,关节挛痹,疼痛。

【来源】《三因极一病证方论》。

方三　立安圆

【组成】　补骨脂(生)、续断、木瓜干、牛膝(酒浸)、杜仲(去皮,锉,姜制,炒丝断)各 30 克,萆薢 60 克。

【用法】　上药研为末,炼蜜为丸,如梧桐子大。每服 50 丸,盐汤、盐酒任意调服。

【功效】　补肝肾壮腰。

【主治】　五种腰痛。常服,补肾,强腰脚,治脚气。

【来源】　《三因极一病证方论》。

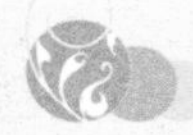

方四　宽膈圆

【组成】　木香、京三棱(炮)、青皮各 15 克,半夏(汤洗 7 次)90 克,大覆子 0.3 克。

【用法】　上药研为细末,姜汁糊为丸,如梧桐子大。食后,米汤调服 20～30 丸。

【功效】　宽胸顺气消痞。

【主治】　气不升降,胸膈结痞。

【来源】　《三因极一病证方论》。

方五　猪膏汤

【组成】　猪膏、生姜汁各 150 毫升,青蒿汁、天冬汁各 80 毫升。

【用法】　上药微火银石器内熬成膏。每服 20 毫升,酒汤调服,不拘时。

【功效】　清热养阴。

【主治】　肝劳实热,关格牢涩,闭塞不通,毛悴色夭。

【来源】　《三因极一病证方论》。

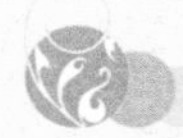

方六　卫生汤

【组成】　当归、白芍药各 120 克,黄芪 240 克,甘草(炙)30 克。

【用法】　上药锉为散,每服 12 克,以水 100 毫升,煎至 70 毫升,去滓。加陈年老酒 25 毫升煎,不拘时服。

【功效】　补虚劳,强五脏,除烦养真,退邪热,顺血脉,缓中,安和神志,润泽容色。常服，通畅血脉，不生痈疡，养胃，养精。

【主治】 胃虚。

【来源】《三因极一病证方论》。

方七　生姜生附汤

【组成】 大附子 1 枚(生，去皮、脐，切作 8 片)，生姜(切)30 克。

【用法】 上药以水 400 毫升，同煎至 100 毫升，去渣，温冷服。

【功效】 正气、消痰、散风。

【主治】 卒中，涎潮昏塞，不知人。并主瘀冷，癖气，胸满，呕沫，头痛，饮食不消。凡卒中无问冷热虚实皆可服。

【来源】《三因极一病证方论》。

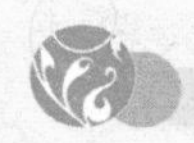

方八　杀疥药

【组成】 羊蹄根(生切)30 克，姜 0.3 克，矾 1.5 克，硫黄 3 克，草乌头 1 个。

【用法】 上药以米泔浸 1 宿，研极细末，入酽醋和匀。入浴时，抓破疮敷末，片刻，以温水洗去，绝妙。

【功效】 杀虫治疥。

【主治】 疥。

【来源】《三因极一病证方论》。

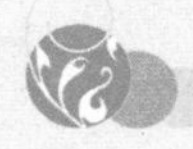

方九　昨叶荷草散

【组成】 昨叶荷草(即瓦松，晒干)30 克，枯矾 3 克，雄黄 1.5 克。

【用法】 上药研为末，以羊蹄菜根先蘸醋揩癣上，令痒破，即以药末乘湿涂敷，不过 2～3 次即愈。

【功效】 杀虫除癣。

【主治】 一切癣，无问风湿气血，与夫相染而生者。

【来源】《三因极一病证方论》。

方十　黄肉随方

【组成】 厚朴(姜制，炒)45 克，白术、陈皮各 30 克，干姜(炮)、紫苏、甘草(炙)、半夏(汤洗)各 90 克。

【用法】 上药锉为散，每服15克，水150毫升煎煮，去渣。食前服。

【功效】 健脾益气，温中散寒。

【主治】 脾腑脏温病阴阳毒。胃腑虚，则为阴邪所伤。头重，颈直，皮肉强痹，腹胀，色黄黑者。

【来源】《三因极一病证方论》。

杨倓方

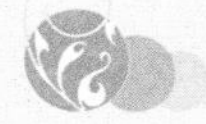

方一 牵正散

【组成】 白附子、白僵蚕、全蝎（去毒）各适量（生用）。

【用法】 上药研为细末，每服3克，热酒调下，不拘时。

【功效】 祛风化痰。

【主治】 卒中面瘫，口眼㖞斜。

【来源】《杨氏家藏书》。

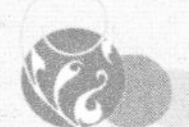

方二 秦艽扶羸汤

【组成】 柴胡10克，人参、鳖鱼（醋炙）、秦艽、地骨皮各15克，半夏、紫菀、炙甘草各10克，当归6克。

【用法】 上药研为粗末，每服15克，加生姜5片，乌梅、大枣各1枚，水煎，食后服。

【功效】 清虚热，退骨蒸。

【主治】 肺痿，骨蒸劳嗽，或寒或热，声嗄羸瘦，自汗，四肢怠惰，饮食不香。

【来源】《杨氏家藏方》。

吴彦夔方

方一 醉乡宝屑

【组成】 陈皮120克，缩砂120克，红豆45克，甘草40克，生姜500克，盐30克，丁香（锉）3克，白豆蔻仁（碎）30克，巴豆（不去皮、壳，用铁线穿定）8粒。

【用法】 前5味药研为粗末，与后4味药同用水煎，焙干，去巴豆不用，随意服之。

【功效】 宽中化痰，止呕解醒。

【主治】 呕吐，恶心。

【来源】《传信适用方》。

方二 栝楼散

【组成】 黄芪 120 克，皂角刺 240 克，甘草 180 克，牛膝 60 克，栝楼 10 个。

【用法】 上药用蜜 500 毫升，旋入铛内，炒至紫色，见风吹服为末。有滓再炒为末。酒调服 6 克。

【功效】 软坚散结。用于瘰疬痰核或肿或痛。

【主治】 疮口久不收敛。

【来源】《传信适用方》。

方三 红玉散

【组成】 寒水石 60 克(碳火烧通赤，候冷即细研)，黄丹 15 克。

【用法】 同研细，干掺在疮内，后用万金膏贴，每日 1 上或 2 上。

【功效】 合疮口，生好肉，生肌止痛。

【主治】 疮口久不收敛。

【来源】《传信适用方》。

方四 丁香丸

【组成】 大丁香 15 克，木香、胡椒、藿香、干姜、甘草各 9 克。

【用法】 上药研为末，蒸饼糊丸绿豆大，焙干。时时干嚼服，不必饮汤水。

【功效】 清热解毒，行气止痛。

【主治】 因食冷物凝滞胃间，呕吐不止。

【来源】《传信适用方》。

方五 牙痛方

【组成】 乳香 3 克，胡桃 0.3 克，荜茇 0.3 克，附子皮、尖 3 克，蝎梢 1.5 克。

【用法】 上药研为细末。擦牙痛处，少时用荆芥汤漱过。

【功效】 活血行气止痛，消肿生肌。

【主治】 牙疼不可忍。

【来源】《传信适用方》。

陈自明方

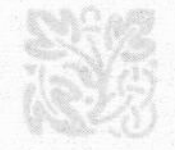

不　孕

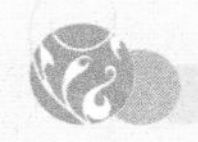

方一　白芷暖宫丸

【组成】禹余粮(制)30克,白姜(炮)、芍药、白芷、川椒(制)、阿胶(粉炒)、艾叶(制)、川芎各1克。

【用法】上药研为末,炼蜜为丸,如梧桐子大。每服10～15丸,米汤调服,或湿酒,醋汤亦得。

【功效】暖血海,实冲任。光泽颜色,消散风冷。

【主治】子宫虚弱,风寒各滞之不孕。

【来源】《妇人大全良方》。

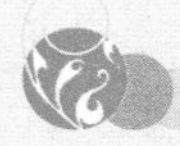

方二　地黄汤

【组成】熟地黄(干)、川牛膝、当归各2.4克,卷柏、川芎、防风各1.8克,牵牛子、桂心各0.9克。

【用法】上药研为粗末,以水6000毫升,煮取2500毫升,去滓,分3次,和0.3克牵牛子末服。如人行四五里,再进1服,以快利止。禁忌:生菜、葱、热面、荞麦、蒜、猪肉、葵菜、芜荑、菘菜、海藻、黏食、臭物等。

【功效】补血滋阴,逐瘀通经。

【主治】久无子,小腹冷痛,气不调。

【来源】《妇人大全良方》。

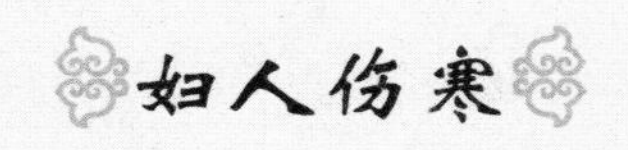

妇人伤寒

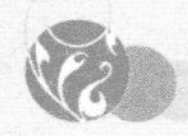

方一　海蛤散

【组成】海蛤、滑石、甘草各60克,芒硝30克。

【用法】 上药研为细末。每服 6 克,鸡蛋清调下。

【功效】 祛寒通络。

【主治】 妇人伤寒,血结胸膈,揉而痛,不可抚近。

【来源】《妇人大全良方》。

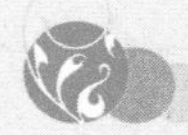

方二 阿胶汤

【组成】 阿胶(炙)、白术、桑寄生、人参、白茯苓各适量。

【用法】 上药各等份研为细末。煮糯米饮调服 1.6 克,每日 3 次服。

【功效】 补血滋阴,润燥。

【主治】 妊娠伤寒,瘟疫时气,先服此以安胎,却以治病药相间服。

【来源】《妇人大全良方》。

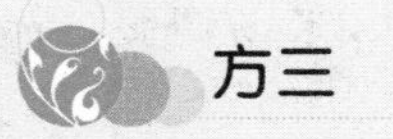

方三 枳实散

【组成】 枳实(炒)30 克,陈皮 1 克,麦冬 15 克。

【用法】 上药研为细末,每服 9 克,以水 250 毫升,生姜 0.125 克,葱白 21 厘米,煎至 150 毫升,去滓温服。

【功效】 理气健脾,调中化痰。

【主治】 孕妇伤寒,4～6 日以来,加心腹胀,上气,渴不止,饮食不多,腰痛体重。

【来源】《妇人大全良方》。

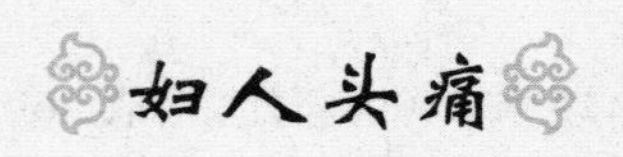

妇人头痛

方一 一奇散

【组成】 当归、川芎各适量。

【用法】 上药研为细末。每服 6 克,水 250 毫升,煎至 175 毫升,温服。

【功效】 行气活血。

【主治】 产后头痛。

【来源】《妇人大全良方》。

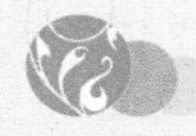

方二 木瓜煎

【组成】 木瓜(取盖去瓤)2 个,没药(研)60 克,乳香(研)0.3 克。

【用法】 没药、乳香纳木瓜中，用盖子压住，竹签固定上，饭上蒸3～4次，烂研成膏子。每服50毫升。生地黄汁125毫升，无灰酒500毫升和，用200毫升热暖化膏子服。

【功效】 活血舒筋。

【主治】 妇人项筋强痛。

【来源】《妇人大全良方》。

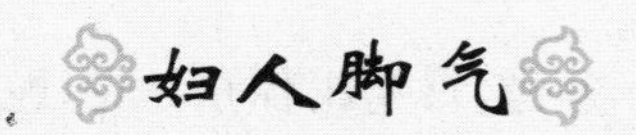

妇人脚气

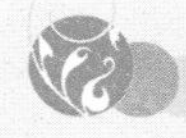

方一 紫苏散

【组成】 紫苏(茎、叶)、木通、桑白皮、茴香根各30克，枳壳60克，羌活、独活、荆芥穗、木瓜、青皮、甘草各15克，大腹子10个。

【用法】 上药研为粗末，每服9克，以水250毫升，姜3片，葱白1根，煎至175毫升，去滓温服。

【功效】 祛风除湿，利水消肿。

【主治】 妇人风毒脚气，腹内壅塞，痰恶，不思饮食，脚重虚肿。

【来源】《妇人大全良方》。

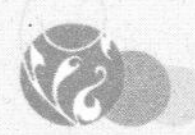

方二 大腹皮散

【组成】 大腹皮、紫苏、木通、桑白皮、羌活、荆芥、赤芍药、青皮、木瓜、独活各30克，枳壳60克。

【用法】 上药研为粗末，每服12克，以水250毫升，姜5片，葱白21厘米，煎至175毫升，去滓，空腹温服。

【功效】 祛风除湿，解毒通络。

【主治】 妇人风毒脚气，肢节烦疼，心神壅闷。

【来源】《妇人大全良方》。

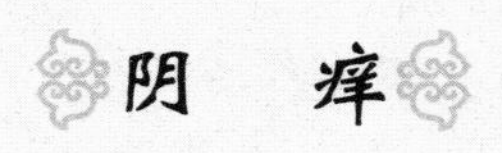

阴 痒

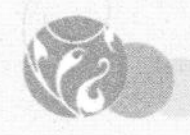

方一 阴痒方

【组成】 狼牙60克，蛇床子90克。

【用法】 狼牙研细末，2药同煎，以水3000毫升，煮10沸，热洗。

【功效】 清热利湿止痒。

【主治】 阴痒。

【来源】《妇人大全良方》。

方二　三消丸

【组成】 远志0.6克，干姜(生)、莲花各0.9克，蛇床子、五味子各1.2克。

【用法】 上药研为细末。先以兔尿涂阴门中，然后绵裹3克纳阴中，热即为效。

【功效】 清热利湿，止痒。

【主治】 阴冷，阴痒。

【来源】《妇人大全良方》。

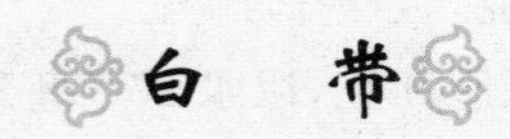

白　带

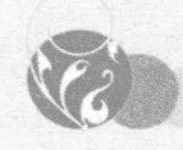

方一　清白散

【组成】 当归、川芎、白芍、生地黄、黄柏(盐水炒)、樗根皮(酒炒)、贝母各3克，干姜(炒黑)、甘草各1.5克。

【用法】 姜3片，水煎，温服。

【功效】 养阴清热利湿。

【主治】 白带。

【来源】《妇人大全良方》。

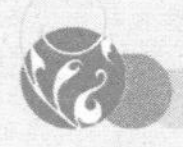

方二　带下赤白方

【组成】 干姜15克，白芍60克。

【用法】 上药均炒为黄色，同为末。空腹，米汤调服6克，日2次服。

【功效】 补血养血、平抑肝阳。

【主治】 赤白带下，年月深久不瘥。

【来源】《妇人大全良方》。

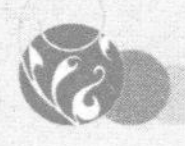

方三　补骨脂散

【组成】 补骨脂、石菖蒲(锉，炒)各适量。

【用法】 上药研为末。用石菖蒲浸酒调，再入班蝥 1.5 克(去翘，头，足，糯米同炒黄，去米)。空腹饮。

【功效】 温肾利窍。

【主治】 赤白带下。

【来源】《妇人大全良方》。

方四　带下方

【组成】 茅花(炒)1 握，棕榈炭 9 厘米，嫩莲叶 3 张，甘草节 3 克。

【用法】 上药研为细末，空腹酒调服 6 克。

【功效】 温肾利窍。

【主治】 带下。

【来源】《妇人大全良方》。

妊娠腰背痛

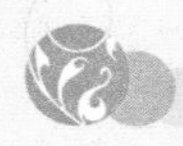

方一　杜仲丸

【组成】 杜仲(炒)、续断(酒浸)各适量。

【用法】 上药研为末，煮枣肉为丸，如梧桐子大。每服 6～9 丸，酒调服，米汤亦可。

【功效】 补肾壮腰。

【主治】 妊娠腰背痛。

【来源】《妇人大全良方》。

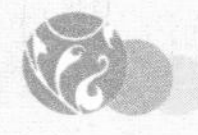

方二　大地黄丸

【组成】 熟地黄 60 克，乌梅肉、当归各 30 克。

【用法】 上药研为细末，炼蜜为丸，如弹子大。每服 1 丸，白汤嚼下，空腹服。

【功效】 滋阴养血柔筋。

【主治】 产前、产后腰腹痛，一切血疼，血气虚，四肢不举，骨髓热痛。

【来源】《妇人大全良方》。

胎动不安

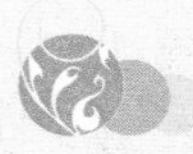

方一　葱豉安胎方

【组成】 香豉(熬)1千克,葱白1千克,阿胶(炙)100克。

【用法】 先以水3000毫升煮葱、豉,取1000毫升,去滓入胶,再煎令烊。1日1夜可服3～4剂。

【功效】 调气补血安胎。

【主治】 妇人怀孕,胎动不安。

【来源】《妇人大全良方》。

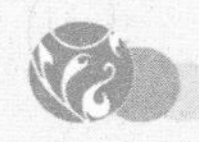

方二　安胎铁罩散

【组成】 白药子30克,白芷15克。

【用法】 上药研为细末,每服6克,煎紫苏汤调服。或胎热,心烦闷,入砂糖少许煎。

【功效】 调气补血安胎。

【主治】 胎动不安或胎热,心烦闷。

【来源】《妇人大全良方》。

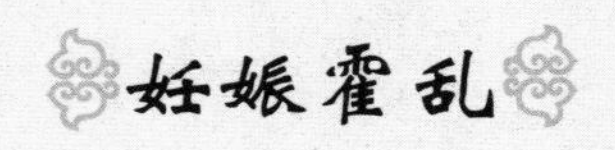

妊娠霍乱

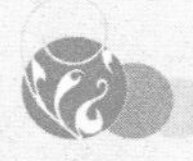

方一　白术散

【组成】 白术(炒)、益智仁、枳壳(制)、橘红各0.9克,草豆蔻(煨,去皮)、良姜(炒)各15克。

【用法】 上药研为散。每服9克,以水250毫升,姜0.15克,煎至150毫升,去滓温服,不拘时服。

【功效】 健脾益肾,升清降浊。

【主治】 妊娠霍乱腹痛,吐逆不止。

【来源】《妇人大全良方》。

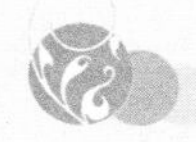

方二　木瓜散

【组成】 吴茱萸、生姜各 0.3 克，木瓜 45 克。

【用法】 上药研为末，以水 500 毫升，煎至 300 毫升，去滓，分 3 次服，无时热服。

【功效】 温阳舒筋。

【主治】 妊娠霍乱吐泻，转筋，入腹则闷绝。

【来源】《妇人大全良方》。

方三　厚朴丸

【组成】 干姜、厚朴(去粗皮，为细末)各适量。

【用法】 上药先杵令烂，不拌，同炒令干再为末，水煮面糊为丸，如梧桐子大，每服 50 丸，食前，黄酒饮下。

【功效】 温中除湿。

【主治】 妊娠洞泄寒中。

【来源】《妇人大全良方》。

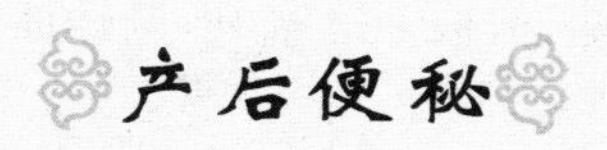

产后便秘

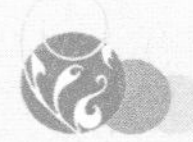

方一　阿胶枳壳丸

【组成】 阿胶、枳壳各适量。

【用法】 上药研为末，炼蜜为丸，如梧桐子大，令研滑石末为衣。温水调服 20 丸。半日之后，未通再服。

【功效】 养阴宽肠通便。

【主治】 产后虚羸，大便秘涩。

【来源】《妇人大全良方》。

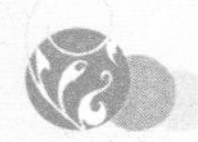

方二　苏子粥

【组成】 紫苏子、大麻子仁各 60 克。

【用法】 洗净，研令极细，用水再研，取汁 250 毫升，分 2 次煮粥啜之。

【功效】 散风泻火通便。

【主治】 产后便秘，老年人诸虚风秘。

【来源】《妇人大全良方》。

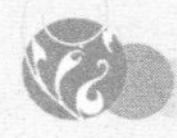

方三 麻仁丸

【组成】 麻仁、枳壳、人参各 1.2 克，大黄(煨)0.6 克。

【用法】 上药研为末，炼蜜为丸，如梧桐子大。空腹温酒调服 20 丸，未通渐加丸数，但不可太过。

【功效】 下气攻积。

【主治】 产后大便秘涩。

【来源】《妇人大全良方》。

妇产科其他病症

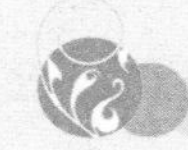

方一 吐血方

【组成】 生藕汁、刺蓟汁、生地黄汁各 90 毫升，生姜汁 50 毫升，白蜜 100 毫升。

【用法】 上药和煎二三沸，煎取 200 毫升，调炒面尘 3 克服。

【功效】 养阴止血。

【主治】 妇人热毒上攻，吐血不止。

【来源】《妇人大全良方》。

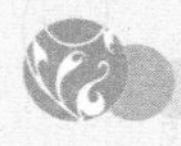

方二 人参丁香散

【组成】 人参 15 克，丁香、藿香叶各 0.3 克。

【用法】 上药为散，每服 10 克，以水 250 毫升，煎至 175 毫升，去滓温服，不拘时服。

【功效】 补虚降逆。

【主治】 妊娠恶阻，胃寒呕逆，反胃吐食及心腹刺痛。

【来源】《妇人大全良方》。

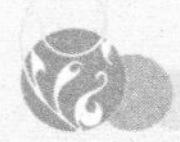

方三 白芷散

【组成】 白芷 30 克，猪血 250 克。

【用法】 白芷切片，于瓦上炒令黄，为细末。猪血切片，以沸汤泡 7 次。将猪血蘸药，吃 7 片，如剩药末，留后次用。

【功效】 祛风湿，活血排脓，生肌止痛。

【主治】 妇人反胃吐食。

【来源】《妇人大全良方》。

方四 石菖蒲丸

【组成】 石菖蒲 180 克，吴茱萸（炮）、香附子（炒）各 120 克。

【用法】 上药锉细，以酽醋 5000 毫升煮干为度，焙干为细末，以好神曲打糊为丸。日 3 次服，以橘皮汤调服。

【功效】 开窍，豁痰，理气，活血。

【主治】 妇人脾血积气及心脾痛。

【来源】《妇人大全良方》。

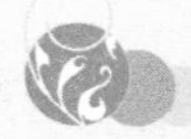

方五 夺魂散

【组成】 生姜（取汁）90 克，白面 90 克，半夏 7 个。

【用法】 以生姜汁和面，裹半夏为 7 饼子，炙焦熟。水调 250 毫升，小便利为度。

【功效】 燥湿化痰，降逆止呕。

【主治】 产后虚肿，喘促。

【来源】《妇人大全良方》。

方六 草果散

【组成】 厚朴 60 克，肉豆蔻 1 个，草豆蔻 1 个。

【用法】 上药研为粗末，每服 9 克，以水 70 毫升，姜 3 片，煎至 50 毫升，去滓温服。

【功效】 温中燥湿。

【主治】 妊娠脏气本虚，宿挟风冷，脾胃久弱，脏腑虚滑，脐腹剧痛，日夜无度。

【来源】《妇人大全良方》。

方七 香术散

【组成】 蓬莪术（煨）30 克，丁香 15 克，粉草 0.3 克。

【用法】 上药研为细末，空腹，盐汤点服 4 克，觉胸中如物按下之状。

【功效】 调气活血。

【主治】 妊娠5个月后，常胸腹间气刺满痛，或肠鸣，以致呕逆减食，此喜怒忧虑过度，饮食失节之所致。

【来源】《妇人大全良方》。

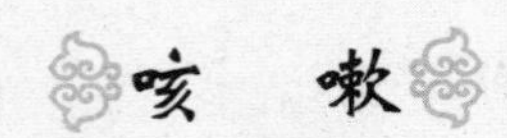

咳　嗽

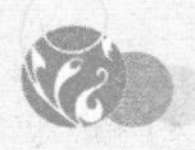

方一　黄芪六一汤

【组成】 甘草30克，黄芪180克。

【用法】 上药研为粗末，水煎服。

【功效】 甘温除热。

【主治】 虚中有热，咳嗽脓血，口苦咽干。

【来源】《妇人大全良方》。

方二　金不换散

【组成】 罂粟壳(制)15克，杏仁(制)、甘草各9克，枳壳12克。

【用法】 上药研为粗末。每服9克，以水320毫升，姜3片，乌梅半个，煎至250毫升，食后临卧渐渐热服。

【功效】 止咳平喘。

【主治】 男子、女人肺胃虚寒，久喘不已，喘促满闷，咳嗽涎盛，胁腹肿满，腰背倦痛，远年近日一切喘咳疾患。

【来源】《妇人大全良方》。

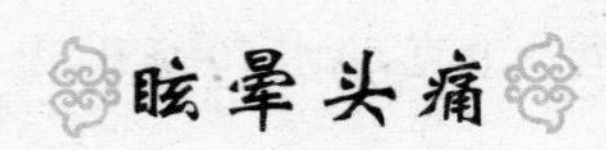

眩晕头痛

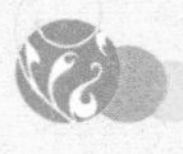

方一　川芎散

【组成】 川芎、山药、白茯神、甘菊花(野菊不用)、人参各15克，山茱萸肉30克。

【用法】 上药研为细末。酒调6克，每日3次服。

【功效】 补养气血，滋阴潜阳。

【主治】 风眩头晕。

【来源】《妇人大全良方》。

方二　四神散

【组成】 菊花、当归、旋覆花、荆芥穗各适量。

【用法】 上药研为细末。每服 3 克，以水 250 毫升，葱白 10 厘米，茶末 3 克，煎至 175 毫升，通口服。服后良久，去枕仰卧少时。

【功效】 养血熄风。

【主治】 妇人血风，眩晕头痛。

【来源】《妇人大全良方》。

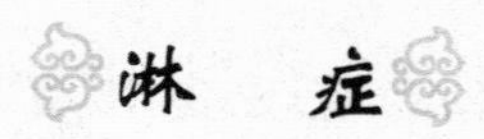

淋　症

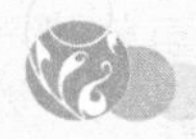

方一　桃胶散

【组成】 桃胶、榆白皮各 30 克，车前子、冬瓜子、鲤鱼齿、葵子、瞿麦、木通各 15 克，枳壳 0.3 克。

【用法】 上药研为粗末。每服 12 克，以水 250 毫升，煎至 175 毫升，去滓温服。

【功效】 清热利湿。

【主治】 淋症。

【来源】《妇人大全良方》。

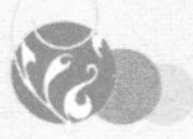

方二　血淋方

【组成】 生干地黄 90 克，郁金、蒲黄各 60 克。

【用法】 上药研为细末，每服 6 克，车前子、叶煎汤调下，日 3 次服，以利为度。

【功效】 清热通淋，凉血止血。

【主治】 妇人血淋及尿血涩痛。

【来源】《妇人大全良方》。

痈疽发背瘰疬

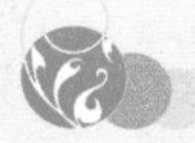

方一　神仙追毒丸

【组成】 文蛤（捶破，洗，焙，末）15 克，山慈姑（去皮，净，末）60 克，麝香（另研）

15 克,千金子(去壳,研,去油取霜)30 克,红手大戟(去芦,焙干,末)45 克。

【用法】 上用糯米煮和为丸,分为 40 丸。每服 1 丸,用井水服,痢一二次,用粥止之。

【功效】 清热利湿,化痰散结。

【主治】 痈疽恶疮,汤火蛇虫犬兽所伤,东流水磨涂并服,颠邪鬼气鬼胎,暖酒磨服。

【来源】《外科精要》。

方二 神异膏

【组成】 露蜂房(蜂儿多者)30 克,玄参 15 克,蛇蜕(盐水洗)30 克,麻油 300 毫升,乳发(男子者)30 毫升,杏仁 30 克。

【用法】 先将麻油入砂器煎发熔尽,下杏仁更煎黑,入蜂房、蛇蜕急搅,至软硬得中,即成膏矣,其丹不必拘定前数,凡膏药用日久必老硬,煎时预取嫩膏少许。

【功效】 攻毒消肿,杀虫止痒。

【主治】 痈疽。

【来源】《外科精要》。

方三 神秘陷脉散

【组成】 黄芪、人参、川芎、当归(酒洗)、赤芍药、粉草、地骨皮、五加皮、忍冬叶、橘红各 30 克,乳香、没药各 15 克。

【用法】 每服 15～21 克,水酒各半煎。连进 5～7 服,甚效。

【功效】 益气活血,扶正排痈。

【主治】 痈疽。

【来源】《外科精要》。

方四 神效栝楼散

【组成】 黄栝楼子多者(杵)1 个,当归尾 15 克,甘草节 15 克,没药 3 克(另研)。

【用法】 用酒 900 毫升,煎 300 毫升。分 3 次服,未成即消,已成即溃。

【功效】 清热化痰,消痈散结。

【主治】 乳痈,瘰疬。

【来源】《外科精要》。

方五　琥珀犀角膏

【组成】 真琥珀(研)、犀角镑各 3 克,茯神(去皮心)6 克,片脑(研)0.3 克,人参 9 克,酸枣仁(去皮,炒)6 克。

【用法】 上药研为末。炼蜜为丸,如弹子大。每服 1 丸,麦冬煎汤化下。

【功效】 消肿止痛,消痈散结。

【主治】 痈疽喉舌生疮如菌。

【来源】《外科精要》。

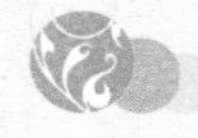

方六　二乌丸

【组成】 羌活、薄荷叶各 9 克,川芎、玄参、地榆、麻黄(去根节)、蔓荆子、旋覆花、荆芥穗、防风、天麻、白芷、白僵蚕(炒用)、牛蒡子(炒)、甘菊花各 30 克,大川乌(去皮尖,炝)、何首乌(不见铁器)、粉草(炙)各 120 克,蝉蜕(洗,去土、足)15 克。

【用法】 上药研为末,炼蜜丸如弹子大。每服 1 丸,细嚼,茶、酒任意调服。

【功效】 托里定痛,祛风凉血。

【主治】 发背。

【来源】《外科精要》。

严用和方

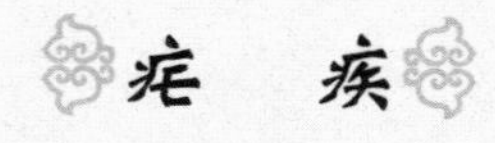

疟　疾

方一　清脾饮

【组成】 青皮(去白)、厚朴(姜制,炒)、白术、草果仁、柴胡(去芦)、茯苓(去皮)、半夏(汤泡 7 次)、黄芩、甘草(炙)各等份。

【用法】 上药㕮咀,每服 12 克,水 90 毫升,姜 5 片,煎至七分,去滓温服,不拘时候。

【功效】 和肝健脾,化湿浊。

【主治】 疟疾,因于痰湿阻遏所致。症见热多寒少,胸膈痞满,不思饮食,口苦口干,心烦渴饮,小便黄赤,脉弦数等。

【来源】《济生方》。

方二　驱邪散

【组成】 高良姜(锉,炒)、白术、草果仁、橘红、藿香叶、缩砂仁、白茯苓(去皮)各30克,甘草(炙)15克。

【用法】 上药研为粗末,每服12克,水75毫升,生姜5片,枣子1枚,煎至八分,去滓温服,不拘时。

【功效】 理气化痰和中。

【主治】 妊娠疟疾。

【来源】《济生方》。

伏　暑

方一　冷香饮子

【组成】 草果仁90克,附子(炮,去皮、脐)、橘红各30克,炙甘草15克。

【用法】 上药研为粗末,每服30克,以水400毫升,生姜10片,煎至100毫升,去滓,沉冷,不拘时服。

【功效】 温中散寒。

【主治】 老年人、虚弱者,伏暑烦躁,引饮无度,恶心疲倦,服凉药不得者。

【来源】《济生方》。

方二　地仙散

【组成】 地骨皮(去术)60克,防风(去芦)30克,炙甘草15克。

【用法】 上药研为粗末,每服12克,水875毫升,生姜5片,煎至八分,去滓温服,不拘时候。

【功效】 祛风养阴清虚热。

【主治】 伤寒后、伏暑后烦热不安以及虚劳烦热。

【来源】《济生方》。

血　症

方一　生葛汁

【组成】　生葛根、小蓟根各适量。

【用法】　上2味洗净，捣取汁，每服50毫升，汤温服，不拘时服。

【功效】　清热凉血止血。

【主治】　鼻衄不止。

【来源】　《济生续方》。

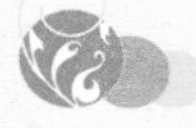

方二　香墨汁

【组成】　香墨、葱汁各适量。

【用法】　以葱汁磨墨。滴少许于鼻中即止。

【功效】　敛血止血。

【主治】　鼻衄不止。

【来源】　《济生方》。

方三　赤芍药汤

【组成】　赤芍药60克，半夏(汤泡7次)45克，橘红30克。

【用法】　上药研为粗末，每服12克，水75毫升，姜7片，煎至60毫升，去滓温服，不拘时服。

【功效】　清热凉血止血，散瘀止痛。

【主治】　瘀血蓄胃，心下满，食入即呕血。

【来源】　《济生方》。

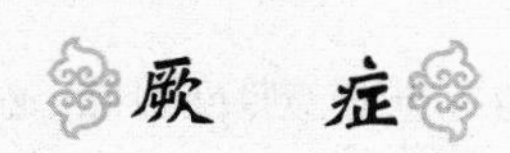

厥　症

方一　芎乌散

【组成】　川芎、天台乌药各适量。

【用法】 上药研为细末，每服 6 克，腊茶清调服，或用葱茶汤调服，于食后。

【功效】 活血通窍。

【主治】 男子气厥头疼，妇人气盛头疼，及产后头痛，悉皆治之。

【来源】《济生方》。

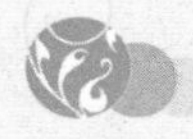

方二 三生丸

【组成】 半夏、白附子、天南星各适量。

【用法】 上药研细末，生姜自然汁浸，蒸饼为丸，如绿豆大。每服 9 克，食后，姜汤送下。

【功效】 化痰顺气。

【主治】 痰厥头痛。

【来源】《济生方》。

痰 饮

方一 茯苓饮子

【组成】 赤茯苓、半夏、茯神、麦冬各 30 克，沉香、炙甘草、槟榔各 15 克。

【用法】 上药研粗末 12 克，水 50 毫升，姜 5 片，煎至 35 毫升温服，不拘时。

【功效】 行气化痰。

【主治】 痰饮蓄于心胃，怔忡不已。

【来源】《济生方》。

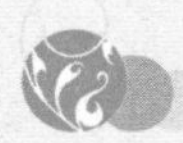

方二 玉液汤

【组成】 大半夏(炮)12 克，沉香(磨汁)45 毫升。

【用法】 以生姜 10 片，水 500 毫升，煎 250 毫升，食后温服。

【功效】 顺气化痰。

【主治】 七情气郁生涎，随气上逆，头目昏眩、心悸，眉痛。

【来源】《济生方》。

方三 寿星丸

【组成】 天南星(生用)300 克，琥珀(另研)30 克。

【用法】 上药研为细末，和匀，用生姜自然汁打面糊为丸，如绿豆大。每服 40 丸，不拘时。用人参、石菖蒲煎汤送下，淡姜汤亦得。

【功效】 化痰镇惊。

【主治】 治因病惊扰，涎留心胞，精神不守，谵言妄语，不得安卧。

【来源】《济生方》。

遗 精

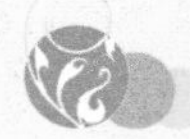

方一 猪苓丸

【组成】 半夏 30 克，猪苓 30 克。

【用法】 上药半夏锉如豆大，猪苓为末，半夏炒令黄色不令焦，地上去火毒半日，取半夏研为末，以一半猪苓末调匀和丸，如梧桐子大，候干，更用余猪苓末同炒微裂，剩余下油炒，瓶中养之。每服和丸，空腹，温酒、盐汤调服。如常服，于申、未之间冷酒送下。

【功效】 利水渗湿。

【主治】 年壮气盛，情欲动心，所愿不得，意淫于外，梦遗白浊。

【来源】《济生续方》。

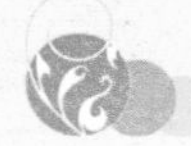

方二 三白丸

【组成】 龙骨(生用)30 克，牡蛎(煅)30 克，鹿角霜 60 克。

【用法】 上药研为细末，酒煮面糊为丸，如梧桐子大。每服 40 丸，食前空腹服，用盐汤送下。

【功效】 温肾。

【主治】 遗精白浊，及滑泄盗汗。

【来源】《济生续方》。

小便不通

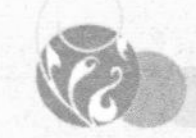

方一 宣气散

【组成】 甘草、木通各 9 克，栀子 6 克，葵子、滑石各 3 克。

【用法】 上药研为末，每服1.45克，灯芯调服。

【功效】 清热利水。

【主治】 小便不通，脐腹急痛。

【来源】《济生方》。

方二　木通散

【组成】 木通、滑石各30克，黑牵牛(研末)15克。

【用法】 上药研为末，每服3克，水25毫升，灯芯10茎，葱白1根，煎至3分，食前温服。

【功效】 清热利水。

【主治】 小便不通，小便腹痛不可忍。

【来源】《济生方》。

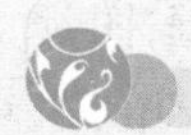

方三　赤茯苓汤

【组成】 木通(去节)、赤茯苓(去皮)、槟榔、生地黄(洗)、黄芩、赤芍药、甘草(炙)、麦冬(去心)各适量。

【用法】 上药研为粗末，每服12克，水75毫升，生姜5片，煎至60毫升，去滓温服。

【功效】 清热利湿，通利小便。

【主治】 小肠实热，面赤多汗，小便不通。

【来源】《济生方》。

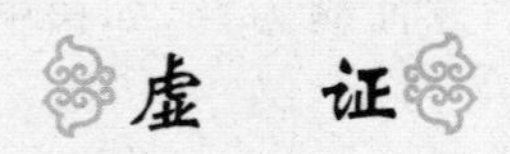

虚　证

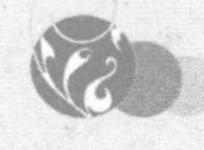

方一　济生肾气丸

【组成】 炮附子2个，茯苓、泽泻、山茱萸、炒山药、车前子(酒蒸)、牡丹皮各30克，官桂、川牛膝(酒浸)、熟地黄各15克。

【用法】 上药研为细末，炼蜜为丸，如梧桐子大，每服6～9克，空腹米汤送服。

【功效】 湿补肾阳，化气利水。

【主治】 肾虚腰重，脚肿，小便不利。

【来源】《济生方》。

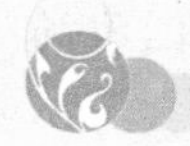

方二　十补丸

【组成】　附子(炮,去皮、脐)、五味子各60克,山茱萸(取肉)、山药(锉,炒)、牡丹皮(去木)、鹿茸(去毛,酒蒸)、熟地黄(洗,酒蒸)、肉桂(去皮,不见火)、白茯苓(去皮)、泽泻各30克。

【用法】　上药研为细末,炼蜜为丸,如梧桐子大,每服6～9克,空腹盐酒、盐汤任意调服。

【功效】　温补肾阳。

【主治】　肾脏虚弱,面色黧黑,足冷足肿,耳鸣耳聋,肢体羸瘦,足膝软弱,小便不利,腰脊疼痛等。

【来源】　《济生方》。

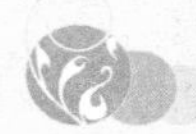

方三　助阳升

【组成】　炒牡蛎、炒川小椒各60克,硫黄30克。

【用法】　上药研为细末,酒糊为丸,如梧桐子大。每服6～9克,食前好酒调服。

【功效】　明目,暖五脏,健阳事,去冷病。

【主治】　肾气虚损,四肢少力,面色萎黄,脐腹冷痛。

【来源】　《济生方》。

方四　太仓丸

【组成】　陈仓米(用黄土炒米热,去土不用)180克,白豆蔻60克,丁香30克,缩砂仁60克。

【用法】　上药研为细末,用生姜自然汁制丸,如梧桐子大。每服6～9克,食后,用淡姜汤送下。

【功效】　健脾和胃。

【主治】　脾胃虚弱,不进饮食,反胃不适,亦宜服。

【来源】　《济生续方》。

方五　茸朱丸

【组成】　鹿茸(去毛,酒蒸)30克,朱砂(研细,水飞;炒蜜尤佳)适量。

【用法】 上药研为细末，煮枣肉为丸，如梧桐子大。每服40丸，炒酸枣仁煎汤送下，午前、临卧服。

【功效】 益精补血，镇心安神。

【主治】 心虚血少，神志不宁，惊惕恍惚，夜多异梦，睡卧不安。

【来源】 《济生续方》。

室女诸疾

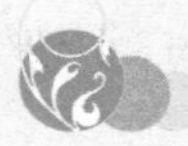

方一 延胡索散

【组成】 当归（去芦，酒浸，锉，炒）、延胡索（炒，去皮）、蒲黄（炒）、赤芍药、肉桂（不见火）各15克，片子姜黄（洗）、乳香、没药、木香（不见火）各9克，甘草（炙）4.5克。

【用法】 㕮咀，每服12克，水90毫升，生姜7片，煎至七分，去滓，食前温服。

【功效】 理气止痛。

【主治】 妇人室女七情伤感，遂使气与血并，心腹作痛，或连腰胁，或连背膂，上下攻刺，甚作搐搦，经候不调，一切血气疼痛，并可服之。

【来源】 《济生方》。

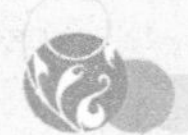

方二 六合汤

【组成】 当归（去芦，酒浸）、白芍药、官桂（去皮）、熟地黄（洗）、川芎、蓬莪术（炮）各适量。

【用法】 上药研为粗末，每服12克，水50毫升，煎至35毫升，去滓，空腹温服。

【功效】 补血活血，祛瘀止痛。

【主治】 室女经事不行、腹中结块疼痛，腰腿疼痛。

【来源】 《济生方》。

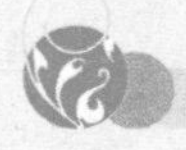

方三 三神丸

【组成】 橘红60克，延胡索（去皮，醋蒸）30克，当归（去芦，酒浸，略炒，锉）30克。

【用法】 上药研为细末，酒煮米糊为丸，如梧桐子大。每服9～12克，空腹，艾汤送服，米汤亦可。

【功效】 行气活血。

【主治】 室女血气相搏，腹中刺痛，痛引心端，经行涩少，或经事不调，以致疼痛。

【来源】《济生方》。

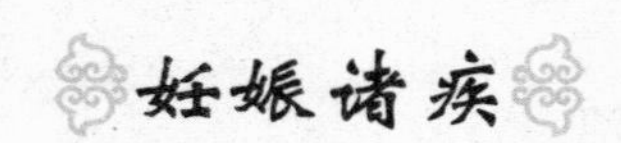

妊娠诸疾

方一 人参半夏丸

【组成】 半夏（浸泡7次），人参、干姜各15克。

【用法】 上药研为细末，以生地黄汁浸，蒸饼为丸，如梧桐子大。每服6克，用米汤送服，不拘时。

【功效】 温中和胃降逆。

【主治】 妊娠恶阻，病卒心，胸中冷，腹痛，吐逆，不喜饮食。

【来源】《济生方》。

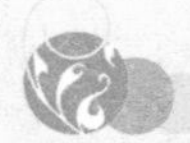

方二 杜仲丸

【组成】 杜仲（去皮，锉，姜汁浸，炒去丝）、川续断（酒浸）各30克。

【用法】 上药研为细末，枣肉煮烂，杵和为丸，如梧桐子大。每服9～12克，空腹，用米饮送下。

【功效】 调补冲任，养胎。

【主治】 下血腹痛，盖由于子宫久虚，令胎堕甚危，可服此丸以养胎。

【来源】《济生方》。

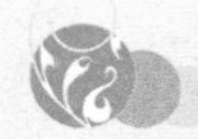

方三 芎苏散

【组成】 紫苏叶、川芎、白芍药、白术、麦冬（去心）、陈皮（去白）、干葛各30克，甘草（炙）15克。

【用法】 上药研为粗末，每服12克，加水75毫升，生姜5片，葱白6厘米，同煎，去滓温服，不拘时候。

【功效】 和血疏风散寒。

【主治】 妊娠外感风寒，浑身壮热，头晕眼花。

【来源】《济生方》。

方四　大腹皮散

【组成】枳壳(去瓤,麸炒)、大腹皮、炙甘草各3克,赤茯苓(去皮)9克。

【用法】上4味药研为细末,每服6克,浓煎,葱白汤调服,不拘时。

【功效】行滞通便。

【主治】妊娠大小便赤涩。

【来源】《济生方》。

方五　冬葵子散

【组成】冬葵子9克,赤茯苓(去皮)6克。

【用法】上药研为细末,每服9克,米饮调服,不拘时。利则止服,如不通恐是转胞,加发灰少许,神效。

【功效】淡渗通利。

【主治】妊娠小便不利,身重恶寒,起则眩晕,及水肿。

【来源】《济生方》。

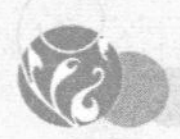

方六　香桂散

【组成】麝香(另研)1.5克,官桂(为末)9克。

【用法】和匀,只作1服,温酒调服,须臾,如手推下。

【主治】下死胎。

【来源】《济生方》。

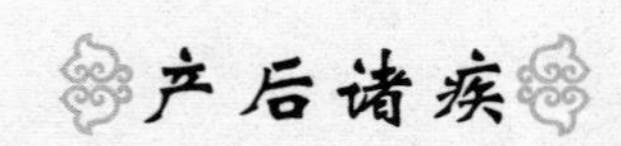

产后诸疾

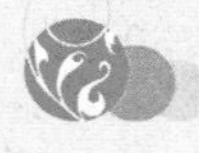

方一　当归羊肉汤

【组成】当归(去芦,酒浸)、人参各21克,黄芪(去芦)30克,生姜15克。

【用法】上药研为粗末,用羊肉300克,煮清汁250毫升,去肉,入药煎200毫升,去滓,作6～7服,早、晚3～4服。

【功效】甘温除热。

【主治】 产后发热，自汗，肢体痛，名曰褥劳。

【来源】《济生方》。

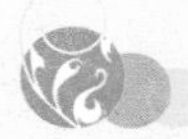

方二 增损四物汤

【组成】 当归（去芦，酒浸）、白芍药、川芎、干姜（炮）、人参各 30 克，炙甘草 15 克。

【用法】 上药研为粗末，每服 12 克，水 50 毫升，姜 3 片，同煎，去滓，微热服，不拘时。

【功效】 扶正祛邪。

【主治】 产后乍寒乍热。

【来源】《济生方》。

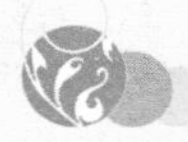

方三 麻仁丸

【组成】 麻子仁（另研）、枳壳（去瓤，麸炒）、人参、大黄各 15 克。

【用法】 上药研为细末，炼蜜为丸，如梧桐子大。每服 50 丸，温汤，米饮任意调下。未通加数丸。

【功效】 扶正宽肠通便。

【主治】 产后大便秘涩。

【来源】《济生方》。

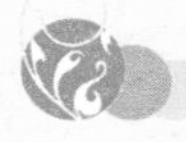

方四 清魂散

【组成】 泽兰叶、人参（去芦）各 30 克，荆芥穗 120 克，川芎 60 克，炙甘草 24 克。

【用法】 上药研为细末，每服 3 克，热汤、温酒各 20 毫升调匀，急灌，下喉则眼开气定，省人事。

【功效】 益气养血。

【主治】 产后血晕。

【来源】《济生方》。

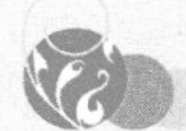

方五 夺命丹

【组成】 附子（炮去皮、脐）15 克，牡丹皮 30 克，牛膝 30 克。

【用法】 上药研为细末，用酸醋 60 毫升，大黄末 30 克，同熬成膏，和药丸，如梧桐子大。温酒吞下 5～7 丸，不拘时。

【功效】 清热凉血、活血化瘀。

【主治】 胎衣不下。

【来源】《济生方》。

齿　疾

方一　牢牙散

【组成】 全蝎(去毒)7 个，细辛(洗净)9 克，草乌(去皮)2 个，乳香(另研)6 克。

【用法】 上药研为细末，每用少许，擦患处，须臾以温盐水盥漱。

【功效】 温经调气，活血止痛。

【主治】 一切齿痛，不问新久。

【来源】《济生方》。

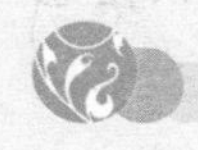

方二　驱毒饮

【组成】 屋游(即瓦屋上青苔，洗净)不拘多少。

【用法】 上药煎汤，入盐少许，待温，频频漱口。

【功效】 消炎止痛。

【主治】 热毒上攻，宣露出血，齿龈肿痛，不可忍者。

【来源】《济生续方》。

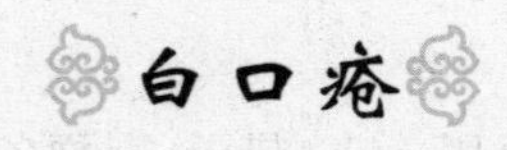

白口疮

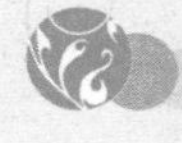

方一　青金散

【组成】 五倍子(去土垢)120 克，青黛 12 克。

【用法】 上药研为细末，好油调，鸦羽扫口向咽喉，流入咽喉中，疮烂，次日便下。

【功效】 清热解毒。

【主治】 小儿白口疮，急恶，状似木耳。

【来源】《济生方》。

方二　粉红散

【组成】 干胭脂3克，枯矾30克。

【用法】 上药研匀，每服3克，生蜜调如稀糊状，放入口疮咽喉中。

【功效】 清热解毒。

【主治】 小儿白口疮，咽痛声哑。

【来源】《济生方》。

聤　耳

方一　立效散

【组成】 真陈橘皮（灯上烧黑，为末）3克，麝香（另研）适量。

【用法】 上药2味和匀，每用少许，先用绵蘸耳内，脓净上药。

【功效】 消炎收敛。

【主治】 聤耳底耳，有脓不止。

【来源】《济生方》。

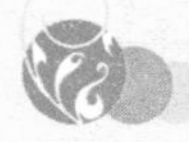

方二　胭脂散

【组成】 胭脂、白矾（火上熬干）各适量。

【用法】 上药研为细末，每用水许，以绵杖子蘸药，涂在所患耳中。

【功效】 抗菌、收敛。

【主治】 聤耳。

【来源】《济生续方》。

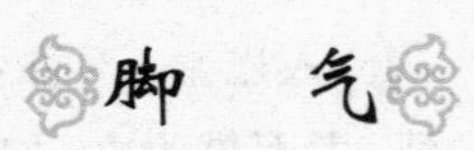

朱佐方

脚　气

方一　鸡鸣散

【组成】 槟榔12克，陈皮、木瓜各9克，吴茱萸、紫苏叶各3克，桔梗、生姜各5克。

【用法】 水煎，于黎明前服。

【功效】 行气降浊，温化寒湿。

【主治】 湿脚气。症见足胫肿重无力，行动不便，麻木冷痛，或挛急上冲，甚至胸闷泛恶，以及风湿流注，发热恶寒，脚足痛不可忍，筋脉水肿者。

【来源】《类编朱氏集验医方》。

方二 牛膝汤

【组成】 牛膝300克，白茯苓、人参各30克，当归15克。

【用法】 上药研为细末，以酒调服。

【功效】 健脾益气燥湿。

【主治】 脚气。

【来源】《类编朱氏集验医方》。

方三 木瓜圆

【组成】 补骨脂(炒)、川萆薢、干木瓜、杜仲、茯神(炒)、茴香(炒)、川牛膝(酒浸，切，焙)各适量。

【用法】 上药研为细末，搅糊为丸，如梧桐子大，汤酒任意调服。

【功效】 祛风湿，壮筋骨。

【主治】 脚气。

【来源】《类编朱氏集验医方》。

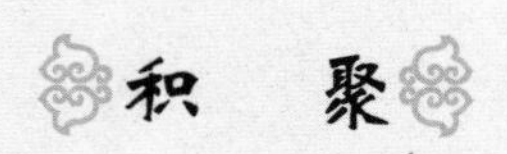

积　聚

方一 秘传枳壳圆

【组成】 枳实(去瓤)18片，巴豆、丁香各27粒。

【用法】 上枳实2片，合作1个，入巴豆、丁香各3粒，线缚下。用黄子醋200毫升，煮令干，去巴豆，留20毫升醋，煮面糊为丸，如绿豆大。姜汤调服3～6丸。

【功效】 理气攻下。

【主治】 男子、女人积气痛不可忍者，服之即安。

【来源】《类编朱氏集验医方》。

方二　丁皮散

【组成】 丁香、白术、茯苓、青皮、陈皮、良姜、缩砂、神曲、麦蘖、甘草、真桂心各适量。

【用法】 上药各等份研为末，烧盐汤点服。

【功效】 理气消积止痛。

【主治】 小儿脾积疼痛。

【来源】《类编朱氏集验医方》。

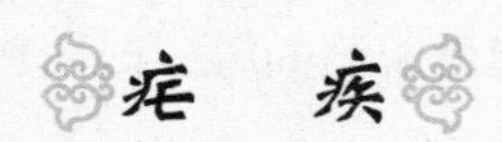

疟　疾

方一　草果七枣汤

【组成】 草果、常山、贝母、鸡心、槟榔、大枣、甘草、乌梅、青蒿各适量。

【用法】 前8味药等份，青蒿加倍。每服12克，用水75毫升，煎至55毫升，通口服。滓再煎，其效如神。

【功效】 截疟达邪，解毒除瘴。

【主治】 疟瘴。

【来源】《类编朱氏集验医方》。

方二　川乌散

【组成】 大川乌、草果子、干姜、良姜各适量。

【用法】 上药均锉，与枣7枚，姜7片煎服。

【功效】 温中达邪。

【主治】 虚疟。

【来源】《类编朱氏集验医方》。

方三　三虎圆

【组成】 北常山、草果子、甘草各适量。

【用法】 上药各等份，用白酒饼1个，小者2个，捣为细末，生蜜为圆，弹子大。隔1日，盐汤下1圆，临发又1圆，发旺又1圆。立效。

【功效】 截疟祛邪。

【主治】 疟疾。

【来源】《类编朱氏集验医方》。

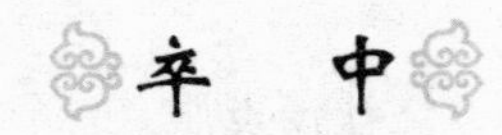

卒中

方一 神柏散

【组成】 柏叶 1 把(去皮),葱白 1 把(连根)。

【用法】 上药同研如泥,用无灰酒 60 毫升,同煎 1～20 沸,温服。

【功效】 化痰、开窍。

【主治】 卒中不省人事,涎潮口噤,语言不出,手足亸曳。得病之日,便进此药,可使风退气和,不成废人。

【来源】《类编朱氏集验医方》。

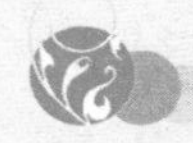

方二 防风汤

【组成】 北防风、川升麻、川独活、川羌活、北芍药、甘草各适量。

【用法】 上药等份,锉散。每服 6 克,以水 75 毫升,煎至 60 毫升。随症上下,分空腹、食后通口服。如觉气通逐,旋服活血丹、地仙丹之类。

【功效】 祛风通络。

【主治】 手足不仁,或肿不已,宜服之。

【来源】《类编朱氏集验医方》。

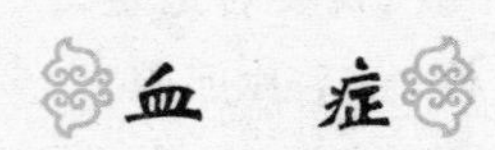

血症

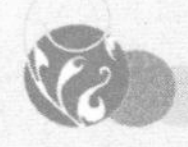

方一 柏叶饮

【组成】 侧柏叶(多用,入白矾水煮,焙干)、川百药煎(炒)、蔓荆子(炒)各适量。

【用法】 上药各等份,入乳香末。浓米汤调服。2 服见效。

【功效】 凉血,止血。

【主治】 便血。

【来源】《类编朱氏集验医方》。

方二　黑袖散

【组成】 百草霜、蚌粉各适量。

【用法】 上药等份，研为末。每服 0.6 克，用糯米饮调下。侧柏枝研汁尤效速。鼻衄吹 0.3 克入鼻。皮破、灸疮出血、舌上出血，并干掺上，立止。

【功效】 止血。

【主治】 伤损大吐血，或因酒食饱，低头掬损，吐血至多，并血妄行，口臭俱出，但声未失，无有不效。

【来源】《类编朱氏集验医方》。

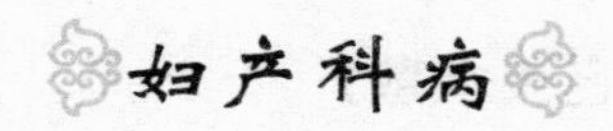

妇产科病

方一　百草霜散

【组成】 细面（微炒）、百草霜各适量。

【用法】 上药 6 克，用无灰好酒调服。

【功效】 止血。

【主治】 产后下血不止。

【来源】《类编朱氏集验医方》。

金元时期名医方

刘完素方

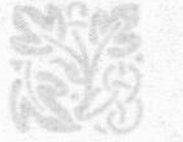

暑　温

方一　六一散(又名天水散)

【组成】 桂府腻白滑石180克,甘草(炙)30克。

【用法】 上药研为末,每服9克,蜜少许,温水调服,无蜜亦可,每日3次服,欲冷饮者,新汲水调服,解利伤寒发汗,煎葱白豆豉汤(葱白15厘米,豆豉50粒,煮取汁)调下12克,豆豉50粒,煮取汁调服,日3次服,效为度。

【功效】 温暑利湿。

【主治】 感受暑湿。症见身热,心烦口渴,小便不利,或呕吐泄泻。亦治膀胱湿热所致小便赤涩淋痛,以及砂淋等。

【来源】 《伤寒直格》。

方二　益元散

【组成】 滑石180克,甘草30克,朱砂9克。

【用法】 上药研为细末,每服6克,温水送下。

【功效】 温暑利湿,镇心安神。

【主治】 暑病而兼惊烦不安者。

【来源】 《伤寒直格》。

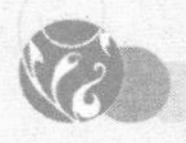

方三　鸡苏散

【组成】 滑石180克,甘草30克,薄荷叶7.5克。

【用法】 上药研为细末,每服9～15克,包煎,或温开水调服,每日2次或3次服。

【功效】 疏风祛暑。

【主治】 暑湿症兼见微恶风寒,头痛头涨,咳嗽不爽者。

【来源】《伤寒直格》。

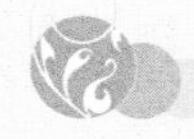

方四 碧玉散

【组成】 滑石 180 克,甘草 30 克,青黛适量。

【用法】 上药研为细末,每服 9～12 克,包煎,或温开水调下,每日 2 次或 3 次服。

【功效】 清暑利湿,泻热凉肝。

【主治】 暑热病兼目赤咽痛,或口舌生疮者。

【来源】《伤寒直格》。

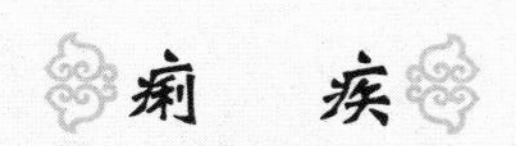

痢 疾

方一 导气汤

【组成】 芍药 15 克,当归 9 克,大黄、黄芩各 4.5 克,黄连、木香、槟榔各 3 克。

【用法】 上药研为粗末,加青黛令如轻碧色。每服 6～9 克,水煎服,未止再服,不后重则止。

【功效】 调气行血,清热解毒。

【主治】 下痢脓血,里急后重,日夜无度。

【来源】《刘河间医学六书·素问病机气宜保命集》。

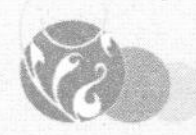

方二 芍药汤

【组成】 芍药 15～20 克,当归 9 克,黄连 5～9 克,槟榔 6 克,木香 6 克,甘草 6 克(炙),大黄 9 克,黄连 9 克,官桂 2～5 克。

【用法】 上药咀,每服 25 克,食后温水送服。

【功效】 清热解毒,调气和血。

【主治】 湿热痢。症见腹痛便脓血,赤白相兼,里急后重,肛门灼热,小便短赤,苔腻微黄。

【来源】《刘河间医学六书·素问病机气宜保命集》。

厥　症

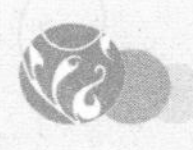

方一　小茯苓汤

【组成】 赤茯苓、人参、陈皮(去白)、桔梗(锉,炒)各适量。

【用法】 上药研为末,每服 9 克,以水 75 毫升,生姜 5 片,同煎至 60 毫升,去渣,不拘时服。

【功效】 益气健脾,升清降浊。

【主治】 厥逆病,三焦升降不调,胸膈肿,胸满腹肿,冷气冲注,刺痛。

【来源】 《宣明论方》。

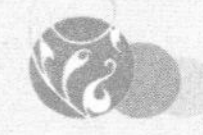

方二　天南星丸

【组成】 天南星(炮)、硫黄(研)、石膏(研)、硝石(研)各适量。

【用法】 上药研为末,面糊为丸,如梧桐子大。每服 20 丸,温酒下,空腹,日、午、临卧 3 次服。

【功效】 燥湿化痰、祛风定惊,镇痛。

【主治】 厥逆头痛,齿痛,骨寒,胃脉同肾脉厥逆,头痛不可忍之。

【来源】 《宣明论方》。

方三　赤茯苓汤

【组成】 赤茯苓(去皮)、人参、桔梗、陈皮各 30 克,芍药、麦冬(去心)、槟榔各

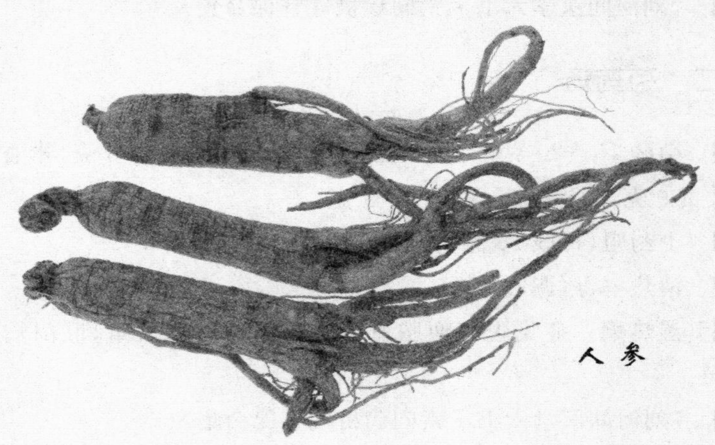

人参

15克。

【用法】 上药研为末,每服9克,以水50毫升,生姜5片,同煎至40毫升,去渣温服,不拘时。

【功效】 利湿热,益心润肺。

【主治】 薄厥暴怒,怒则伤肝,肝气逆,胸中不和,甚则呕血衄血。

【来源】《宣明论方》。

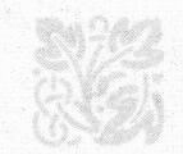

张子和方

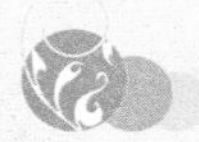

方一　三圣散(1号方)

【组成】 防风、瓜蒂各6克,藜芦3克。

【用法】 上药研为细末,每服1.5～3克,以韭汁三茶盏,先用二盏煎三五沸,去韭渣,次入一盏,煎至三沸,却将原二盏,同一处熬二沸,去滓澄清,徐徐服之,不必尽剂,以吐为度。亦可鼻内灌之,吐出涎,门自开。

【功效】 涌吐风痰。

【主治】 (1)卒中闭症,失音闷乱,口眼㖞斜,或不省人事、牙关紧闭,脉象滑实者。(2)癫痫,有浊痰壅塞胸中,上逆时发者。(3)误食毒物,时间未久,神志尚清者。

【来源】《儒门事亲》。

方二　三圣散(2号方)

【组成】 葱白500克,马齿苋500克,石灰500克。

【用法】 上药3味,湿捣为团,阴干研为细末。贴疮,如有死肉者,宜先给溃死肉上药。

【功效】 清热解毒,收口生肌。

【主治】 臁疮、疔疮、搭手背疽等疮。

【来源】《儒门事亲》。

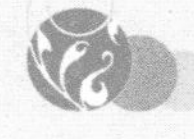

方三　宁神散

【组成】 御米壳60克(蜜炙),人参、苦葶苈各30克。

【用法】 上药研为末。入乌梅同煎3～5沸,去滓,稍热食后服。

【功效】 安神,祛痰。

【主治】 久嗽无痰。

【来源】《儒门事亲》。

方四 木香槟榔丸

【组成】 木香、槟榔、青皮、陈皮、莪术、黄连各30克，黄柏、大黄各90克，香附(炒)、牵牛各120克。

【用法】 上药研为细末，丸如小豆大，每服6克，食后生姜汤送服。

【功效】 行气导滞，泄热通便。

【主治】 积滞内停。症见脘腹痞满胀痛，大便秘结，以及赤白痢疾，里急后重，舌苔黄腻，脉实。

【来源】《儒门事亲》。

方五 治痢方

【组成】 紫菀、桔梗、赤芍药、白术各适量。

【用法】 上药研为细末，每服15克。细切，羊肝拌之，做面角儿烧服。后用白汤送饭前服。

【功效】 升清，和血，利湿。

【主治】 痢疾。

【来源】《儒门事亲》。

方六 化瘿丹

【组成】 海带(焙)、海藻(焙)、海蛤(焙)、昆布(焙)、泽泻(炒)、连翘各适量，猪靥、羊靥各10具。

【用法】 上药研为细末，蜜丸如鸡头大。临卧含化1～2丸。

【功效】 化痰消瘿，软坚散结。

【主治】 瘿瘤。

【来源】《儒门事亲》。

方七 血崩要方

【组成】 贯众适量。

【用法】 去须，锉碎，或用酒醋煎9克，去滓，温服。

【功效】 收敛止血。

【主治】 血崩。

【来源】《儒门事亲》。

李东垣方

虚　证

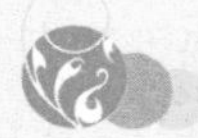
方一　生脉散(原名生脉饮)

【组成】 人参 15 克,麦冬、五味子。各 9 克。

【用法】 水煎服。

【功效】 益气生津,敛阴止汗。

【主治】 气阴不定。症见体倦气短懒言,口渴多汗,咽干舌燥,脉虚弱以及久咳伤肺,气阴两伤,干咳短气,自汗者。

【来源】《内外伤辨惑论》。

方二　补中益气汤

【组成】 黄芪 15～20 克,甘草(炙)5 克,人参 10 克,当归(酒焙干,或晒干以和血脉)10 克,橘皮 6 克,升麻 3 克,柴胡 3 克,白术 10 克。

【用法】 上药咀,都作 1 服,水 1000 毫升,煎至 500 毫升,临病斟酌病情用量,去渣,稍热服。

【功效】 益气升阳,调补脾胃。

【主治】 (1)脾胃气虚。症见身热有汗,头痛恶寒,渴喜热饮,少气懒言,或饮食无味,四肢乏力,舌质淡苔白,脉虚软无力。(2)气虚下陷。脱肛,子宫下垂,久泻,久痢,久疟等。

【来源】《脾胃论》。

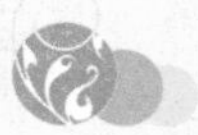
方三　当归补血汤

【组成】 黄芪 30 克,当归(酒洗)6 克。

【用法】 上药㕮咀，都作1次服，水1000毫升，煎至500毫升，去渣温服，空腹食前。

【功效】 补气生血。

【主治】 劳倦内伤。症见肌热面赤，烦渴欲饮，脉洪大而虚，重按无力，以及妇人经期、产后血虚发热、头痛，或疮疡溃后，久不愈合者。

【来源】《内外伤辨惑论》。

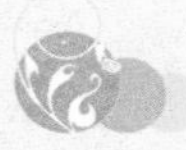

方四 升阳益胃汤

【组成】 黄芪60克，半夏(汤洗，脉涩者用)、人参、炙甘草各30克，独活、防风、白芍药、羌活各15克，橘皮(不去瓤)、茯苓、泽泻、柴胡、白术各9克，黄连6克。

【用法】 上药研为粗末，每服9～15克，加生姜5片、大枣2枚，水煎服。

【功效】 益气补脾，升阳益胃。

【主治】 脾胃虚弱，怠惰嗜卧，四肢不收，时值秋燥行令，湿热少退，体重节肿，口苦舌干，饮食无味，大便不调，小便频数，兼见肺病，洒淅恶寒，惨惨不乐，面色恶而不和者。

【来源】《脾胃论》。

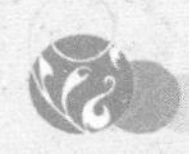

方五 参术汤

【组成】 黄柏(酒浸)、当归各0.6克，柴胡、升麻各0.9克，人参、陈皮、青皮各1.5克，神曲末2.1克，炙甘草、苍术各3克，黄芪6克。

【用法】 上药研为粗末，都作1服，以水500毫升，煎至250毫升，食后服。

【功效】 健脾益气。

【主治】 脾胃虚弱，元气不足，四肢沉重，食后昏闷。

【来源】《兰室秘藏》。

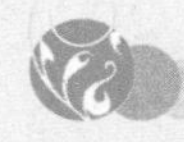

方六 退热汤

【组成】 黄芪3克，柴胡2.1克，生甘草、黄连(酒制)、黄芩、芍药、地骨皮、生地黄、苍术各1.5克，当归身、升麻各0.9克。

【用法】 上药研为粗末，作1服，以水500毫升，煎至250毫升，去粗，温服。

【功效】 益气退虚热。

【主治】 表中虚热，或遇夜则甚。

【来源】《兰室秘藏》。

方七　扶脾丸

【组成】 生姜、肉桂各1.5克，干姜、藿香、红豆各3克，白术、茯苓、橘皮、半夏、诃子皮、炙甘草、乌梅肉各6克，大麦蘖(炒)、神曲(炒)各12克。

【用法】 上药研为细末，荷叶裹，烧饭为丸，如梧桐子大。每服50丸，白汤送服，食前。

【功效】 扶脾温中，燥湿止痛。

【主治】 脾胃虚寒，腹中痛，溏泻无度，饮食不化。

【来源】 《兰室秘藏》。

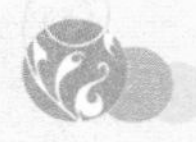

方八　藿香安胃散

【组成】 藿香、丁香、人参各7.5克，橘红15克。

【用法】 上药研为细末，每次6克加生姜1片同煎，食前服。

【功效】 益气健脾和中。

【主治】 脾胃虚弱，不进饮食，呕吐不待腐熟。

【来源】 《脾胃论》。

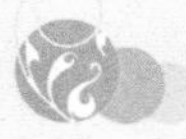

方九　橘皮枳术丸

【组成】 枳实(麸炒，去穰)、橘皮各30克，白术60克。

【用法】 上药研为末，荷叶烧饭为丸，如梧桐子大。每服50丸，温水送服，食远服。

【功效】 健脾行滞。

【主治】 老幼元气虚弱，饮食不消，脏腑不调，心下痞闷。

【来源】 《脾胃论》。

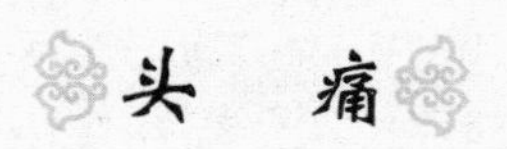

头　痛

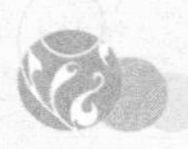

方一　白芷散

【组成】 郁金3克，香白芷、石膏各6克，薄荷叶、芒硝各9克。

【用法】 上药研为极细末，口含水，鼻纳。

【功效】疏风清热。

【主治】头痛。

【来源】《兰室秘藏》。

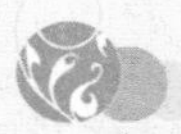

方二 碧云散

【组成】细辛、郁金、芒硝各3克,蔓荆子、川芎各3.6克,石膏3.9克,青黛4.5克,薄荷叶6克,红豆1个。

【用法】上药研为极细末,口含水,鼻纳。

【功效】疏风清热,开窍利头目。

【主治】头痛。

【来源】《兰室秘藏》。

方三 安神汤

【组成】生甘草、炙甘草各6克,防风7.5克,柴胡、升麻、生地黄(酒炒)、知母(酒炒)各15克,黄柏(酒炒)、羌活各30克,黄芪60克。

【用法】上药研为粗末,每服15克,以水700毫升,煎至400毫升,加蔓荆子1.5克,川芎0.9克,再煎至250毫升,去滓,临卧热服。

【功效】疏风清热,明头目。

【主治】头痛,头旋眼黑。

【来源】《兰室秘藏》。

方四 细辛散

【组成】细辛、瓦粉各0.6克,生黄芩、芍药各1.5克,酒黄连、川芎各2.1克,炒黄芩、酒黄芩各3克,炙甘草4.5克,柴胡6克。

【用法】上药研为粗末,每服9克,以水400毫升,煎至250毫升,取清,食后服之。

【功效】疏风清热。

【主治】偏正头痛。

【来源】《兰室秘藏》。

方五 川芎散

【组成】川芎0.9克,柴胡2.1克,羌活、防风、藁本、生甘草、升麻各3克,熟甘草、熟地黄和生地黄各6克，酒黄连（炒）、酒黄芩各13.5克。

【用法】 上药研为细末，每服3克，或6～9克，食后清茶调服。

【功效】 疏风清利头目。

【主治】 头目不清利。

【来源】《兰室秘藏》。

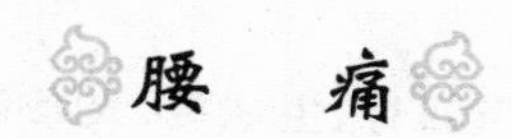

腰　痛

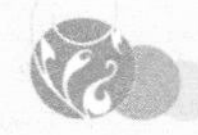

方一　壮本丹秘方

【组成】 杜仲（酒炒）30克，肉苁蓉15克，巴戟15克，补骨脂（盐水炒）30克，茴香30克，青盐15克。

【用法】 上药研为末，将猪腰子分开，入药在内，缝住，纸包煨热。每1个作1次服，用黄酒送。

【功效】 壮筋骨，补元，养丹田。治腰痛之妙剂。

【主治】 肾虚腰痛，久则寒冷。

【来源】《兰室秘藏》。

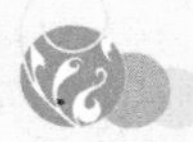

方二　独活汤

【组成】 炙甘草、羌活、防风、独活、大黄（煨）、泽泻、肉桂各9克，当归梢、连翘各15克，酒防己、酒黄柏各30克，桃仁30个。

【用法】 上药研为粗末，每服15克，酒120毫升，水400毫升，煎至250毫升，去渣，热服。

【功效】 祛风、活血、通络。

【主治】 因劳役腰痛如折，沉重如山。

【来源】《兰室秘藏》。

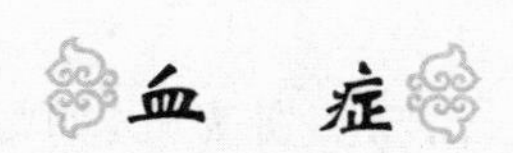

血　症

方一　黄芪芍药汤

【组成】 葛根、羌活各15克，白芍药、升麻各30克，炙甘草60克，黄芪90克。

【用法】 上药研为粗末，每服15克，以水500毫升，煎至250毫升，食后温服。

【功效】 生津止渴，升阳止泻，养血柔肝，缓中止痛。

【主治】 鼻衄血多，面黄，眼涩多眵，手麻木。

【来源】 《兰室秘藏》。

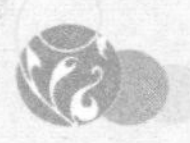

方二　麦冬饮子

【组成】 黄芪3克，麦冬、当归身、生地黄、人参各1.5克，五味子10个。

【用法】 上药研为粗末，都作1服，以水500毫升，煎至250毫升，去渣，热服，不拘时。

【功效】 益气养阴止血。

【主治】 吐血久不愈。

【来源】 《兰室秘藏》。

伤　食

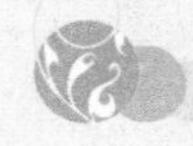

方一　和中丸

【组成】 人参、干生姜、陈皮各3克，干木瓜6克，炙甘草9克。

【用法】 上药研为细末，汤浸蒸饼为丸，如梧桐子大。每服6～9克，白汤送下，食前。

【功效】 补胃进食。

【主治】 饮食所伤。

【来源】 《兰室秘藏》。

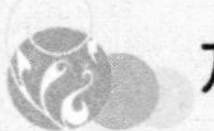

方二　白术丸

【组成】 白矾(枯)9克，黄芩15克，橘皮21克，神曲(炒)、半夏、白术各30克，枳实(麸炒)33克。

【用法】 上药研为极细末，汤浸蒸饼为丸，如绿豆大。每服6丸，白汤调服。素食多用干姜，故加黄芩以泻之。

【功效】 健脾益气。

【主治】 伤豆粉、湿面、油腻之物。

【来源】 《兰室秘藏》。

方三　瓜蒂散

【组成】 瓜蒂、赤小豆各适量。

【用法】 上药研为极细末，每服 3 克，温水调服，取吐为度。

【功效】 涌吐停食。

【主治】 饮食过饱，填塞胸中。

【来源】 《兰室秘藏》。

方四　半夏枳术丸

【组成】 半夏(姜制)、白术、枳实(麸炒)各适量。

【用法】 上药研为极细末，荷叶裹，烧饭为丸，如梧桐子大。每服 6 克，多服不妨，热汤浸蒸饼为丸亦可。

【功效】 健脾化湿，行气消食。

【主治】 冷食内伤，脾胃气虚，饮食不消。

【来源】 《脾胃论》。

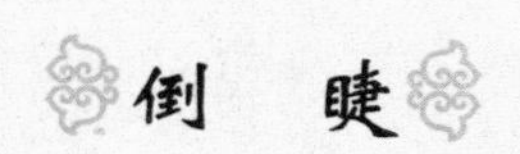

倒　睫

方一　防风饮子

【组成】 细辛、蔓荆子各 0.9 克，葛根、防风各 1.5 克，当归身 2.25 克，炙甘草、黄连、人参各 3 克。

【用法】 上药锉如麻豆大，都作 1 服，以水 500 毫升，煎至 250 毫升，食后服。避风寒。

【功效】 养血益气，疏风扶睫。

【主治】 倒睫卷毛。

【来源】 《兰室秘藏》。

方二　神效明目汤

【组成】 细辛 0.6 克，蔓荆子 1.5 克，防风 3 克，葛根 4.5 克，甘草 6 克。

【用法】 上药研为粗末，作 1 服，以水 500 毫升，煎至 250 毫升，去渣稍热临卧服。

【功效】 疏风散郁。

【主治】 眼棱紧急，致倒睫卷毛及上下睑皆赤烂，睛疼昏暗，昼则冷泪常流，夜则眼涩难开。

【来源】 《兰室秘藏》。

牙 疾

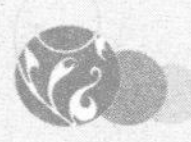

方一 清胃汤

【组成】 生地黄12克，当归身6克，牡丹皮9克，黄连（拣净。如黄连不好加量，若夏月加倍，大抵黄连临时增减无定）3～5克，升麻3克。

【用法】 上药研为细末，都作1服。以水90毫升，煎至七分，去渣，放冷服之。

【功效】 清胃凉血。

【主治】 胃有积热，火气上攻。症见牙痛牵引头脑，面颊发热，其齿喜冷恶热或牙宣出血，或牙龈红肿溃烂，或唇舌颊腮肿痛，口气热臭，口干舌燥，舌红苔黄，脉浮大而数。

【来源】 《脾胃论》。

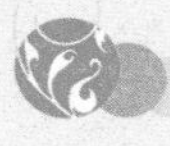

方二 白牙散

【组成】 白芷2.1克，升麻3克，石膏4.5克，羊胫骨灰6克，麝香少许。

【用法】 上药研为细末，先用温水漱口，后擦。

【功效】 牙齿增白。

【主治】 牙黄口臭。

【来源】 《兰室秘藏》。

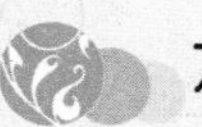

方三 牢牙散

【组成】 羌活30克，草龙胆（酒洗）45克，羊胫骨灰60克，升麻120克。

【用法】 上药研为细末，以纱罗罗骨灰作微尘末，和匀，卧时贴在牙龈上。

【功效】 清热泻火，散风止痛。

【主治】 牙龈肉绽有根，牙疳肿痛，牙动摇欲落，牙齿不长，牙黄口臭。

【来源】 《兰室秘藏》。

王好古方

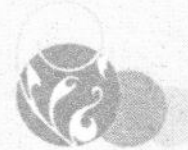

方一　九味羌活汤

【组成】　羌活5克，防风5克，苍术5克，细辛1克，川芎3克，白芷3克，生地黄3克，黄芩3克，甘草3克。

【用法】　上药研碎，水煎服。

【功效】　发汗祛湿，兼清里热。

【主治】　外感风寒湿邪。症见恶寒发热，无汗头痛，肢体酸痛，口苦微渴，舌苔白，脉浮。

【来源】　《此事难知》。

方二　大羌活汤

【组成】　羌活、独活、防风、细辛、防已、黄芩、黄连、苍术、甘草(炙)、白术各9克，知母、川芎、生地黄各15～30克。

【用法】　上药咀，每服15克，以水1000毫升，煎至300毫升，去粗得清药，热饮；不解，再服三四次亦可，病愈即止。

【功效】　发汗祛湿，兼清里热。

【主治】　外感风寒湿邪，里有郁热。症见恶寒发热，发痛，口渴烦闷等。

【来源】　《此事难知》。

罗天益方

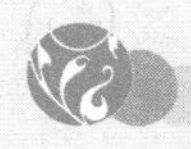

方一　秦艽鳖甲散

【组成】　柴胡、鳖甲(酥炙)、地骨皮各30克，秦艽、当归、知母各15克。

【用法】　上药研为粗末，每服15克，加青蒿5叶，乌梅1个，水煎服。

【功效】　滋阴养血，清热除蒸。

【主治】　风劳病。症见骨蒸劳热，肌肉消瘦，唇红颊赤，困倦盗汗，咳嗽，脉细数等。

【来源】　《卫生宝鉴》。

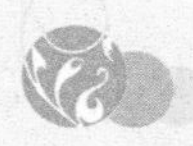

方二　人参黄芪散

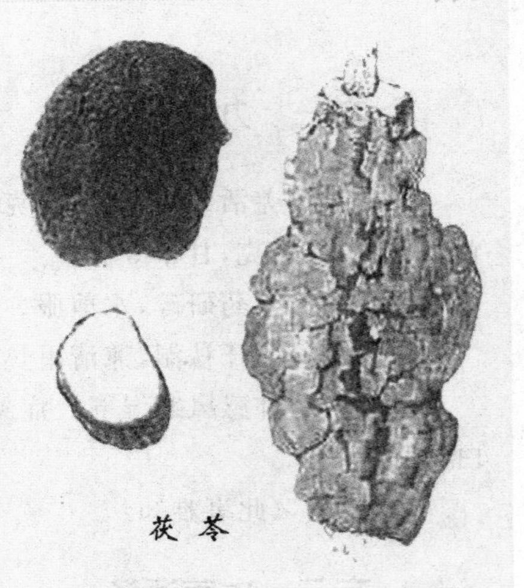
茯苓

【组成】人参、桔梗各30克，秦艽、茯苓、地骨皮、生地黄各60克，知母、柴胡各5克，桑白皮、紫菀、半夏、赤芍药、炙甘草各45克，天冬、炙鳖甲各90克，黄芪45克。

【用法】上药研为粗末，每服9克，水煎，食后隔一段时间服。

【功效】滋阴清热，健脾益气，止咳化痰。

【主治】虚劳烦热。症见肌肉消瘦，肢体倦怠，咳嗽咽干，痰少盗汗，食欲不振，胸胁不利，舌淡，舌尖红赤，脉虚数等。

【来源】《卫生宝鉴》。

方三　人参蛤蚧散

【组成】蛤蚧1对(全者，河水浸五宿，逐日换水，洗去腥气，酥炙黄色)，杏仁(炒，去皮尖)50克，甘草(炙)150克，人参60克，茯苓60克，贝母60克，桑白皮60克，知母60克。

【用法】上药研为细末，盛瓷器内，每日如茶点服。

【功效】补肺清热，化痰定喘。

【主治】久病体虚，兼有肺热之气喘咳嗽，痰稠而黄，或咳吐脓血，胸中烦热，身体羸瘦，脉浮而虚，渐成肺痿失音。

【来源】《卫生宝鉴》。

朱丹溪方

头　痛

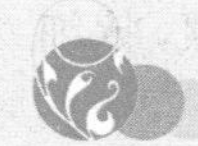

方一　不卧散

【组成】猪牙皂角3克，玄胡1.5克，青黛适量。

【用法】 上药研为末。吹鼻中取涎。

【功效】 开窍利头目。

【主治】 头痛。

【来源】《丹溪心法》。

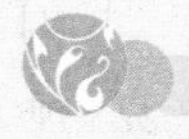

方二 羌活汤

【组成】 羌活、防风、黄芩(酒)、黄连(酒)各 30 克,柴胡 21 克,栝楼根(酒)、茯苓各 3 克,甘草 3 克。

【用法】 水煎服。

【功效】 疏风清热。

【主治】 风热壅盛,上攻头目,昏眩疼痛及脑痛。

【来源】《丹溪手镜》。

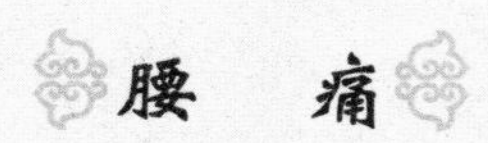

腰　痛

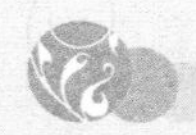

方一 摩腰紫金膏

【组成】 附子尖、乌头尖、南星各 7.5 克,蜀椒、雄黄、樟脑、丁香各 1.5 克,吴茱萸、肉桂、干姜各 3 克,麝香 0.6 克。

【用法】 上药研为末,炼蜜丸,龙眼大。每日饭后 1 丸,生姜汁化开如稠粥,烘热,放掌中摩腰上,候药尽粘腰上,烘棉衣包敷定,日易 1 次。

【功效】 温阳散寒,除湿止痛。

【主治】 老年人、虚弱者腰痛,妇女白带清多。

【来源】《丹溪心法》。

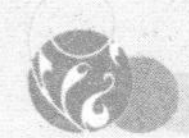

方二 挫气丹

【组成】 山楂 30 克,北茴香(炒)4.5 克。

【用法】 酒下。

【功效】 活血祛瘀止痛。

【主治】 挫气腰痛,腿软。

【来源】《丹溪手镜》。

痰　饮

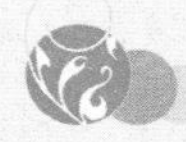

方一　滚痰丸

【组成】 大黄(酒蒸)、片黄芩(酒,洗净)各 240 克,沉香 15 克,礞石 30 克(捶碎),焰硝 30 克(入小砂罐内盖之,铁线炼定,盐泥固济,晒干火煅红,候冷取出,适量加朱砂 60 克研为末为衣)。

【用法】 上药研为细末,和丸如梧桐子大,每服 6～9 克,每日 2 次,量虚实加减服,茶清、温水任下,临卧食后服。

【功效】 降火逐痰。

【主治】 实热老痰,发为癫狂惊悸,或怔忡昏迷,或咳喘痰稠,或胸脘痞闷,或眩晕痰多,大便秘结,舌苔黄厚而腻,脉滑数有力者。

【来源】《丹溪心法》。

方二　寒水石散

【组成】 寒水石(煅)、滑石(水飞)各 30 克,甘草 30 克,龙胆各适量。

【用法】 水煎,热则水下,寒则姜汤下。

【功效】 清热泻火。

【主治】 因惊,心气不行,郁而生涎,结为饮。

【来源】《丹溪手镜》。

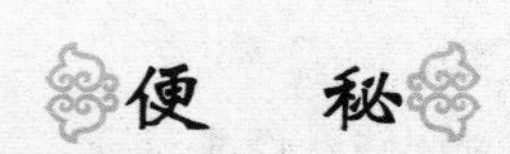

便　秘

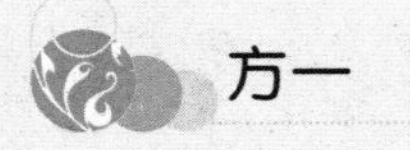

方一　紫苏麻仁粥

【组成】 紫苏子 10～15 克,麻子仁 10～15 克,粳米 60 克。

【用法】 先将紫苏子、麻子仁捣烂如泥,然后加水慢研,滤汁去渣,同粳米煮为粥。每天分 2 次服,2～3 日为 1 疗程。禁忌:脾虚腹泻患者忌用。

【功效】 润肠通便。

【主治】 老年人、产妇体质虚弱,大便不通,燥结难解等症。

【来源】《丹溪心法》。

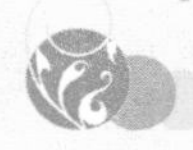

方二　厚朴汤

【组成】 厚朴、半夏、甘草各90克，白术150克，枳实、陈皮各30克。

【用法】 水煎服，每日1剂。

【功效】 燥湿除满、下气消积、消痰平喘。

【主治】 大便不通。

【来源】 《丹溪手镜》。

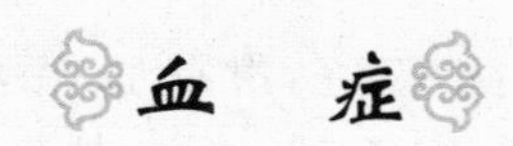

血　症

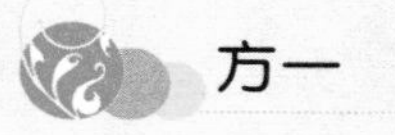

方一　咳血方

【组成】 青黛(水飞)6克，栝楼仁(去油)9克，诃子6克，海石(去砂)、山栀(炒黑)各9克。

【用法】 上药研为末，以蜜同姜汁和丸，含化。

【功效】 清火化痰，止咳止血。

【主治】 肝火灼肺。症见咳嗽痰中带血，痰质浓稠，咯吐不爽，心烦口渴，颊赤便秘，舌苔黄，脉弦数。

【来源】 《丹溪心法》。

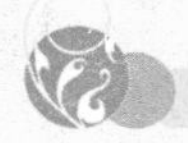

方二　天冬丸

【组成】 天冬30克，阿胶15克，甘草15克，炒杏仁、贝母、白茯苓各15克。

【用法】 上药研为末，炼蜜为丸，弹子大。服1丸，含化。

【功效】 润肺止嗽。

【主治】 咯血并吐血。

【来源】 《丹溪心法》。

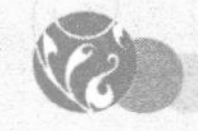

方三　人参饮子

【组成】 人参9克，黄芪3克，芍药3克，当归9克，五味子5个，甘草、麦冬各6克。

【用法】 水煎服，每日1剂。

【功效】 益气健脾,养血止血。

【主治】 脾胃虚弱衄血,又治吐血久不愈。

【来源】 《丹溪手镜》。

血 淋

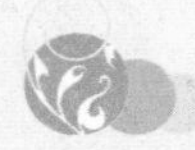

方一 小蓟饮子

【组成】 生地黄 24 克,小蓟 15 克,滑石 12 克,通草、淡竹叶 6 克,蒲黄(炒)9 克,藕节 9 克,当归(酒浸)6 克,栀子(炒)9 克,甘草(炙)6 克。

【用法】 上药以水煎。空腹服。

【功效】 凉血止血,利尿通淋。

【主治】 下焦热结,症见血淋尿血,小便频数,赤涩热痛,舌红苔薄白,脉数。

【来源】 《丹溪心法》。

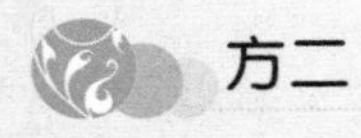

方二 通秘散

【组成】 陈皮、香附各适量。

【用法】 上药锉,每服 6 克,水煎空腹服。

【功效】 理气止痛。

【主治】 血淋痛不可忍。

【来源】 《丹溪心法》。

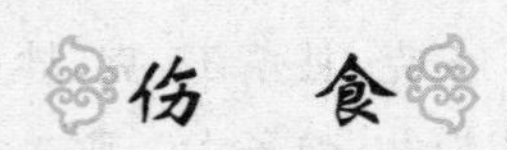

伤 食

方一 保和丸

【组成】 山楂 180 克,神曲 60 克,半夏、茯苓各 90 克,陈皮、连翘、萝卜子各 30 克。

【用法】 上药研为末,炊饼为丸,如梧桐子大,每服 6~9 克,白汤下。

【功效】 消食和胃。

【主治】 食积停滞。症见胸脘痞满,腹胀时痛,嗳腐吞酸,厌食嗳恶,或大便泄泻,舌苔厚腻而黄,脉滑。

【来源】《丹溪心法》。

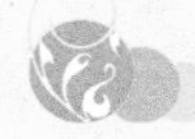

方二　胃苓汤(又名对金饮子)

【组成】甘草、茯苓、苍术、陈皮、白术、官桂、泽泻、猪苓、厚朴各适量。

【用法】上药研为粗末,每服 15 克,加生姜 5 片,大枣 2 枚,水煎服。

【功效】健脾利湿。

【主治】湿滞伤食,脘腹胀满,泄泻,小便短少者。

【来源】《丹溪心法》。

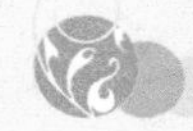

方三　黄栝楼丸

【组成】栝楼仁、半夏、山楂、神曲(炒)各适量。

【用法】上药研为粗末,栝楼水丸。竹沥送上 45～60 克。

【功效】化痰消食。

【主治】食积,痰壅滞,喘急。

【来源】《丹溪心法》。

危亦林方

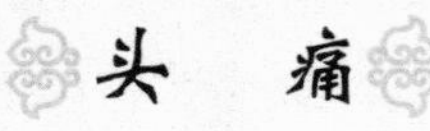

头　痛

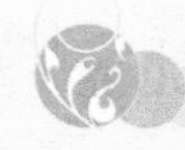

方一　偏头痛方

【组成】羌活(去芦)3 克,独活(去芦)3 克,川芎 3 克,白芷 3 克,细辛 3 克,藁本(去芦)3 克,防风(去芦)3 克,黄芩(酒炒)3 克。

【用法】上药锉,以水 100 毫升煎,每日 1 剂,食后热服。

【功效】祛风散寒,止痛。

【主治】偏头疼,至妙之药。

【来源】《世医得效方》。

中　　暑

方一　濯热散

【组成】 白矾、五倍子、乌梅（去核）、甘草各30克。

【用法】 上药研为末，入飞罗面120克拌匀。每服6克，新汲水调下。虽平日不聚饮冷者，服之不妨，真有奇效。

【功效】 祛暑清热解毒。

【主治】 伤暑迷闷，及泄泻霍乱作渴，立效。亦能解诸毒。

【来源】《世医得效方》。

方二　泼火散

【组成】 青皮（去白）、赤芍药、黄连（去须）、地榆各适量。

【用法】 上药研为细末，每服3克，冷水调服。

【功效】 清热泻火。

【主治】 伤暑烦躁，发渴口干。并治血痢，妇人热崩。

【来源】《世医得效方》。

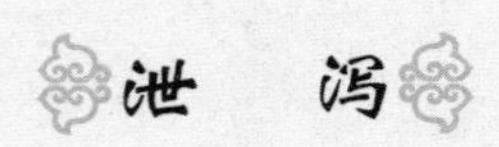

泄　　泻

方一　风下汤

【组成】 人参、白术、干姜（炒）、甘草（炒）各30克，茯苓、厚朴（姜制）各60克。

【用法】 上药锉散，每服9克，以水70毫升煎，空腹服。

【功效】 祛寒温胃。

【主治】 肠胃虚弱，腹内痛，身体怯寒，泄泻青黑，兼治伤寒而利，脐下冷，名鹜溏症。

【来源】《世医得效方》。

方二　豆蔻饮

【组成】 陈米30克，肉蔻（面裹，煨）、五味子、赤石脂（研）各15克。

【用法】 上药研为末，每服6克，粟米调服，每日服3次。

【功效】 涩肠止泻。

【主治】 滑泄，神效。

【来源】《世医得效方》。

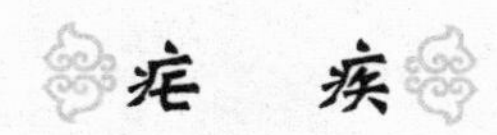

疟 疾

方一 争功散

【组成】 知母、贝母、柴胡（去芦）、常山、甘草、山栀子、槟榔各15克，蝉蜕10个，地骨皮（去骨）15克。

【用法】 上锉散，每服9克，用桃柳枝各15厘米，水煎。未效，用地路草藤15厘米煎服。

【功效】 清热解毒，祛邪截疟。

【主治】 热疟多效。

【来源】《世医得效方》。

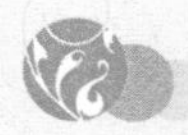

方二 冷附汤

【组成】 附子（炮，去皮、脐）30克。

【用法】 上药切作片，分2服，以水150毫升，生姜10片，煎至70毫升，露1夜。五更冷服。

【功效】 壮脾胃，去痰实，除虚热，降心气。屡用屡效。

【主治】 疟疾、无过是痰实痞塞不通，脾胃弱虚，热在上，停于胸膈，不得入于脏腑，所以五更冷服，乃使药下达。

【来源】《世医得效方》。

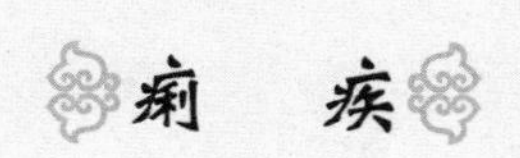

痢 疾

方一 芍药柏皮汤

【组成】 芍药、黄柏各30克，当归、黄连各15克。

【用法】 上药研为末，制水丸，如小豆大。温水调服6～9克以及夜5～6服。

禁忌:油腻脂肥、发热等物。

【功效】 清热利湿,和血行滞。

【主治】 一切湿热痢,频并窘痛,无问脓血,并宜服。热痢大效。

【来源】《世医得效方》。

方二 九圣圆

【组成】 罂粟壳(去蒂、膜,米醋炒)30克,川乌(炮,去皮)、黄连(火煨)、干姜、白茯苓(去皮)各15克。

【用法】 上药研为末,醋煮陈米粉为丸,如梧桐子大。每服9克,空腹米汤调服。腹痛止,当归乳香汤调服。

【功效】 清热利湿,和血行滞。

【主治】 下痢赤白,日夜无度,里急外重,紧痛,服之特效。

【来源】《世医得效方》。

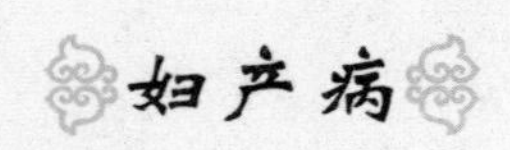

妇产病

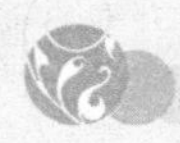

方一 二母散

【组成】 知母、贝母、白茯苓、人参各15克,桃仁(去皮尖)各0.3克。

【用法】 上药锉散,每服9克,以水150毫升煎。不拘时温服。如觉腹痛,并服之。

【功效】 祛痰消炎,消肿止痛。

【主治】 产后恶露上攻,流入于肺经,咳嗽宜服。如伤风痰喘,却以寻常伤风药治之。

【来源】《世医得效方》。

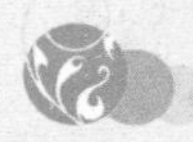

方二 芎附散

【组成】 大附子1枚,川芎30克。

【用法】 酽醋200毫升,用火四面炙透,蘸醋令尽,大附子去皮、脐,川芎30克研为末。每服6克,清茶调服,虚弱者最效。

【功效】 温阳散寒,活血止痛。

【主治】 产后败血作梗，头痛，诸药不效者。

【来源】《世医得效方》。

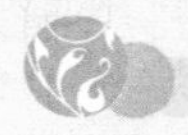

方三 泽兰圆

【组成】 当归（去芦，酒浸）、泽兰叶、琥珀（另研）、羚羊角（另研）、牡丹皮（去木）、防风（去芦）各 30 克，麝香（另研）1.5 克，安息香（酒煮，去砂）、生地黄、赤芍药各 45 克，铁粉、橘红各 15 克。

【用法】 上药研为末，炼蜜为丸，如梧桐子大。每服 9～12 克，空腹食前服，温酒或米汤调服。

【功效】 安神。

【主治】 女子血实，七情所感，卒然手足搐搦，状类症，却不可作治之。

【来源】《世医得效方》。

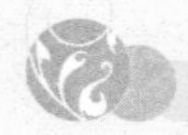

方四 牡丹散

【组成】 牡丹皮、大黄（蒸）、芒硝各 30 克，冬瓜子 50 克，桃仁（去皮尖）3～7 粒。

【用法】 上药锉散，每服 15 克，水 150 毫升，煎至 80 毫升，入芒硝再分 2 次服。欲产时先煎下，以备缓急。

【功效】 清热凉血、活血化瘀。

【主治】 产后血晕闷绝，若口噤，则拗开灌之必效。

【来源】《世医得效方》。

方五 龙蜕散

【组成】 蝉蜕（烧存性）30 克，大蛇蜕（烧存性）1 条，滑石 15 克，葵子（微炒）30 克。

【用法】 上药研为末，每服 3 克，顺流水微温暖调下。不可使热汤。

【功效】 散风除热。

【主治】 催生。

【来源】《世医得效方》。

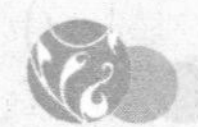

方六 秘方龙骨圆

【组成】 白牡蛎（煅）、北赤石脂（煅）、代赭石（煅）、白龙骨、伏龙、桑螵蛸、五灵脂、侧柏叶各适量，棕榈（烧灰）不拘多少，蒲黄多加入。

【用法】 上药研为末，以醋和糊为丸，如梧桐子大。每服6克，以十全大补汤9毫升，加嫩鹿茸（去毛，酒炙）、阿胶、蚌粉（炒）各4.5克，姜3片，枣2枚，乌梅2个，煎，吞服，立效。

【功效】 补益气血，收敛止血。

【主治】 产后及体虚，数月崩漏不止。

【来源】《世医得效方》。

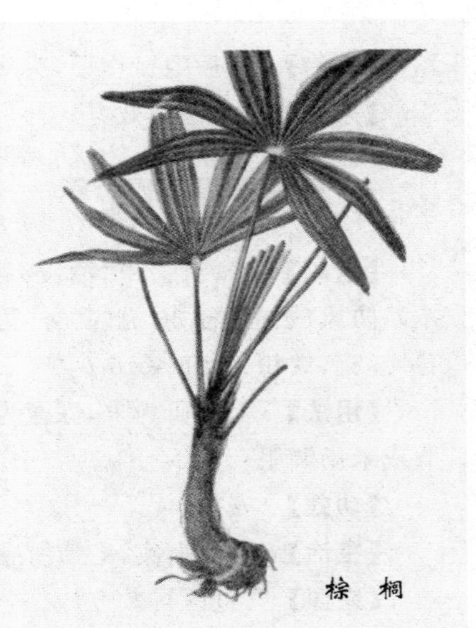

棕 榈

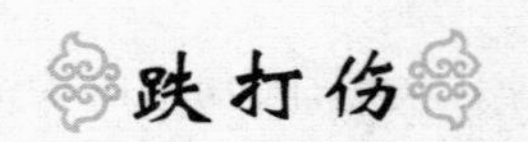

跌打伤

方一 救急方

【组成】 当归（炒）、桂心、甘草（炙）、蜀椒（炒出汗）各22.5克，川芎45克，附子（炮）、泽兰（炒）各30克。

【用法】 上药研为末，每用酒6毫升引服，立效。禁忌：海藻、菘菜、生葱、冷水等。

【功效】 活血祛瘀，续筋接骨。

【主治】 坠马落车，伤腕折臂。

【来源】《世医得效方》。

方二 自然铜散

【组成】 乳香、没药、苏木、降香、川乌（去皮尖）、松明节、自然铜各30克，地龙（去土，清油炒）15克，龙骨（生用）15克，土狗（酒浸，焙为末）10枚，真血竭9克。

【用法】 上药研为末，每服15克，用无灰酒调服。如病在上食后服，病在下空腹服。

【功效】 活血祛瘀，续筋接骨。

【主治】 跌打折骨损断，正骨科中经验方也。

【来源】《世医得效方》。

葛可久方

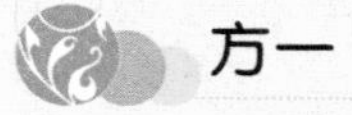

方一 十灰散

【组成】 大蓟、小蓟、荷叶、侧柏叶、茅根、茜根、山栀、大黄、牡丹皮、棕榈皮各适量。

【用法】 上药各烧灰存性，研极细末，用纸包，碗盖于地上一夕，出火毒，用时先将白藕捣汁或萝卜汁半碗，调服 25 克，食后服。

【功效】 凉血止血。

【主治】 血热行所致之呕血、咯血等。

【来源】《十药神书》。

方二 花蕊石散

【组成】 煅花蕊石适量。

【用法】 上药研为细末，每服 9～15 克，用黄酒 80 毫升炖温调服。

【功效】 化瘀止血。

【主治】 咯血。

【来源】《十药神书》。

方三 独参汤

【组成】 人参 30 克。

【用法】 上药研为粗末，加大枣 5 枚，水煎，不拘时服。

【功效】 益气固脱。

【主治】 元气大亏，阳气暴脱，面色苍白，神情淡漠，肢冷汗出，脉息微弱。

【来源】《十药神书》。

方四 保和汤

【组成】 知母、贝母、天冬、款冬花各 9 克，天花粉、薏苡仁、杏仁、五味子各 6 克，甘草、马兜铃、紫菀、百合、桔梗、阿胶、当归、地黄、紫苏、薄荷、百部各 4.5 克。

【用法】 加生姜 3 片，水煎去滓，入饴糖 5 克服，每日 3 次。

【功效】 滋阴润肺止咳。

【主治】 久嗽肺痿。

【来源】《十药神书》。

方五 润肺膏

【组成】 羊肺1具，杏仁(研)、柿霜酥、天花粉各30克，白蜜60毫升。

【用法】 先将羊肺洗净，再将其余4味入水搅匀，灌入肺中，白水煮熟，如常法服食。

【功效】 润肺止咳。

【主治】 久嗽肺燥、肺痿。

【来源】《十药神方》。

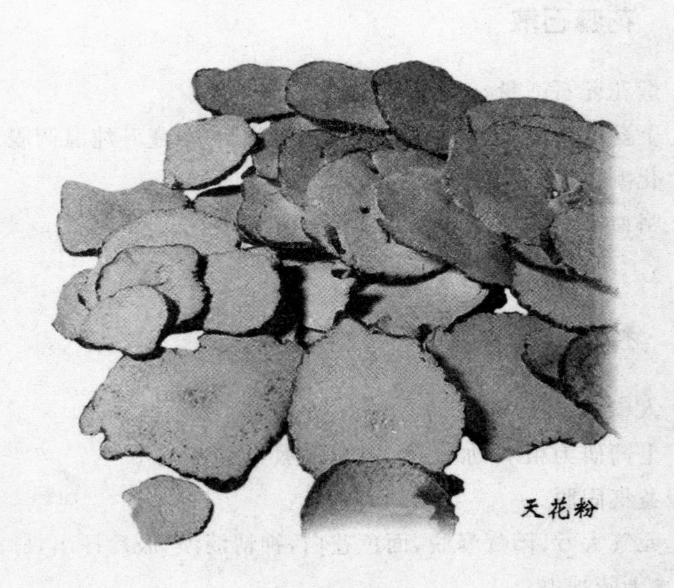

天花粉

明朝名医(著)方

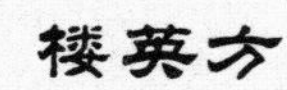

楼英方

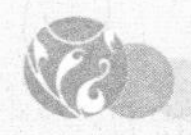

方一　王瓜散

【组成】 王瓜根、桂心各30克，白石脂、菟丝子(酒浸)、牡蛎(盐泥烧赤，候冷，去泥)各60克。

【用法】 上药为散，每服6克，大麦粥下，每日3次服，饭前服。

【功效】 滋肾固涩。

【主治】 肾虚，小便自利如泔色。

【来源】《医学纲目》。

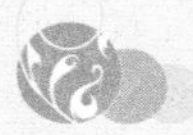

方二　磨积丸

【组成】 胡椒150粒，木香7.5克，全蝎(去毒)10枚。

【用法】 上药研为末和丸，如绿豆大。每服15丸，陈皮汤送服。

【功效】 健胃消食，温中散寒，止痛。

【主治】 息积。

【来源】《医学纲目》。

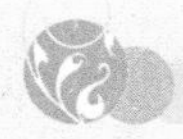

方三　益血丹

【组成】 当归(酒浸，焙)、熟地黄各适量。

【用法】 上药研为末，炼蜜为丸，如弹子大。每服1～3丸，细嚼，以酒调服。

【功效】 养血润肠通便。

【主治】 大便燥，久虚亡血。

【来源】《医学纲目》。

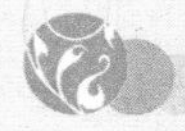

方四　镇心丹

【组成】 朱砂(研末)、煅白矾各适量。

【用法】 上药研为末，水丸如鸡头大。每服1丸，煎人参汤饭后服。

【功效】 镇惊安神。

【主治】 惊悸自汗，心烦短气，喜怒悲恶，皆不自知，惊魂失魄以及男子遗泄，女子带下。

【来源】《医学纲目》。

方五　五补丸

【组成】 熟地黄、人参、牛膝（酒浸，芦，焙干）、白茯苓、地骨皮各适量。

【用法】 上药研为细末，炼蜜为丸，如梧桐子大。每服6～9克，温酒空腹服。

【功效】 行气利水。

【主治】 水便不通。

【来源】《医学纲目》。

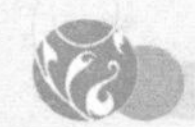

方六　樗皮丸

【组成】 芍药15克，良姜（烧灰）9克，黄柏（烧成灰）6克，椿根皮45克。

【用法】 上药研为末，制丸。每服3丸。

【功效】 清热利湿。

【主治】 赤白带下有湿热者。

【来源】《医学纲目》。

方七　卷荷散

【组成】 初出卷荷、红花各60克，蒲黄（纸炒）、牡丹皮各15克。

【用法】 上药研为细末，每服9克，空腹温酒调服。

【功效】 活血化瘀。

【主治】 产后血上冲心，血刺血晕，腹疼恶露不绝。

【来源】《医学纲目》。

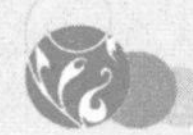

方八　香灵丸

【组成】 辰砂（另研）、丁香各1.8克，五灵脂3克。

【用法】 上药丁香、五灵脂先研为末，后入辰砂，再研匀。用狗或猪胆糊丸，如鸡头大。每服1丸，生姜陈皮汤调服。

【功效】 安神解毒。

【主治】 产后呕吐不止。

【来源】《医学纲目》。

朱方

方一 石韦散

【组成】 石韦6克,木通4.5克,车前子9克,瞿麦6克,滑石9克,榆白皮6克,甘草3克,冬葵子6克,赤茯苓9克。

【用法】 水煎服,每日1剂。

【功效】 清热利湿,通淋排石。

【主治】 石淋。症见小腹隐痛,茎中痛,溺出沙石等,并治诸淋。

【来源】《普济方》。

方二 仓廪散

【组成】 人参、茯苓、甘草、前胡、川芎、羌活、独活、桔梗、柴胡、枳壳、陈仓米各适量。

【用法】 上药研为末罗匀,加姜、薄荷煎汤热服。

【功效】 疏散风邪,和胃止呕。

【主治】 噤口痢,毒气冲心,有热作呕。

【来源】《普济方》。

方三 椒面粥

【组成】 蜀椒3～5克,白面粉60～90克,生姜3片。

【用法】 将蜀椒研为末,每次取适量同面粉和匀,调入水中煮粥,后加生姜稍煮即可。禁忌:一切热性病患者均不可选用。

【功效】 暖胃散寒,温中止痛。

【主治】 久患冷气,心腹结痛,呕吐。

【来源】《普济方》。

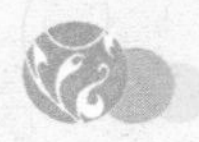

方四　拔粥

【组成】 薤白10～15克(鲜者30～60克),葱白2茎,白面粉60～90克(或粳米30～60克)。

【用法】 煮粥任意食。禁忌:发热患者,不宜选用。宽胸止痛,行气止痛。

【功效】 暖胃散寒,温中止痛。

【主治】 急慢性痢疾,肠炎,胸胁刺痛,胸痹心痛,以及冠心病,心绞痛的辅助治疗。

【来源】 《普济方》。

董宿方

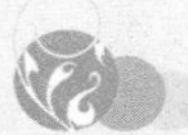

方一　六神散

【组成】 川芎、防风、甘草、羌活各30克,荆芥穗、紫苏各45克。

【用法】 上药研为细末,每服3克,米汤调服,不拘时服。

【功效】 祛风定眩。

【主治】 风眩烦闷,头目运转不止。

【来源】 《奇效良方》。

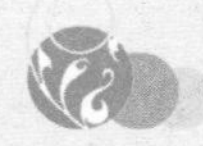

方二　芎劳散

【组成】 芎䓖、赤茯苓、枳壳(麸炒)各1.8克,羚羊角屑、独活、防风、白术、黄芩、杏仁(炒黄)各30克。

【用法】 上药研为粗末,每服18克,以水60毫升,入生姜0.3克,煎至35毫升,去渣,不拘时温服。

【功效】 健脾渗湿,熄风潜阳。

【主治】 风头眩。发则心腹满急,眼晕欲倒。

【来源】 《奇效良方》。

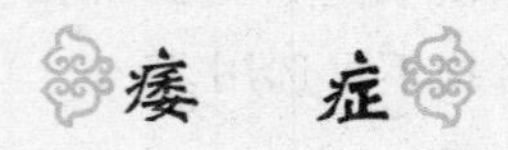

痿　症

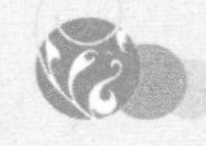

方一　金刚丸

【组成】 草薢、杜仲、肉苁蓉(酒浸)、菟丝子各适量。

【用法】 上药研为细末，酒煮猪腰子，捣和为丸，如梧桐子大。每服9～12克，空腹用温酒送下。

【功效】 补肝肾，壮筋骨。

【主治】 肾损骨痿，不能起于床，宜服此益精。

【来源】《奇效良方》。

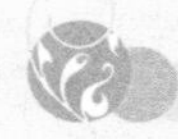

方二 健步丸

【组成】 酒防己30克，防风、泽泻各9克，川乌（炮）、苦参各3克，肉桂、滑石（炒）、栝楼根、柴胡、羌活、甘草（炙）各1.5克。

【用法】 上药研为细末，酒糊为丸，如梧桐子大。每服12克，空腹食前送下。

【功效】 祛风除湿，壮筋骨。

【主治】 膝中无力，屈伸不得，腰背腿沉重，行步艰难。

【来源】《奇效良方》。

泄泻痢疾

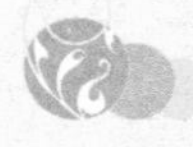

方一 神效鸡清丸

【组成】 木香120克，黄连180克，肉豆蔻（大者，生用）7个。

【用法】 上药先研为细末，取鸡蛋清和好作饼子，于慢火上炙，令黄红，干后再研为末，用面糊和丸，如梧桐子大。每服9克，空腹米汤调服。

【功效】 调气清热，利湿止痢。

【主治】 一切泻痢。

【来源】《奇效良方》。

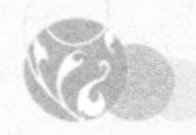

方二 不二散

【组成】 罂粟壳、青皮（去穰、焙干）、陈皮（去穰、焙干）各100克，当归、甘草（炙）、干葛各60克。

【用法】 上药研为粗末。每服18克，以水60毫升，煎至40毫升，去渣，通口服。

【功效】 调气清热，利湿止痢。

【主治】 诸般泻痢，神效。

【来源】《奇效良方》。

耳聋

方一　天雄鸡蛋方

【组成】天雄0.3克，附子1枚，鸡蛋1枚。

【用法】上药研为细末，将鸡蛋开一孔，取去黄，药纳入鸡蛋，封合其头，还令母鸡抱窝，待小鸡卵出的日子，其药乃成。取出以绵裹塞耳内，取瘥为度。

【功效】回阳救逆，补火助阳，散寒止痛。

【主治】耳聋30年不闻者。

【来源】《奇效良方》。

方二　大蒜方

【组成】大蒜1瓣，巴豆1粒。

【用法】以大蒜一头开一坑子。以巴豆去皮，慢火炮之极热，入蒜内，以新绵裹定，塞耳中，不过三四次即显效。

【功效】清热利湿，消肿止痛。

【主治】耳聋久不效者。

【来源】《奇效良方》。

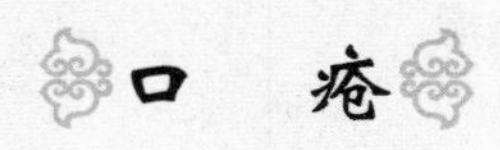

口疮

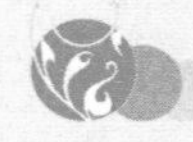

方一　黄连散

【组成】黄连、朴硝、白矾各15克，薄荷30克。

【用法】上药研为粗末，用腊月黄牛胆，将药入胆内，风头挂2个月取下。用时将药细研，入于口疮上，去其涎即愈。

【功效】清热燥湿，泻火解毒。

【主治】口疮。

【来源】《奇效良方》。

方二　冰柏丸

【组成】 龙脑、黄柏(晒干)、硼砂、薄荷叶各适量。

【用法】 上药研为细末,研匀,炼蜜和丸,如龙眼大。每服 1 丸,津液化服。

【功效】 清热燥湿,泻火解毒。

【主治】 口疮。

【来源】《奇效良方》。

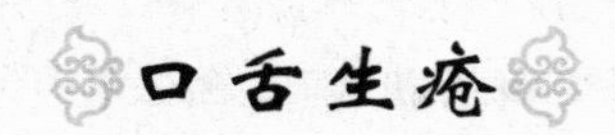

口舌生疮

方一　黄柏丸

【组成】 黄柏(研为末)30 克,蟾酥 0.3 克。

【用法】 上药研为细末,端午日午时,用蒸饼和丸,如绿豆大,绵裹 1 丸,夜后含,有涎即吐出。

【功效】 清热解毒。

【主治】 口舌生疮、肿痛。

【来源】《奇效良方》。

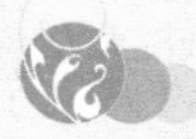

方二　加味龙石散

【组成】 寒水石 120 克,马牙硝 3 克,龙脑 7.5 克,铅白霜、硼砂各 1.5 克,甘草 6 克。

【用法】 上药研为细末,少许搽患处,吐津,误咽不妨。

【功效】 清热解毒。

【主治】 口舌生疮,时时血出,咽嗌肿塞,疼痛烦闷。

【来源】《奇效良方》。

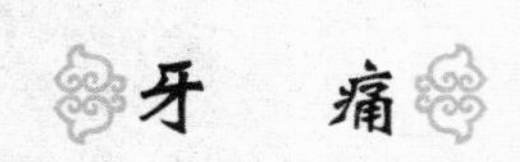

牙　痛

方一　扫痛牙

【组成】 川乌(炮)15 克,鹤虱 30 克,良姜 30 克(以青盐 15 克炒)。

【用法】 上药研为细末。风牙痛，刀上烧盐，同前药擦，蛀牙痛，白梅肉同前药丸塞之。

【功效】 温经散寒止痛。

【主治】 风蛀牙痛，引太阳穴痛。

【来源】 《奇效良方》。

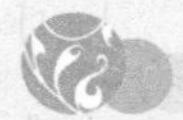

方二　雄黄膏

【组成】 雄黄6克，乳香、没药各3克，麝香1.5克。

【用法】 上药研为细末，熔黄蜡和丸，安在虫蛀牙孔中。

【功效】 行气活血止疼。

【主治】 虫牙疼。

【来源】 《奇效良方》。

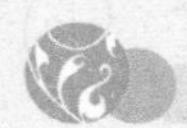

方三　蛀牙散

【组成】 枯白矾、滴乳香各适量。

【用法】 上药研为细末，熔蜡和成膏丸子，如粟米大。每服1丸，塞于蛀牙孔中，即止。

【功效】 行气活血止疼。

【主治】 风蛀牙疼。

【来源】 《奇效良方》。

方四　九宝散

【组成】 胆矾、细辛各4.5克，青盐、荜茇、川芎、砂仁、滑石、五倍子各3克，麝香少许。

【用法】 上药研为细末。与好茶对半研匀，早、晚擦牙。

【功效】 消肿止痛。

【主治】 牙疼。

【来源】 《奇效良方》。

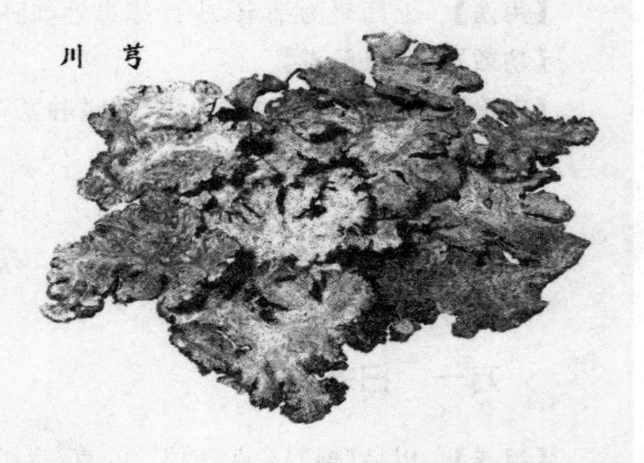
川　芎

痔疮

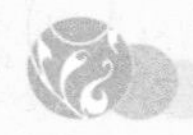

方一　黑丸子

【组成】 百草霜、白姜各30克，木馒头60克，乌梅、败棕、柏叶、乱发各38克，桂心9克，白芷15克。

【用法】 上药研为细末研匀，醋糊为丸，如梧桐子大。每服6～9克，空腹用米汤送服。

【功效】 收敛止血、消痔。

【主治】 久年痔漏下血。

【来源】 《奇效良方》。

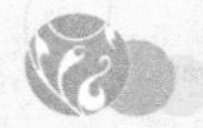

方二　秦艽羌活汤

【组成】 秦艽、羌活、黄芪各4.5克，麻黄、防风、升麻、柴胡、甘草(炙)各3克，藁本、细辛、红花各1.5克。

【用法】 上药作1服，以水1000毫升，煎至500毫升，空腹服。

【功效】 祛风除湿，止痒。

【主治】 痔疮成块，下垂疙瘩，其痒难忍。

【来源】 《奇效良方》。

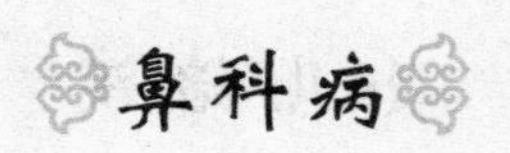

鼻科病

方一　吹鼻散

【组成】 龙脑1.5克，马牙硝3克，瓜蒂14枚。

【用法】 上药研极细末。每次用一豆大，吹入鼻中。

【功效】 通窍，清热。

【主治】 鼻干无涕。

【来源】 《奇效良方》。

方二　川椒散

【组成】 川椒、诃子、辣桂、川白姜、川芎、细辛、白术各适量。

【用法】 上药研为细末，每服 6 克，食后温酒调服。

【功效】 通窍止涕。

【主治】 鼻流涕。

【来源】《奇效良方》。

方三　白芷丸

【组成】 白芷适量。

【用法】 上药研为细末，以葱白捣烂和为丸，如小豆大。每服 6 克，不拘时，茶汤送服。

【功效】 通窍止涕。

【主治】 鼻流清涕不止。

【来源】《奇效良方》。

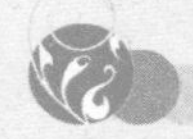

方四　通顶散

【组成】 胡黄连、滑石各 0.3 克，瓜蒂 7 枚，麝香 3 克，蟾酥 1.5 克。

【用法】 上药研匀，每用少许，吹入鼻中即瘥。

【功效】 通窍。

【主治】 鼻塞不闻香臭。

【来源】《奇效良方》。

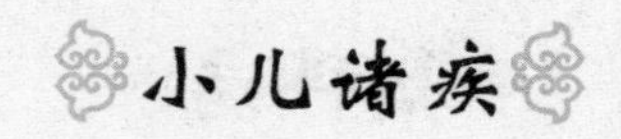

小儿诸疾

方一　海桐皮散

【组成】 海桐皮、当归、牡丹皮、熟地黄、牛膝各 30 克，山茱萸、补骨脂各 15 克。

【用法】 上药锉碎，每服 6 克，以水 50 毫升，葱白 6 厘米，煎至 25 毫升。

【功效】 祛风通络，滋补肝肾。

【主治】 小儿脚挛不能伸举。

【来源】《奇效良方》。

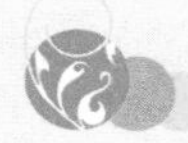

方二　观音全蝎散

【组成】 全蝎21个,天麻、防风、羌活各1.5克,川白芷、炙甘草、扁豆、黄芪各9克,砂仁、赤茯苓各15克。

【用法】 上药同研为末。每用3克,以冬瓜仁煎,不拘时调服。

【功效】 健脾和中,祛风化痰镇惊。

【主治】 小儿外感风寒,内伤脾胃,致吐泻不止,遂成慢惊等症。

【来源】 《奇效良方》。

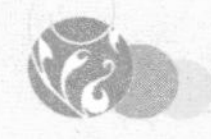

方三　吉州醒脾散

【组成】 人参、白术、木香、白茯苓、白附子、天麻、全蝎、僵蚕各适量。

【用法】 上药锉碎。每服6克,以水50毫升,生姜3片,煎至25毫升。

【功效】 健脾化痰,安神定惊。

【主治】 小儿慢惊,神昏目慢,多睡有痰。

【来源】 《奇效良方》。

方四　天竺黄散

【组成】 天竺黄、川郁金、山栀子、白僵蚕、蝉蜕、甘草各适量。

【用法】 上药研为末,1岁1.5克,白开水、薄荷汤皆可服,不拘时。

【功效】 清热化痰镇风热。

【主治】 小儿惊风热。

【来源】 《奇效良方》。

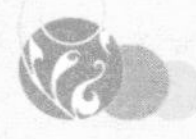

方五　助胃膏

【组成】 人参、炒白术、白茯苓、炙甘草、丁香各1.5克,砂仁40个,木香9克,白豆蔻40个,干山药30克,肉豆蔻4个。

【用法】 上药研为细末,炼蜜为丸,如芡实大。每用1丸,用米饮汤磨化,食前服。

【功效】 健脾益气,温中和胃。

【主治】 小儿胃寒吐泻、乳食不化、不思乳食、脾胃虚弱。

【来源】 《奇效良方》。

方六　泻黄饮子

【组成】 白芷、升麻、枳壳、黄芩、防风、半夏、石斛各 30 克，甘草 15 克。

【用法】 上药锉碎，每服 15 克，以水 500 毫升，生姜 3 片，煎至 250 毫升。

【功效】 疏风清热解毒。

【主治】 小儿风热蕴于脾经，唇燥干裂、口舌生疮。

【来源】《奇效良方》。

妇产科诸疾

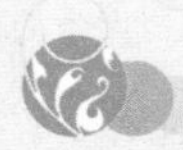

方一　诜诜丸

【组成】 泽兰叶、白术各 45 克，肉桂、炮干姜各 15 克，白芍、石斛、当归、熟地黄、延胡索、丹皮、川芎各 30 克。

【用法】 上药研为细末，醋糊为丸，如梧桐子大。每服 9 克，空腹温酒送服。

【功效】 行气活血止痛。

【主治】 妇人冲任虚寒，胎孕不成或多损堕。

【来源】《奇效良方》。

方二　芎乌散

【组成】 大川芎、乌药各适量。

【用法】 上药研为细末，每服 9 克，用秤锤烧红淬酒调服，不拘时。

【功效】 行气活血止痛。

【主治】 产后头痛不止。

【来源】《奇效良方》。

方三　葶苈散

【组成】 葶苈子、茯苓、桑白皮、郁李仁各 4.5 克，白术 12 克。

【用法】 上药作 1 服，以水 1000 毫升，煎至 500 毫升，不拘时服，小便利愈。

【功效】 泻肺利水消肿。

【主治】 妊娠遍身肿。

【来源】《奇效良方》。

方四　保安白术散

【组成】白术、黄芩(炒)各 15 克。

【用法】上药作 1 服，以水 1000 毫升，生姜 5 片，红枣 3 枚，煎至 500 毫升。不拘时服。

【主治】妊娠伤寒，头疼发热，此药安胎。

【来源】《奇效良方》。

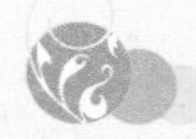

方五　旋覆花汤

【组成】旋覆花 1.5 克，厚朴、白术、枳壳、黄芩、茯苓各 4.5 克，半夏、芍药、生姜各 3 克。

【用法】上药作 1 服，以水 1000 毫升，煎至 500 毫升。食前服。

【功效】降气，消痰，行水，止呕。

【主治】胎漏下血及因事下血。

【来源】《奇效良方》。

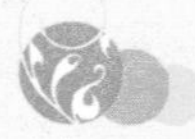

方六　八物汤

【组成】川芎、当归、芍药、熟地黄各 6 克，木香、槟榔、延胡索、苦楝各 3 克。

【用法】食前服。以水 1000 毫升，煎至 500 毫升。

【功效】补血活血，行气止痛。

【主治】经事欲行，脐腹绞痛，临经痛者血涩也。

【来源】《奇效良方》。

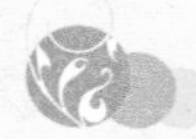

方七　加示乌沉汤

【组成】乌药、缩砂、木香、延胡索各 30 克，香附 60 克，甘草 45 克。

【用法】上药细锉，每服 21 克，以水 75 毫升，生姜 3 片，煎至 50 毫升。不拘时温服。

【功效】温经散寒，行气止痛。

【主治】妇人经水欲来，脐周疼痛。

【来源】《奇效良方》。

熊宗立方

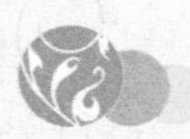

方一　二贤散

【组成】 薄橘红 120 克，甘草 30 克。

【用法】 上药研为末，沸汤调服，甚效。

【功效】 理气化痰。

【主治】 痰实，食后膈满。

【来源】《名方类证医书大全》。

方二　小草汤

【组成】 小草、黄芪(去芦)、当归(去芦，酒浸)、麦冬(去心)、石斛(去根)、酸枣仁(炒，去壳)各 60 克，人参、甘草(炙)各 15 克。

【用法】 上药研为粗末，每服 12 克，以水 70 毫升，姜 5 片，煎至 50 毫升，温服，不拘时。

【功效】 理气化痰。

【主治】 痰实，食后膈满。

【来源】《名方类证医书大全》。

方三　一清散

【组成】 柴胡 120 克，赤茯苓 60 克，桑白皮、川芎各 30 克，甘草 15 克。

【用法】 锉散，每服 12 克，姜枣煎服。

【功效】 和解少阳，清热利湿。

【主治】 热疸发热。

【来源】《名方类证医书大全》。

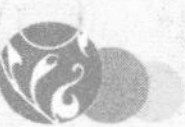

方四　侧子散

【组成】 侧子 30 克(炮)，附子 30 克(炮)，党参 30 克，白术 30 克(煨)，白茯苓 30 克(去皮)，防己 22.5 克，防风、麻黄、粉草(炙)各 15 克，甘菊花(去梗)60 克，北细辛(去苗)60 克，肉桂(去皮)30 克，赤芍药 30 克，当归(去芦，酒浸)30 克，川芎 30

克，秦艽（去芦、土）30 克，白茯神（去皮）60 克。

【用法】 上药研为粗末，每服 15 克，以水 100 毫升，姜 3 片，枣 1 个煎，不拘时服。

【功效】 益气养血，祛风通络。

【主治】 卒中，手足不随，言语謇涩。

【来源】《名方类证医书大全》。

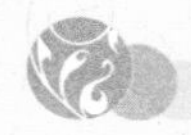

方五 渗湿汤

【组成】 苍术、白术、甘草（炙）各 30 克，茯苓（去皮）、干姜（炮）各 60 克，橘红、丁香各 3 克。

【用法】 上药研为粗末，每服 12 克，以水 70 毫升，枣 1 枚，姜 3 片，煎至 50 毫升，食前温服。

【功效】 健脾散寒除湿。

【主治】 寒湿所伤，身体重如坐水中，小便赤涩，大便溏泄。

【来源】《名方类证医书大全》。

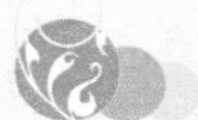

方六 绛雪散

【组成】 龙脑 0.15 克，硼砂 3 克，朱砂 9 克，马牙硝 1.5 克，寒水石 3 克。

【用法】 上药研匀，每用 0.3 克掺于舌上津咽。

【功效】 通诸窍，散郁火。

【主治】 咽喉肿痛，咽物妨碍及口舌生疮。

【来源】《名方类证医书大全》。

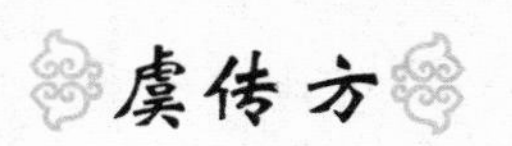

虞传方

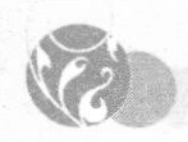

方一 连附六一汤

【组成】 黄连 18 克，附子（炮，去皮、脐）3 克。

【用法】 加生姜 3 片，大枣 1 枚，水煎，稍热服。

【功效】 清泻肝火，降逆止呕。

【主治】 肝火炽盛，胃脘剧痛，呕吐酸水等症。

【来源】《医学正传》。

方二 三妙丸

【组成】 黄柏（酒炒）120克，苍术（米汤浸一二夜，细切，焙干）180克，牛膝60克。

【用法】 上药研为细末，煮糊为丸，如梧桐子大，每服6～9克，空腹姜、盐汤送下。

【功效】 清热利湿。

【主治】 湿热下注，脚膝红肿等症。

【来源】 《医学正传》。

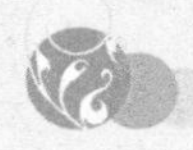

方三 三根饮

【组成】 五倍子根、苍耳草根、臭樗木根各适量。

【用法】 上药细切，每服21克重，加生姜3片，大枣1枚，大黑豆36粒，糯米49粒，水煎至一半，去渣温服。

【功效】 敛肺止汗；涩肠，固精，止血，解毒。

【主治】 痢年久不愈者，殊效。

【来源】 《医学正传》。

方四 大刀夺命丸

【组成】 杵头糠、牛转草各150克，糯米300克。

【用法】 上药研为细末，取黄母牛口中涎沫为丸，如龙眼大，入锅中，慢火煮熟。如加60～90克砂糖入丸内，其效更佳。时常食之。

【功效】 通肠，开胃，下气，磨积块。

【主治】 噎膈不下及反胃等症。

【来源】 《医学正传》。

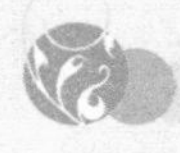

方五 地仙煎

【组成】 细山药300克，杏仁（去皮尖）30克，生牛乳汁600毫升。

【用法】 将杏仁研细，入牛乳汁、山药搅匀，绞取汁，重汤煮1日，用新瓷器密封。每服15～30毫升，空腹温酒或汤调服。

【功效】 滋阴生津润燥。

【主治】 诸燥症。

【来源】《医学正传》。

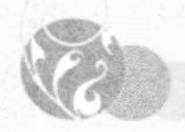

方六　如神救苦散

【组成】 御米壳(蜜炒)3克,陈皮15克,壁虎8克,乳香8克,沉药8克,甘草8克。

【用法】 上药研为细末,每服9克,煎服。

【功效】 行气,活血,通络。

【主治】 瘫痪,手足走痛不止(非痛勿用)。

【来源】《医学正传》。

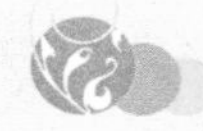

方七　杉木节饮

【组成】 杉木节120克,槟榔7枚,大腹皮30克,青橘叶49片。

【用法】 上药细切,作1服,用顺流水1500毫升,煎至500毫升。上剂分作3次服,1日服尽。

【功效】 祛风清热消肿。

【主治】 脚气发作,恶寒发热,两足肿大,心烦体重垂死者。

【来源】《医学正传》。

戴思恭方

方一　通关散

【组成】 抚芎、川芎、川乌、细辛、白芷、薄荷各适量。

【用法】 上药研为末,每用葱白茶清调服6克。

【功效】 疏散风寒。

【主治】 头痛。

【来源】《证治要诀类方》。

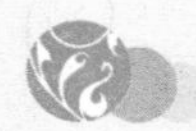

方二　鸡苏丸

【组成】 柴胡(银州者)、木通(同柴胡以汤40毫升浸3宿,取汁)各60克,生地黄(末)180克,麦冬(去心)120克,阿胶(炒)、蒲黄(炒)、人参各60克,黄芪、甘草(炙)各15克,紫苏(即薄荷叶)500克。

【用法】 上药研为末,将好蜜1升,先炼一二沸,然后入生地黄末,不住手搅匀,次入木通柴胡汁,慢火熬成膏勿令焦,次入余药末,同和为丸,如豌豆大。每服6克,食后临卧嚼碎,热水送服。

【功效】 消肿止痛。

【主治】 咽痛。

【来源】《证治要诀类方》。

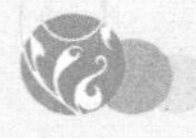

方三 百花膏

【组成】 百合、款冬花各适量。

【用法】 上药研为末,炼蜜为丸,如龙眼大。临卧嚼服1丸,用姜汤送下。

【功效】 润肺止咳。

【主治】 嗽血。

【来源】《证治要诀类方》。

方四 安神丸

【组成】 黄连4.5克,酒归白1.5克,酒归身、炙甘草各1.5克。

【用法】 上药捣为末,和匀,汤浸蒸饼丸如黍米大。食后津咽下15丸。

【功效】 滋阴清热安神。

【主治】 治五痫。

【来源】《证治要诀类方》。

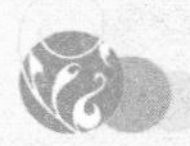

方五 四兽饮

【组成】 人参、白术、茯苓、甘草、陈皮、半夏、草果仁各适量。

【用法】 乌梅姜枣水煎服。

【功效】 祛邪截疟,和解表里。

【主治】 疟疾。

【来源】《证治要诀类方》。

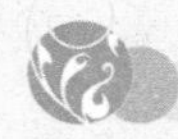

方六 分清饮

【组成】 益智仁、川萆薢、石菖蒲各适量。

【用法】 入盐少许,水煎服。

【功效】 益气,升清,固摄。

【主治】 小便多。

【来源】《证治要诀类方》。

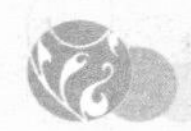

方七 黑白丹

【组成】 乌蛇(去头、尾,煮去骨)、白花蛇(去头、尾,煮去骨)各 1 条,雄黄 6 克,大黄(煨)15 克。

【用法】 上药研为末,每服 6 克,不拘时调服。

【功效】 化痰核,水瘰疬。

【主治】 瘰疬。

【来源】《证治要诀类方》。

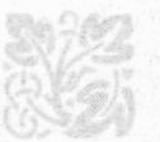

陶华方

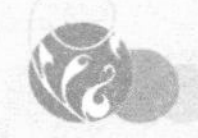

方一 黄龙汤

【组成】 大黄 9 克,芒硝 12 克,枳实 6 克,厚朴 3 克,甘草 3 克,当归 9 克,人参 6 克。

【用法】 上药加桔梗 3 克,生姜 9 克,大枣 2 枚,水煎服。

【功效】 扶正攻下。

【主治】 里热实证而气血虚弱者,症见自利清水,色纯青,腹痛拒按,谵语,口舌干燥,口渴,身热,神倦少气,或便秘,腹胀满硬痛,神昏肢厥,舌苔焦黄或焦黑,脉虚。

【来源】《伤寒六书》。

方二 柴葛解肌汤

【组成】 柴胡 9 克,葛根 9 克,甘草 3 克,黄芩 9 克,芍药 3 克,羌活 3 克,白芷 3 克,桔梗 3 克。

【用法】 加石膏 3 克,生姜 3 片,大枣 2 枚,水煎服。

【功效】 辛凉解肌,兼清里热。

【主治】 感冒风寒,寒郁化热,恶寒渐轻,身热增盛,头痛肢楚,目痛鼻干,心烦不眠，眼眶痛，舌苔薄黄，脉浮微洪。

【来源】《伤寒六书·杀车槌法》。

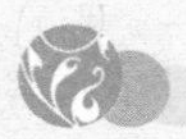

方三 回阳救急汤

【组成】熟附子 9 克，干姜 5 克，肉桂 3 克，人参 6 克，白术 9 克，茯苓 9 克，陈皮 6 克，甘草(炙)5 克，五味子 3 克，半夏(制)9 克。

【用法】加水入姜 3 片同煎，临服入麝香 0.1 克调服。以手足温和即止，不得多服。

【功效】回阳救急，益气生脉。

【主治】阴寒内盛或寒邪直中三阴，真阳衰微，症见四肢厥冷，恶寒倦卧，腹痛吐泻，不渴，或是端口唇发绀，舌淡苔白滑脉沉迟无力，甚或无脉等症。

【来源】《伤寒六书·杀车槌法》。

方四 再造散

【组成】黄芪 6 克，人参 3 克，桂枝 3 克，甘草 1.5 克，熟附子 3 克，细辛 2 克，羌活 3 克，防风 3 克，川芎 3 克，煨生姜 3 克。

【用法】加大枣 2 枚，水煎减半，再加炒芍药 1 撮，煎 3 沸，温服。

【功效】益气助阳，散寒解表。

【主治】阳虚气弱，外感风寒，症见恶寒发热，寒重热轻，头痛，无汗，肢冷，倦怠嗜卧，面色苍白，语言低微，舌淡苔白，脉沉无力，或浮大无力者。

【来源】《伤寒六书·杀车槌法》。

薛己方

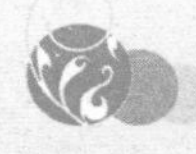

方一 丹栀逍遥散

【组成】柴胡(去苗)、当归(去苗，微炒)、白芍、白术、茯苓(去皮，白者)各 30 克，甘草(微炙赤)15 克，丹皮、栀子各 3 克。

【用法】水煎服。

【功效】疏肝健脾，和血调经。

【主治】肝脾血虚，化火生热，症见烦躁易怒，或自汗盗汗，或头痛目涩，或颊赤口干，或月经不调，小腹作痛，或小腹坠胀，小便涩痛等。

【来源】《内科摘要》。

方二　回阳玉龙膏

【组成】草乌(炒)90克,南星(煨)30克,良姜(煨)60克,白芷30克,肉桂15克,赤芍药(炒)30克。

【用法】上药研为末,葱汤调搽。

【功效】温阳活血消肿。

【主治】痈肿坚硬不痛,肉色不变,久而不溃,或溃而不敛,或骨挛痛以及一切冷症。

【来源】《外科心法》。

方三　乳香定痛散

【组成】乳香、没药各6克,滑石、寒水石(煅)各12克,冰片0.3克。

【用法】上药研为细末,搽患处,痛即止。

【功效】清热活血。

【主治】诸疮溃烂疼痛。

【来源】《外科心法》。

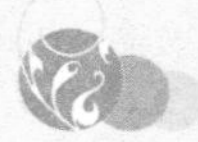

方四　神仙活命饮

【组成】穿山甲(蛤粉黄色)、甘草节、防风、没药、赤芍药、白芷各1.8克。

【用法】酒300毫升,同入瓶内,纸糊瓶口,弗令泄气,慢火煎数沸,去渣。病在上食后服,病在下食前服,能饮酒者服药后再饮3杯尤好。

【功效】活血软坚消痈。

【主治】一切痈疽肿毒。

【来源】《外科心法》。

孙一奎方

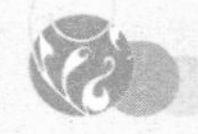

方一　偏正头风涂药

【组成】紫荆皮150克,独活90克,赤芍(炒)、白芷、石菖蒲各30克。

【用法】 葱头煎浓汤调敷。

【功效】 发散风寒。

【主治】 偏正头风。

【来源】《赤水玄珠》。

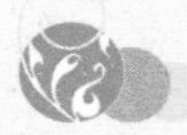

方二 左经丸

【组成】 大草乌(去皮、脐)105 克,木鳖(去壳)105 克,白乳香 105 克,五灵脂 15 克,斑蝥(去头、足,醋炒,磨细)15 克,生黑豆(去皮,为末)30 克。

【用法】 醋和丸,如芡实大。每服 1 丸,温酒磨下。治筋骨痛未经针刺者,3～5 日见效。

【功效】 散寒祛风通络。

【主治】 手足不遂,筋骨诸痛,遍身风疮。

【来源】《赤水玄珠》。

方三 鸬鹚瘟方

【组成】 柴胡 6 克,贯众 6 克,干葛 3 克,竹茹 3 克,半夏 3 克,黄连 2.1 克,枳壳 2.1 克,甘草 1.2 克。

【用法】 水煎服,一贴而愈半,再服肿块消。

【功效】 清热泻火解毒。

【主治】 颊腮红肿,呕恶,发热,下午烦躁,口苦,晚不能睡,脉洪大。

【来源】《赤水玄珠》。

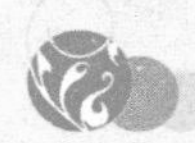

方四 瑞本丸

【组成】 苦参 60 克,黄柏 60 克,牡蛎 30 克,蛤粉 30 克,葛根 30 克,白螺蛳壳(煅)30 克,青蒿 30 克。

【用法】 神曲为丸,如梧桐子大。空腹白汤服 12 克。终剂而愈,百发百中,忌酒 1 个月。

【功效】 安神。

【主治】 梦遗。

【来源】《赤水玄珠》。

韩方

方一　三子养亲汤

【组成】 紫苏子9克,白芥子6克,萝卜子9克。

【用法】 上药3味各洗净,微炒击碎。每服不过9克。用生绢小袋盛之,煮作汤饮,代茶饮水啜用,不宜煎熬太过。若大便素实者,临时加熟蜜少许,若冬寒加生姜3片。

【功效】 降气消食,温化痰饮。

【主治】 咳嗽喘逆,痰多胸痞,食少难消,舌苔白腻,脉滑等。

【来源】《韩氏医通》。

魏直方

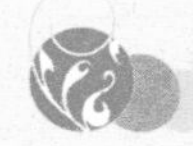

方一　保元汤

【组成】 黄芪、人参、肉桂、甘草各适量。

【用法】 加生姜1片,水煎,温服。

【功效】 补气温阳。

【主治】 虚损劳怯,元气不定。倦怠乏力,少气畏寒,小儿痘疮,阳虚顶陷,血虚浆清,不能发起灌浆者。

【来源】《博爱心鉴》。

万全方

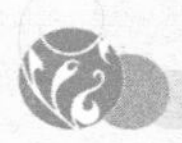

方一　清宁散

【组成】 桑白皮(蜜炒)、赤茯苓、车前子、甜葶苈(炒)、山栀仁各等份,炙甘草减半。

【用法】 上药研为末，每服 1.5 克，姜枣水煎服。

【功效】 清肺化痰，佐利小便。

【主治】 惊热出于肺，须从小便利之。

【来源】《幼科发挥》。

方二 醒脾散

【组成】 人参、陈皮、甘草、白术、白茯苓、全蝎、半夏、木香各 10.5 克，白附子(炒)4 个，南星(姜汤泡)1 个，陈仓米 100 粒。

【用法】 上药研为末，每服 3 克，枣 3 枚，姜 3 片，水煎。

【功效】 健脾益气，化痰定惊。

【主治】 慢惊。

【来源】《幼科发挥》。

伤 食

方一 家传养脾消积丸

【组成】 白术 30 克，陈皮 22.5 克，苍术 15 克，厚朴(姜汁炒)15 克，枳壳(面炒)15 克，半夏 15 克，山楂 15 克，炙甘草 9 克。

【用法】 上药研为细末，蒸为丸，黍米大。每服 20～30 丸，米饮送下。

【功效】 消宿食，去陈积，神效。

【主治】 食积停滞。

【来源】《幼科发挥》。

方二 三棱消积丸

【组成】 三棱(炮)、莪术(炮)、神曲各 3 克，青皮、陈皮、小茴香、巴豆(和米炒焦黑，去米)各 15 克，益智仁、丁香各 5 克。

【用法】 上醋面糊为丸，如麻子大。量大加减，生姜汤调服。

【功效】 消宿食，去陈积，神效。

【主治】 伤生冷，一切硬物冷积。

【来源】《幼科发挥》。

口舌生疮

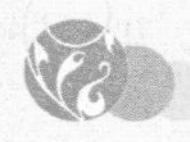

方一　洗心散

【组成】 大黄、麻黄、白术、当归、芍药、荆芥穗、甘草、薄荷叶各适量。

【用法】 上药锉，水煎服。

【功效】 强脾胃，进饮食，和胃。

【主治】 满口舌生疮，乳食不得者。

【来源】 《幼科发挥》。

方二　柏连散

【组成】 生黄柏、生黄连、生地黄各适量，白槟榔减半。

【用法】 上药研为细末，后搽。

【功效】 强脾胃，进饮食，和胃。

【主治】 舌上生疮。

【来源】 《幼科发挥》。

张时彻方

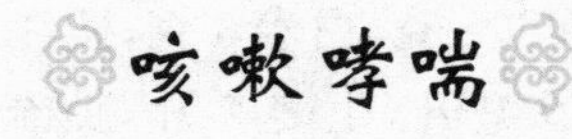

咳嗽哮喘

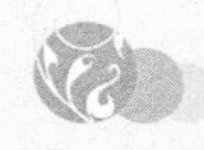

方一　久嗽方

【组成】 好蜜 600 毫升，真麻油 300 毫升，姜 120 克（取汁），井水 360 毫升。

【用法】 各味调匀，用大砂锅文武火熬至水干，蜜如水裂带黄色，黑色其如漆色，滴水成珠，是其候也，收入瓷器内埋土一宿取出。服时先取沸水 300 毫升候稍温，以茶匙取糖 20 克，放在碗水底，待油浮散水面，去水用沸水送下，用乳和蜜水下更佳。

【功效】 祛痰消炎。

【主治】 劳嗽、痰嗽，皆验。

【来源】 《摄生众妙方》。

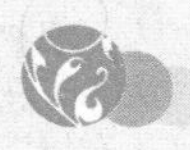

方二 痰喘哮经验方

【组成】 孩儿茶30克，片黄芩18克，防风12克，栀子6克。

【用法】 上药研为细末，米饭捣和为丸，如黄豆大，朱砂为衣。每夜含1丸，舌下待其白化。久嗽候药消尽，再用1丸极效。

【功效】 祛痰消喘。

【主治】 痰喘哮嗽。

【来源】《摄生众妙方》。

妇人恶阻

方一 集验青竹茹汤

【组成】 竹茹(弹子大)1枚，橘皮4.5克，生姜6克，白茯苓4.5克，半夏6克。

【用法】 上药锉，以水1000毫升，煎到700毫升，去渣，温服。忌羊肉汤、鱼等物。

【功效】 清痰止呕。

【主治】 妇人恶阻。

【来源】《摄生众妙方》。

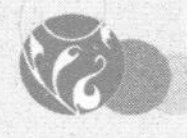

方二 保生汤

【组成】 人参2.5克，甘草1.5克，白术3克，橘红3.5克，乌药3克，香附3克。

【用法】 上药锉，以水750毫升，生姜5片，煎至500毫升，去渣。温服不拘时。呕吐加丁香。

【功效】 健脾和胃，降逆止呕。

【主治】 妇人恶阻。

【来源】《摄生众妙方》。

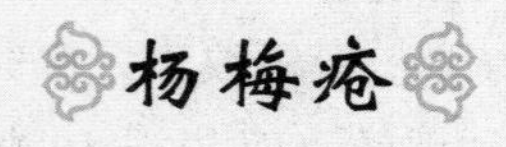

杨梅疮

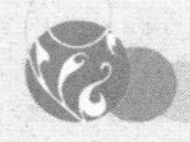

方一 痛风杨梅疮方

【组成】 当归、防风、牛膝、羌活、甘草、木瓜、金银花、皂角、熟地黄、川芎各

3 克，硬饭 120 克。

【用法】 上药用水 2500 毫升煎至 1500 毫升。空腹晨服 500 毫升，午服 500 毫升，晚服 500 毫升。渣再加水 1500 毫升煎至 750 毫升，作茶用。

【功效】 消疮。

【主治】 痛风杨梅疮，此方平和而效速。

【来源】《摄生众妙方》。

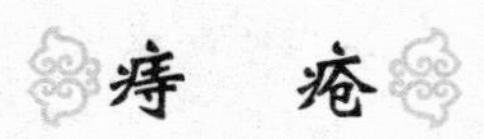

痔　疮

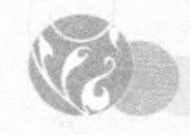

方一　蜗牛膏

【组成】 片脑 0.3 克，熊胆 0.6 克，蜗牛（大者，去壳，研烂）1 个。

【用法】 上药 3 味共研成膏。入水一二滴涂痔处。禁忌：酒及动风发物。

【功效】 消痔。

【主治】 痔疮。

【来源】《摄生众妙方》。

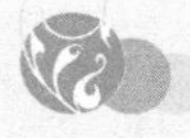

方二　八仙散

【组成】 白术 120 克，荆芥穗 60 克，黄柏、甘草各 40 克，黄连 54 克，升麻 30 克。

【用法】 上药研为细末，酒糊丸如梧桐子大。每服 6 克，空腹饮下。

【功效】 清热利湿，祛风解毒。

【主治】 痔漏。

【来源】《摄生众妙方》。

王肯堂方

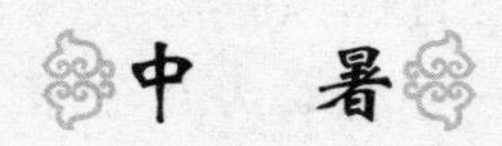

中　暑

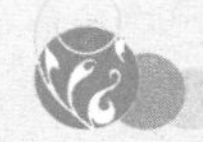

方一　玉龙丸

【组成】 硫黄、硝石、滑石、明矾各 30 克。

【用法】 用水滴为丸。

【功效】 清暑解毒。

【主治】 一切暑毒,伏暑腹胀疼痛,神效。

【来源】《证治准绳》。

方二 水葫芦圆

【组成】 川百药煎 90 克,人参 6 克,麦冬、乌梅肉、白梅肉、干葛、甘草各 15 克。

【用法】 上药研为细末,面糊为丸,如鸡头实大。含化,每服 1 丸。

【功效】 清暑毒,养阴生津。

【主治】 冒暑毒,烦渴。

【来源】《证治准绳》。

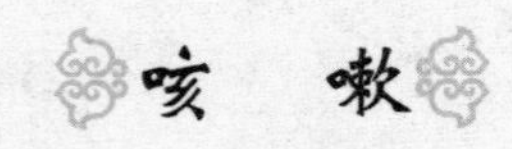

咳 嗽

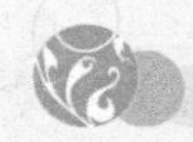

方一 治嗽得效方

【组成】 人参、款冬花、白矾、佛耳草、甘草各 6 克。

【用法】 上药锉碎作 1 服,用水 1000 毫升,生姜 3 片,枣 1 枚,乌梅半个,煎至 700 毫升。食后服。

【功效】 补虚肃肺止咳。

【主治】 诸嗽久不瘥。

【来源】《类方准绳》。

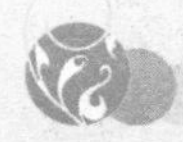

方二 白术丸

【组成】 南星、半夏各 30 克,白术 45 克。

【用法】 上药研为细末,汤浸,蒸饼为丸,如梧桐子大。每服 9 克,食后生姜汤下。

【功效】 燥湿化痰止咳。

【主治】 湿痰咳嗽。

【来源】《类方准绳》。

胸痹

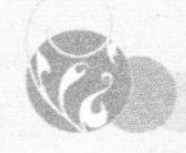

方一 枳实散

【组成】 枳实、白茯苓、前胡、陈皮各30克，木香15克。

【用法】 上药研为粗末，每服15克，用水50毫升，姜3片，煎至35毫升，去渣。食前温服。

【功效】 通阳化痰，行气消痞。

【主治】 胸痹心下坚痞，胸背拘急，心腹不利。

【来源】《类方准绳》。

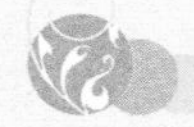

方二 熨背散

【组成】 乌头、细辛、附子、羌活、蜀椒、桂心各30克，川芎37.5克。

【用法】 上药捣筛以少醋拌，帛裹，微火炙，令暖。以熨背上，取瘥乃止。禁忌:生冷如常法。

【功效】 温阳散寒，活血止痛。

【主治】 胸痹，心背疼痛、心闷。

【来源】《证治准绳》。

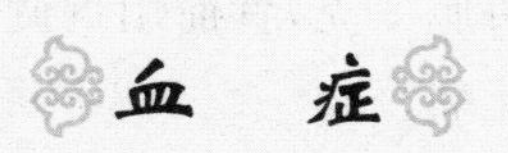

血症

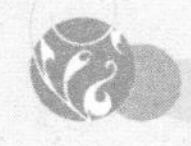

方一 圣金散

【组成】 黄药子30克，青黛7.5克。

【用法】 上药研为细末，每服6克，食后用新汲水调服。每日2服。

【功效】 解毒消肿，化痰散结，凉血止血。

【主治】 舌上出血不止。

【来源】《类方准绳》。

方二 黄连散

【组成】 黄连、白龙骨、马牙硝各30克，龙脑3克。

【用法】 上药研为细末，每日少许，敷牙根下。

【功效】 解毒消肿，化痰散结，凉血止血。

【主治】 清热燥湿，泻火解毒。

【来源】《类方准绳》。

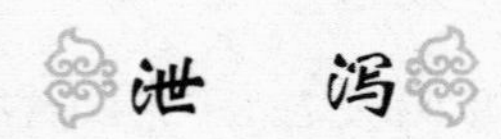

泄 泻

方一 四神丸

【组成】 肉豆蔻 60 克，补骨脂 120 克，五味子 60 克，吴茱萸(炒)30 克。

【用法】 上药研为末。用生姜 240 克，红枣 100 枚，煮熟取枣肉，和末丸，如梧桐子大，每服 6～9 克，空腹或食前白汤送服。

【功效】 温肾暖脾止泻。

【主治】 脾肾虚寒，症见五更泄泻，不思饮食，食不消化，或腹痛，腰酸肢冷，神疲乏力，舌质淡，苔薄白，脉沉迟无力。

【来源】《证治准绳》。

方二 龙骨散

【组成】 龙骨、炒当归、肉豆蔻(面裹，煨)、木香各 30 克，厚朴 60 克。

【用法】 上药研为细末，每服 6 克，食前用粥调服。

【功效】 行气燥湿，活血止痛。

【主治】 水泻腹痛，不纳饮食。

【来源】《类方准绳》。

悬壅肿痛

方一 三因干姜散

【组成】 干姜、半夏(汤洗)各适量。

【用法】 上药研为细末，以少许着舌上咽津。

【功效】 温中逐寒，回阳通脉。

【主治】 悬壅热，卒暴肿大。

【来源】《类方准绳》。

方二　射干丸

【组成】射干、炙甘草、杏仁各 15 克，川升麻、川大黄、木鳖子各 7.5 克。

【用法】上药研为细末，炼蜜和丸，如小弹子大。常含 1 丸咽津。

【功效】温中通络，消炎止痛。

【主治】悬壅肿痛，咽喉不利。

【来源】《类方准绳》。

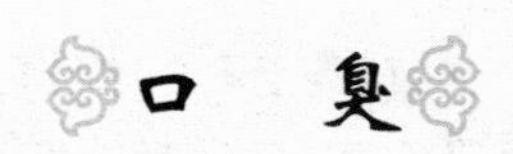

口　臭

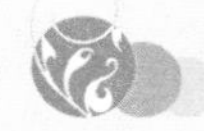

方一　地骨皮丸

【组成】地骨皮、黄芪、桑白皮、山栀子、马兜铃各适量。

【用法】上药研为细末，甘草膏和丸，如芡实大，每服 1 丸，食后含化。

【功效】清热泻热除臭。

【主治】肺热口臭，口中如胶，舌干发渴，小便多。

【来源】《类方准绳》。

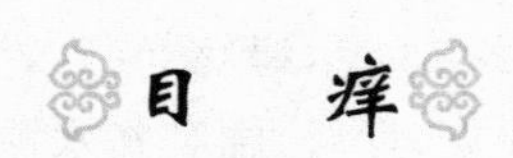

目　痒

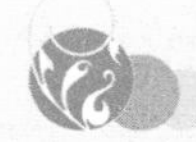

方一　驱风一字散

【组成】炮川乌、川芎、荆芥各 15 克，羌活、防风各 7.5 克。

【用法】上药研为末，每服 6 克，食后薄荷汤调服。

【功效】疏风活血止痒。

【主治】目痒极难忍。

【来源】《类方准绳》。

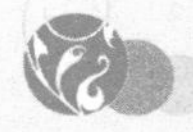

方二　杏仁龙胆草泡散

【组成】龙胆草、当归尾、黄连、滑石（另研，取末）、杏仁、赤芍药各 3 克。

【用法】 以白沸汤泡炖，蘸洗，冷热任意，不拘时。

【功效】 清热养肝，熄风止痒。

【主治】 风上攻眊，赤痒。

【来源】《类方准绳》。

酒渣鼻

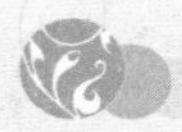

方一　冬瓜子散

【组成】 冬瓜子仁、柏子仁、白茯苓、葵子、炒枳实各 30 克，栀子仁 60 克。

【用法】 上药研为细末，每服 6 克，食后米饮调服。

【功效】 利湿泻火解毒。

【主治】 鼻面酒渣如麻豆，疼痛黄水出。

【来源】《类方准绳》。

翳膜外障

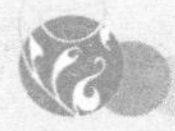

方一　道人开障散

【组成】 蛇蜕、蝉蜕、黄连各 15 克，绿豆 30 克，生甘草 6 克。

【用法】 上药锉细，每服 6 克，食后，临卧新水煎服。

【功效】 清热明目退翳。

【主治】 诸障翳。

【来源】《类方准绳》。

方二　五退散

【组成】 蝉蜕、蛇蜕、蚕蜕、猪蹄蜕、鲮鲤甲、防风、菊花、草决明、石决明、甘草各适量。

【用法】 上药等份研为细末，每服 6 克，食后薄荷煎汤调服。

【功效】 疏风开郁，清肝明目。

【主治】 眼中翳障。

【来源】《类方准绳》。

外科诸疾

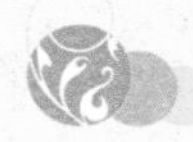

方一　黑虎膏

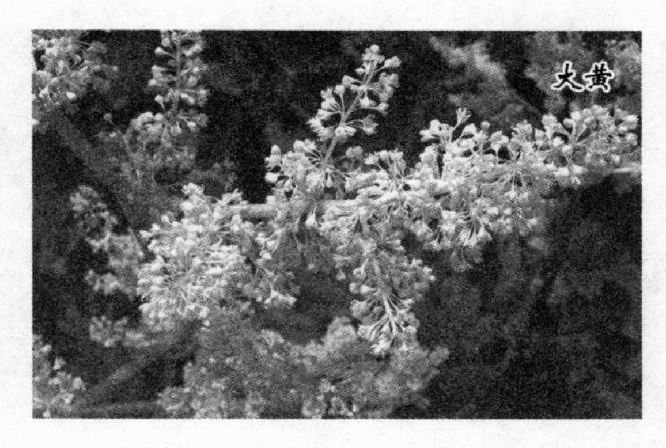
大黄

【组成】　大黄、黄芩、黄连、黄柏、当归各30克，木鳖子15克，穿山甲9克，乱发1丸，蛇蜕1条，麻油500毫升，黄丹(水飞炒)240克，乳香30克，没药15克，阿魏4.5克。

【用法】　将前9味锉碎入油浸5～7日，煎熬微黑，滤去渣，入黄丹慢火熬成膏，候冷入乳香、没药、阿魏末搅匀，油纸摊贴。

【功效】　清热解毒，活血散结。

【主治】　瘰疬诸疮。

【来源】　《证治准绳》。

方二　桑皮饮

【组成】　桑白皮6克，干葛、柴胡、枯黄芩、元参各3克，地骨皮、天冬、麦冬各4.5克，甘草、木通各1.2克。

【用法】　上药以水150毫升，姜3片，葱3厘米，煎至50毫升。食远服，取微汗。

【功效】　养阴泻肺。

【主治】　皮肤痛不可以手按。

【来源】　《类方准绳》。

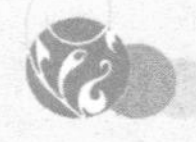

方三　立消散

【组成】　全蝎(炒)、核桃(去壳、肉，只用隔膜，炒)各适量。

【用法】　上药研为末，空腹酒调服9克，下午再服，3日痊愈。

【功效】　消便毒痈肿如神。

【主治】　便毒，痈肿。

【来源】　《证治准绳》。

吴昆方

方一　清气化痰丸

【组成】 陈皮(去白)、杏仁(去皮尖)、枳实(麸炒)、黄芩(酒炒)、栝楼仁(去油)、茯苓各30克,胆南星、半夏各45克。

【用法】 姜汁为丸服。每服6克。

【功效】 清热化痰,下气止咳。

【主治】 痰热内结。

【来源】《医方考》。

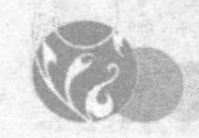

方二　玄黄丹

【组成】 硫黄(制)300克,青黛(水飞)48克。

【用法】 用硫黄为丸,青黛为衣。

【功效】 去痰延年。

【主治】 老年人寒痰内盛。

【来源】《医方考》。

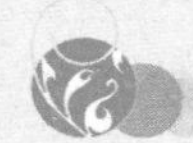

方三　口糜散

【组成】 黄柏、黄连各30克,雄黄、没药各6克,牛脑1.5克。

【用法】 以上5味药共研为细末,每用少许着于疮上。

【功效】 清热泻火。

【主治】 口疮糜烂者。

【来源】《医方考》。

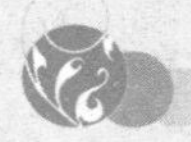

方四　木香豆蔻丸

【组成】 青木香、肉豆蔻各适量。

【用法】 枣肉为丸,每服梧桐子大6克。

【功效】 畅气燥湿止泻。

【主治】 久泻脾虚,中气必寒,肝脾必乘其虚而克制。

【来源】《医方考》。

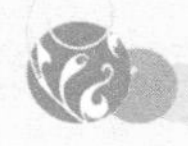

方五　三五七散

【组成】 细辛 45 克，防风 120 克，干姜（炮）60 克，附子 3 枚，山茱萸（去核）、茯苓各 90 克。

【用法】 共研为细末，每服 6 克，温酒食前调服。

【功效】 祛风散寒止痛。

【主治】 大寒中于风府，令人头痛，项筋紧急者。

【来源】《医方考》。

方六　如神散

【组成】 当归、官桂、延胡索各适量。

【用法】 研为末，酒调下 3 克。

【功效】 活血祛瘀止痛。

【主治】 血滞腰痛者。

【来源】《医方考》。

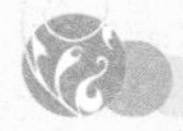

方七　椒汤洗法

【组成】 川椒 30 克，葱 3 根，姜如掌大 1 块（捣碎）。

【用法】 水 1 盆，煎汤洗之。

【功效】 祛风散寒除湿。

【主治】 凡人患寒湿脚气，疼痛不仁者，内服煎剂，外宜以此熏洗之。

【来源】《医方考》。

陈实功方

瘰　疬

方一　防风解毒汤

【组成】 防风、荆芥、桔梗、牛蒡子、连翘、甘草、石膏、薄荷、枳壳、川芎、苍术、知母各 3 克。

【用法】 以水 1200 毫升，灯芯 20 根，煎至 960 毫升，食后服。

【功效】 祛风解毒，化痰散结。

【主治】 风毒瘰疬，寒暑不调，劳伤凑袭，多至于足少阳分布的耳、颈结肿，或风寒内热，痰凝气滞者并效。

【来源】《外科正宗》。

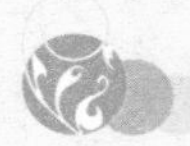

方二 瘰疬酒药方

【组成】 鹤风草 150 克，忍冬藤 180 克，野蓬蒿 120 克，野菊花 120 克，五爪龙 90 克，马鞭草 45 克。

【用法】 上药切碎，用老酒 7.5 升，袋贮药悬于酒内，封口，煮三香为度；取起水顿，浸一伏时(24 小时)。初服尽醉出汗为效。

【功效】 清热化痰，软坚散结。

【主治】 年久瘰疬结核，串生满项，顽硬不穿破者。

【来源】《外科正宗》。

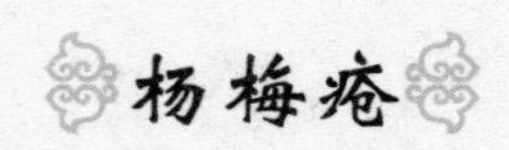

杨梅疮

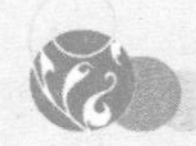

方一 金蟾脱甲酒

【组成】 好酒 1500 毫升，大虾蟆 1 个。

【用法】 用大虾蟆 1 个浸酒封瓶口，煮香 2 枝，取起待次日。随量之大小，以醉为度，冬夏盖暖出汗为效，酒尽疮愈。禁忌：服酒 7 日后，不许见风为要，忌口及房事，百日绝根矣。

【功效】 祛风利湿，活血解毒。

【主治】 杨梅疮不拘新久轻重皆效。又治杨梅结毒，筋骨疼痛，诸药不效者更妙。

【来源】《外科正宗》。

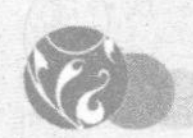

方二 芎归二术汤

【组成】 白术、苍术、川芎、当归、人参、茯苓、薏苡仁、皂角针、厚朴、防风、木瓜、木通、穿山甲(炒)、独活各 3 克，金银花 6 克，甘草 5 克，精猪肉 60 克，土茯苓 15 克。

【用法】 以水900毫升，煎至一半。量病情上下调量服，渣再煎再服。

【功效】 祛风利湿，活血解毒。

【主治】 杨梅结毒，已成未成，筋骨疼痛，步履艰辛，及溃后腐肉臭败，不能生肌收敛者。

【来源】《外科正宗》。

破伤风

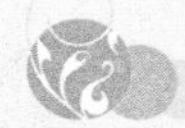

方一　玉真散

【组成】 天南星、防风、白芷、天麻、羌活、白附子各适量。

【用法】 上药研为末，每服6克，热酒3毫升调服，更敷伤处。若牙关紧急、腰背反张者，每服9克，用热黄酒调服，虽内有瘀血亦愈。至于错死心腹尚温者，连进2服，亦可保全。若治疯犬咬伤，更用漱口水洗净，搽伤外亦救。

【功效】 祛风化痰，定搐止痉。

【主治】 破伤风。症见牙关紧急，口撮唇紧，身体强直，角弓反张，脉弦。

【来源】《外科正宗》。

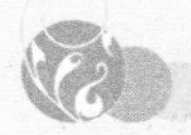

方二　镇风散

【组成】 鳔胶（切段，微焙）、杭粉（焙黄）、皂矾（炒红色）各30克，朱砂（另研）9克。

【用法】 上药研为细末，每服6克，无灰热酒调服。如一切猪、羊等风，发之昏倒不省人事者，每服9克，2服即愈不发。外灸伤处7壮，知疼痛者，乃为吉兆。

【功效】 镇风化痰，开窍。

【主治】 破伤风诸药不效，事在危急者，用之必应。

【来源】《外科正宗》。

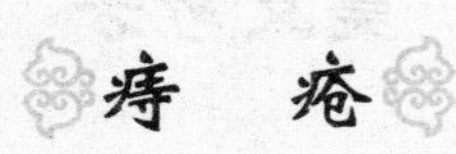

痔　疮

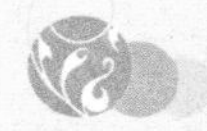

方一　田螺水

【组成】 大田螺1枚，大冰片0.15克。

【用法】 冰片研末，用尖刀挑起螺盖，将冰片入内，平放片时，待螺渗出浆水。用鸡翎蘸擦患处，勤擦，其肿痛自然消散。

【功效】 消肿止痛，收肛。

【主治】 痔疮坚硬作痛，及脱肛肿泛不收者并用之。

【来源】《外科正宗》。

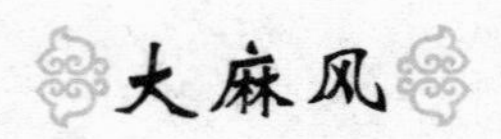

大麻风

方一 漱药方

【组成】 贯众、黄连各9克。

【用法】 水1200毫升，煎至一半，入冰片少许。每日陆续漱口，其血自止。禁忌：动风、油腻之物。

【功效】 清热解毒。

【主治】 大麻风。

【来源】《外科正宗》。

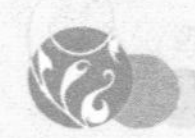

方二 雄硫散

【组成】 雄黄、硫黄、凤凰皮（即雏鸡壳，烧黄存性）各15克，穿山甲（炒黄）10片，滑石30克。

【用法】 上药各研为细末，用半油核桃肉30克，捣烂，同公猪胆汁一具同前药和匀。用青纱包药擦之，日用3次，其发渐生如旧。

【功效】 活血解毒。

【主治】 大麻风眉毛、须、发脱落作痒者，宜用此药擦之。

【来源】《外科正宗》。

吴又可方

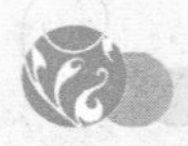

方一 达原饮

【组成】 槟榔6克，厚朴3克，草果仁1.5克，知母3克，芍药3克，黄芩3克，甘草1.5克。

【用法】 上药加水煎,午后温服。

【功效】 开达膜原,辟秽化浊。

【主治】 瘟疟或疟疾邪伏膜原。憎寒壮热,1 日 3 次或 1 日 1 次,发无定时,胸闷呕恶,头痛烦躁,脉弦数,舌边深红,舌苔垢腻。

【来源】《瘟疫论》。

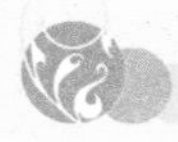

方二 清燥养荣汤

【组成】 知母、天花粉、当归身、白芍、地黄汁、陈皮、甘草各适量(注:原书未著剂量)。

【用法】 加灯芯煎服。

【功效】 滋养营阴,凉润燥热。

【主治】 瘟疫解后,出现阴枯血燥者。

【来源】《瘟疫论》。

方三 柴胡养荣汤

【组成】 柴胡、黄芩、陈皮、甘草、当归、白芍、生地黄、知母、天花粉各适量(注:原书未著剂量)。

【用法】 姜枣煎服。

【功效】 养阴润燥,清散余邪。

【主治】 瘟疫下后,重亡津液,里症未尽,而表有余热者。

【来源】《瘟疫论》。

方四 承气养荣汤

【组成】 知母、当归、芍药、生地黄、大黄、枳实、厚朴各适量。

【用法】 水姜煎服。

【功效】 滋阴攻下。

【主治】 瘟疫解后尚有里症者。

【来源】《瘟疫论》。

方五 蒌贝养荣汤

【组成】 知母、花粉、贝母、栝楼实、橘红、白芍、当归、紫苏子各适量。

【用法】 水姜煎服。

【功效】 甘润化痰，凉肺止咳。

【主治】 瘟疫下后阴伤，咳嗽吐痰，胸膈痞闷者。

【来源】《瘟疫论》。

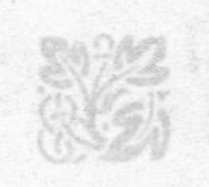

张景岳方

虚　证

方一　举元煎

【组成】 人参10～20克，黄芪(炙)10～20克，炙甘草3～6克，升麻4克，白术3～6克。

【用法】 水煎，温服。

【功效】 益气升提。

【主治】 气虚下陷，血崩血脱，亡阳垂危等症。

【来源】《景岳全书》。

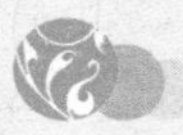

方二　泰山磐石散

【组成】 人参3～5克，黄芪15克，当归8克，川续断5克，黄芩5克，川芎4克，白芍药6克，熟地黄10克，白术10克，炙甘草、砂仁各4克，糯米5克。

【用法】 水煎，食远服。但觉有孕，3～5日常用1服，4月之后，方无虑也。

【功效】 益气养血安胎。

【主治】 妇人气血两虚，倦怠少食，屡有堕胎之患。

【来源】《景岳全书》。

方三　左归丸

【组成】 大怀熟地黄240克，山药(炒)120克，枸杞子120克，山茱萸肉120克，川牛膝(酒洗，蒸熟)90克，菟丝子(制)120克，鹿胶(敲碎，炒珠)120克，龟胶(切碎，炒珠)120克(无火者不必用)。

【用法】 先将熟地黄蒸烂，杵膏，加炼蜜丸，如梧桐子大，每食前用滚汤或淡盐汤送下6～9克。

【功效】 填补肝肾真阴。

【主治】 真阴肾水不足，不能滋阴营卫，渐至衰弱，或虚热往来，自汗盗汗，或神不守舍，血不归源，或虚损伤阴，或遗淋不禁，或气虚昏晕，或眼花耳聋，或口燥舌干，或腰酸腿软。凡精髓内亏、津液枯涸等。

【来源】《景岳全书》。

方四 右归饮

【组成】 熟地黄6～8克，山药(炒)6克，山茱萸3克，枸杞子6克，甘草(炙)6克，杜仲(姜制)6克，肉桂6克，制附子9克。

【用法】 水煎，食远温服。

【功效】 温肾填精。

【主治】 真阳虚衰。症见气怯神疲，腹痛腰酸，肢冷，舌淡苔白，脉沉细，或阴盛格阳，真寒假热。

【来源】《景岳全书》。

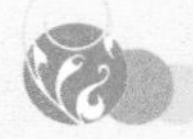

方五 一阴煎

【组成】 生地黄6克，熟地黄9～12克，芍药6克，麦冬6克，甘草3克，牛膝4.5克，丹参6克。

【用法】 水煎，温服。

【功效】 滋肾养阴。

【主治】 水亏火胜。

【来源】《景岳全书》。

方六 大补元煎

【组成】 人参15克，炒山药6克，熟地黄18克，杜仲6克，当归9克，山茱萸3克，枸杞子9克，炙甘草6克。

【用法】 水煎温服。

【功效】 益气养血。

【主治】 男、妇气血大坏，精神失守之危急症。

【来源】《景岳全书》。

咳　嗽

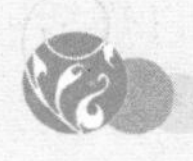

方一　罂粟丸

【组成】 罂粟壳 60 克(新者 30 克,去蒂,切,焙干;陈者 30 克,泡去筋膜,炒)。

【用法】 上药研为末,炼蜜为丸,弹子大。临睡嚼服 1 丸。

【功效】 润肺止咳。

【主治】 一切久嗽劳嗽,一服即愈。

【来源】《景岳全书》。

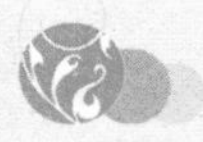

方二　安眠散

【组成】 款冬花、麦冬、乌梅肉、佛耳草各 1.2 克,橘红 1.5 克,炙甘草 0.9 克,粟壳(蜜炙)3 克。

【用法】 上药研为末,以水 600 毫升,煎至 500 毫升,入黄蜡如枣核大煎化,临睡温服。

【功效】 润肺止咳。

【主治】 咳嗽久而不止。

【来源】《景岳全书》。

方三　六安煎

【组成】 陈皮 4.5 克,半夏 6～9 克,茯苓 9 克,甘草、杏仁(去皮尖)各 3 克,白芥子(老年气弱者不用)1.5～2 克。

【用法】 加生姜 3～7 片,水煎,食远服。

【功效】 燥湿化痰,降气平喘。

【主治】 咳喘痰黏,不易咳出者。

【来源】《景岳全书》。

方四　星香丸

【组成】 南星(矾水泡一宿)、半夏、香附(皂角水浸 1 小时)各 60 克,陈皮(去白)120 克。

【用法】 上药不见火研为末，姜汁糊丸。每服 9 克，临卧姜汤送服。

【功效】 理气化痰宁嗽。

【主治】 诸般气嗽生痰。

【来源】《景岳全书》。

方五 双玉散

【组成】 石膏、寒水石各适量。

【用法】 上药研为极细末，每服 9 克，人参汤或随症用引调下。

【功效】 清热化痰。

【主治】 热痰咳嗽，喘急，烦渴，头痛。

【来源】《景岳全书》。

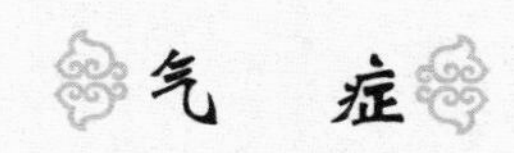

气 症

方一 四磨饮

【组成】 沉香、乌药、枳实、槟榔各适量。

【用法】 上药 4 味，用白汤共磨服。

【功效】 理气降逆。

【主治】 诸逆气。

【来源】《景岳全书》。

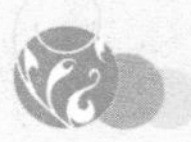

方二 十香丸

【组成】 木香、沉香、泽泻、乌药、陈皮、丁香、小茴香、香附(酒)、荔核(煨焦)、皂角(微火烧烟尽)各适量。

【用法】 上药研为末，酒糊丸弹子大或梧桐子大。丸弹子大者磨化服，丸梧桐子大者汤引服。

【功效】 理气，散寒，导滞。

【主治】 气滞、寒滞，诸痛。

【来源】《景岳全书》。

胁　痛

方一　柴胡疏肝散

【组成】 柴胡 9 克，枳壳 4.5 克，白芍 9 克，川芎 4.5 克，制香附 9 克，炙甘草 3 克。

【用法】 水煎服，每日 1 剂。

【功效】 疏肝解郁，活血止痛。

【主治】 肝气郁结，胁肋疼痛，胸脘胀闷，往来寒热等。

【来源】《景岳全书》。

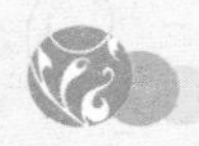

方二　化肝煎

【组成】 青皮、陈皮各 6 克，芍药 6 克，丹皮、栀子、炒泽泻各 4.5 克，土贝母 6～9 克。

【用法】 加水煎，空腹温服。如大便下血者加地榆 4.5 克，小便下血者加木通 4.5 克。如兼寒热加柴胡 3 克。如火盛加黄芩 3～6 克。如胁腹胀痛加白芥子 3 克。胀滞多者勿用芍药。

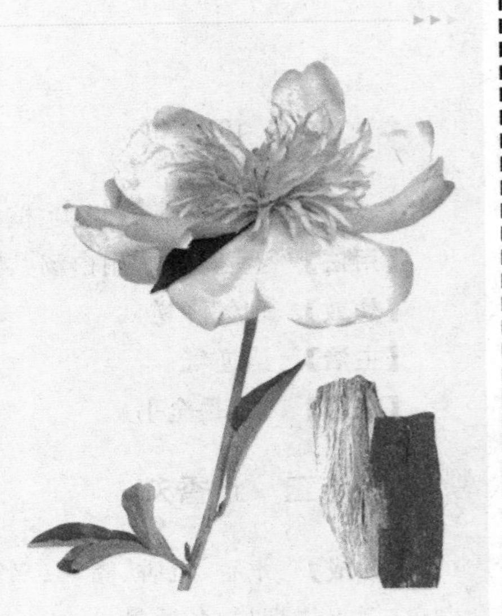

【功效】 疏肝理气，解郁清火。

【主治】 怒气伤肝，因而气逆动火，致为烦热胁痛、胀满、动血等症。

【来源】《景岳全书》。

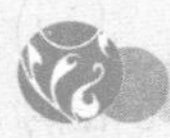

方三　解肝煎

【组成】 陈皮 4.5 克，半夏 4.5 克，厚朴 4.5 克，茯苓 4.5 克，苏叶 3 克，芍药 3 克，砂仁 2 克。

【用法】 加生姜几片，水煎温服。

【功效】 顺气调肝，化温除满。

【主治】 暴怒伤肝，气逆胀满等症兼肝火旺者。

【来源】《景岳全书》。

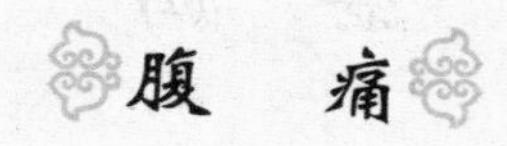

腹　痛

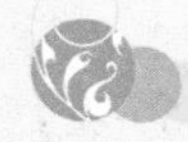

方一　排气饮

【组成】陈皮、藿香、枳壳各 4.5 克，香附、乌药各 6 克，厚朴、泽泻各 3 克，木香 3 克。

【用法】水煎服，每日 1 剂。

【功效】理气除满。

【主治】气机不畅，兼有湿阻食滞，症见脘腹胀满疼痛。

【来源】《景岳全书》。

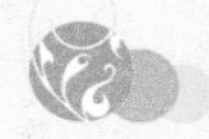

方二　安胃散

【组成】白术、茯苓各 30 克，人参、甘草、食盐各 15 克，砂仁 9 克，广陈皮(去白，晒干)10 克。

【用法】上药加水 2000 毫升煎至 1000 毫升，滤去渣澄清，然后入橘红煮干，研为末。每服 3 克，饮清汤。

【功效】养胃。

【主治】胃痛、腹泻。

【来源】《景岳全书》。

方三　祛痛散

【组成】青皮、五灵脂(去石)、川楝子、穿山甲、大茴香各 6 克，良姜(香油炒)、延胡索、没药、槟榔各 1.5 克，沉香 3 克，木香 3.6 克，砂仁适量。

【用法】上药研为粗末，用木鳖子仁 3.6 克同前药炒，令焦躁，去木鳖子不用，其余共研为细末。每服 3 克加盐少许，用酒或滚水送服。

【功效】祛滞消痛。

【主治】诸般心气痛，或气滞不行，攻刺心腹，痛连胸胁，小肠吊疝及妇人血气刺痛。此方屡用无不神效。

【来源】《景岳全书》。

泄 泻

方一 苍术丸

【组成】 云苓30克，白术(炒)120克，炙甘草30克，川椒、炒小茴香各30克，厚朴90克，苍术240克，补骨脂120克。

【用法】 上药研为末，糯米糊丸，如梧桐子大。食远清汤送服12～15克。

【功效】 健脾化湿，温阳止泻。

【主治】 寒湿在脾，泄泻久不能愈者。

【来源】 《景岳全书》。

伤 寒

方一 秘传走马通圣散

【组成】 麻黄、炙甘草各30克，雄黄6克。

【用法】 上药研为细末，每服3克，热酒调服即汗。

【功效】 祛风散寒。

【主治】 伤寒阴邪初感等症。此方宜用仓促之时，其有质强而寒甚者俱可用。

【来源】 《景岳全书》。

方二 伤寒效方

【组成】 胡黄连30克，山栀子60克(去皮，入蜜30毫升拌和，炒令微焦)。

【用法】 2味捣为末，用猪肠子和丸，如梧桐子大。每服用生姜2片、乌梅1个、黄酒250毫升浸半日，去渣，食后，下10丸立效。

【功效】 清热燥湿，凉血解毒。

【主治】 伤寒身热，大小便赤如血色者。

【来源】 《景岳全书》。

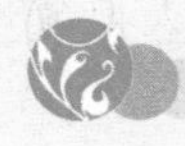

方三 神术散

【组成】 苍术6克，川芎、藁本、甘草各3克。

【用法】 水1200毫升，姜3片，煎至600毫升，不拘时服。

【功效】 疏风散寒，健脾燥湿。

【主治】 伤寒头痛身热等症。

【来源】《景岳全书》。

时行温病

方一 大青丸

【组成】 薄荷、栀子、黄芩、黄连、甘草各9克，连翘18克，大黄、玄明粉各24克。

【用法】 上药研为细末，以青蒿自然汁为丸，绿豆大，雄黄为衣。每服9～12克，白滚汤下。

【功效】 清热泻火，解毒攻下。

【主治】 时行温病，发热，上膈结热。

【来源】《景岳全书》。

方二 鸡蛋清饮

【组成】 鸡蛋2个(取清)，芒硝(细研)、寒水石(细研)各6～9克。

【用法】 先用新汲水70毫升调上药末，次下鸡蛋清搅匀，分2次服。

【功效】 清热泻火通下。

【主治】 热病，五六日壮热之甚，大便秘结，狂言欲走者。

【来源】《景岳全书》。

遗 精

方一 固真丸

【组成】 菟丝子500克，牡蛎、金樱子、茯苓各120克。

【用法】 上药研为末，和蜜为丸。空腹好酒送服9克，盐汤亦可。

【功效】 补肾固精。

【主治】 梦遗精滑。

【来源】《景岳全书》。

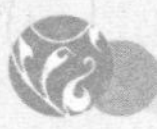

方二　蟠桃果

【组成】 大怀熟地黄(取极甘者,烘晒干)12 克,沉香 3 克或白檀香 1 克,枸杞子 12 克。

【用法】 上药用烧酒 3 升浸之,不必煮,浸 10 日后可用,服完加酒 2 升再浸半日,仍可用。

【功效】 补肾固精。

【主治】 遗精虚弱,补脾滋肾。

【来源】《景岳全书》。

方三　秘元煎

【组成】 远志 2.4 克,山药(炒)6 克,芡实(炒)6 克,枣仁(炒,捣碎)6 克,白术(炒)、茯苓各 4.5 克,炙甘草 3 克,人参 3～6 克,五味子 14 粒,金樱子(去核)6 克。

【用法】 水 1200 毫升,煎至 840 毫升,食远服。

【功效】 补肾固精。

【主治】 遗精带浊。此方专主心脾。

【来源】《景岳全书》。

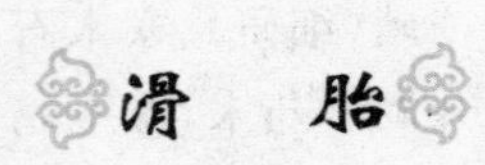

滑　胎

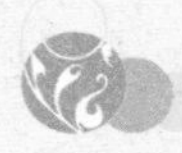

方一　滑胎煎

【组成】 当归 12 克,川芎 2 克,杜仲 6 克,熟地黄 9 克,枳壳 2 克,山药 6 克。

【用法】 水煎服。

【功效】 补肾益精,养血安胎。

【主治】 胎气临月,宜常服数剂,以便易生。

【来源】《景岳全书》。

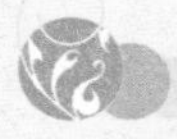

方二　固胎煎

【组成】 黄芩 6 克,白术 9 克,白芍、阿胶各 4.5 克,陈皮 3 克,砂仁 6 克。

【用法】 水煎服。

【功效】 养血安胎。

【主治】 肝脾多火、多滞而屡堕胎者。

【来源】 《景岳全书》。

疝 气

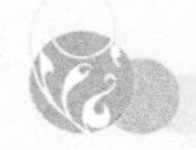

方一 三层茴香丸

【组成及用法】 第一料：舶上茴香（用盐15克同炒焦黄，和盐称用）30克，沙参（洗）、川楝子（炮，去核）、木香各30克，共研为细末，米糊为小丸，如绿豆大，每服6克，空腹温酒或盐汤送服，日服2次。小病1料可安；病深者，1料服尽，便可用第二料。

第二料：如前方加荜茇30克，槟榔15克，6味共重165克，依前糊丸，服如前，若未愈，再服第三料。

第三料：如前方加白茯苓120克，附子（炮，去皮、脐）15～30克，8味共重300克，丸服如前，渐加至9～12克。

木香

【功效】 温肾祛寒，行气疏肝，消疝止痛。

【主治】 寒疝，脐腹疼痛，睾丸偏大，阴囊肿胀重坠，有妨行步，或外肾冷硬如石，日以渐大。凡一应小肠气寒疝之疾，久新不过3料。

【来源】 《景岳全书》。

方二 暖肝煎

【组成】 当归6～9克，枸杞子9克，小茴香6克，肉桂3～6克，乌药6克，沉香3克（或木香亦可），茯苓6克。

【用法】 加水，生姜3～5片，同煎，空腹温服。

【功效】 温补肝肾，行气逐寒。

【主治】 肝肾阴寒，小腹疼痛，疝气等。

【来源】 《景岳全书》。

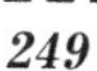

虫 症

方一 芜荑散

【组成】 芜荑25克,雷丸25克,炒干漆50克。

【用法】 上药均捣为末。1日3次,1次9克,温服。小儿每服1.5克。

【功效】 驱虫。

【主治】 大小儿虫咬心,痛不可忍,或吐青黄绿水涎沫,或吐虫出,时有时无。

【来源】《景岳全书》。

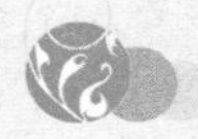

方二 圣效方

【组成】 槟榔25克,南木香6克。

【用法】 药捣为细粉,每服9克,浓米汤送下。

【功效】 顺气导滞杀虫。

【主治】 寸白虫。

【来源】《景岳全书》。

龚延贤方

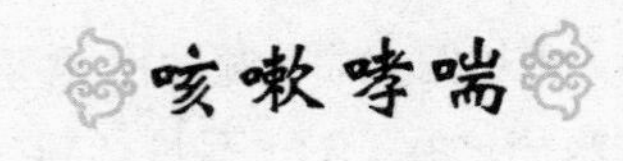

咳嗽哮喘

方一 清金膏

【组成】 天冬(去心)240克,麦冬(去心)120克,贝母120克,杏仁(去皮)120克,半夏(姜制)120克。

【用法】 上药5味切片,水煎去渣,取汁1000毫升,入白粉葛末120克,蜜500毫升,共煎汁入坛内,重汤煮1日,成膏取出。每日不定时,频频服之。

【功效】 养阴润肺,化痰止咳。

【主治】 咳嗽。

【来源】《寿世保元》。

方二　一秤金(一名金珠化痰丸)

【组成】 半夏 5 千克，粉草 5 千克。

【用法】 半夏米泔水浸 10 日，换水 3 次取出，切作两半晒干，将白矾 2500 克、水 1 桶入铁锅内化开，将半夏入矾水内，浸 20 日取出，切作 4 份晒干，用生姜 5000 克另研取汁，再入半夏 20 日取出，晒干研为细末待用。粉草加水煮数沸，取出以布滤去渣，将净水仍入锅内，熬成膏子，和成剂。每病重者用药 7.5 克，轻者 6 克，金箔 10 张，和 1 大丸，含化。禁忌房事。

【功效】 化痰宁嗽。

【主治】 治痰嗽如神，又治劳嗽。此药神效，不可轻忽。

【来源】 《寿世保元》。

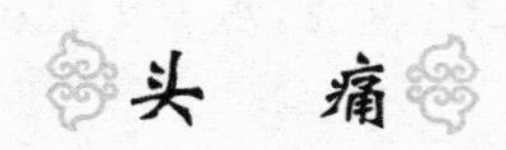

头　痛

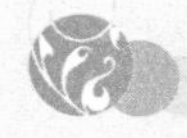

方一　芎归汤

【组成】 川芎、当归各适量。

【用法】 每服 15 克，水煎服。

【功效】 养血活血。

【主治】 血虚头痛。

【来源】 《医学入门万病衡要》。

方二　六神通解散

【组成】 麻黄 3 克，甘草 0.9 克，黄芩 2.1 克，石膏 2.4 克，苍术 2.4 克，川芎 2.4 克，羌活 2.2 克，细辛 1.5 克。

【用法】 水 200 毫升，姜 3 片，豆豉 50 克，葱白 3 根，加上药水煎，热服。

【功效】 发汗散寒，宣肺平喘，利水消肿。

【主治】 头痛，身热，恶寒，脉洪数。

【来源】 《医学入门万病衡要》。

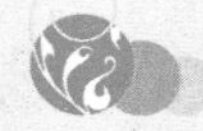

方三　清空膏

【组成】 川芎、防风、羌活、黄芩、柴胡、黄连各适量。

【用法】 上药等份研为末，每以 3 克用茶清调如膏，临卧以抹口内，少用白汤送服。

【功效】 疏风清热。

【主治】 风热上壅，头目作痛。

【来源】 《医学入门万病衡要》。

伤　寒

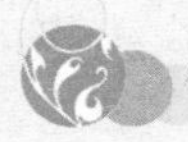

方一　玄参升麻汤

【组成】 玄参、升麻、甘草(炙)各适量。

【用法】 上药研为粗末，每服 12 克，水 100 毫升，煎至 70 毫升。

【功效】 清泻胃火。

【主治】 伤寒失下，热毒在胃，发斑或汗吐下后余毒不散，表虚里实发于外，甚则烦躁、谵妄。

【来源】 《医学入门万病衡要》。

方二　伤寒行军散秘方

【组成】 绿豆、麻黄各 80 克，雄黄 9 克。

【用法】 共研为末，每服 3 克，重者 6 克，无根水下，走出汗愈。

【功效】 祛风清热。

【主治】 伤寒。

【来源】 《寿世保元》。

胸痹心痛

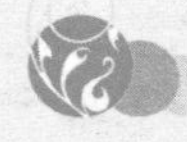

方一　清热解郁汤

【组成】 山栀仁、川芎、枳壳、黄连、苍术、陈皮、干姜、甘草各适量。

【用法】 同煎服，每日 1 剂。

【功效】 清热解郁，活血止痛。

【主治】 心痛，稍久属热宜。

【来源】《云林医师》。

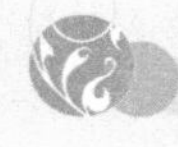

方二　三仙丹

【组成】 白信(煅)、巴豆(去皮油)、黄蜡各适量。

【用法】 上药共研为末,熔黄蜡为丸,如黍米大。每服 3 丸,酒调服。忌醋。

【功效】 发汗散寒,宣肺平喘,利水消肿。

【主治】 活血止痛。

【来源】《万病回春》。

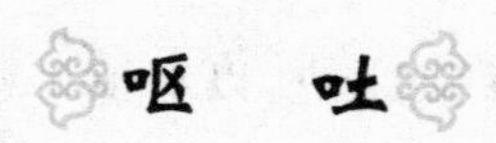

呕　吐

方一　加味理中汤

【组成】 人参、白术、干姜(炮)、甘草(炙)各 3 克,丁香 10 粒。

【用法】 上药研为粗末,生姜 10 片,水煎服。

【功效】 温中散寒止呕。

【主治】 胃感寒,呕吐不止。

【来源】《医学入门万病衡要》。

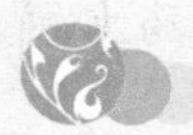

方二　病机和中桔梗方

【组成】 白术 9 克,茯苓 3 克,桔梗 2.1 克,半夏 1.8 克,陈皮 6 克,枳实 2.4 克,厚朴 3 克。

【用法】 水 400 毫升,煎至 250 毫升,调木香末 3 克服。

【功效】 和中降逆。

【主治】 上焦气郁不舒,上冲呕逆不下。

【来源】《医学入门万病衡要》。

疟　疾

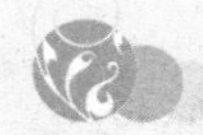

方一　疟母方

【组成】 青皮 30 克,香附 60 克,神曲 30 克,麦芽 45 克,三棱 21 克,白术 24

克，海粉30克，红花30克，桃仁24克，鳖甲(醋炙)30克。

【用法】 共研为末，神曲糊丸，如梧桐子大。每服白汤调服9克。

【功效】 消宿积，疏郁滞。

【主治】 疟母(疟疾久延不愈)。

【来源】《医学入门万病衡要》。

方二 清脾饮

【组成】 青皮、厚朴(姜制)、白术、半夏、黄芩、草果仁、柴胡、茯苓、甘草(炙)各适量。

【用法】 上药研为粗末，每服12克，以水400毫升，姜5片，煎至250毫升，温服不拘时。

【功效】 和解表里，温阳达邪。

【主治】 瘅疟，脉来弦数，但热不寒或热多寒少，口苦咽热，小便赤涩。

【来源】《医学入门万病衡要》。

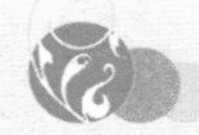

方三 治疟效方

【组成】 番大鳖(即马钱，去壳、荚，炒至黑色)30克，雄黄3克，朱砂3克，甘草3克。

【用法】 上药共研为细末，每服1.2克，其疟将发，预先吃饭250克，将药水酒调服，盖被卧即愈。

【功效】 祛邪截疟。

【主治】 疟疾，不问新久虚实寒热，诸般鬼疟、邪疟、温疟、瘴疟，1服立愈，其效如神。

【来源】《寿世保元》。

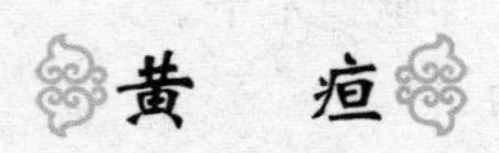

黄 疸

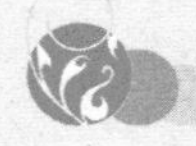

方一 黄疸秘方

【组成】 大虾蟆1个，黑矾9克，猪肚1个。

【用法】 将虾蟆和黑矾装入猪肚内煮烂，虾蟆去骨，用煮汤洗令肚净，吃之即愈。

【功效】 清热利湿退黄。

【主治】 黄疸。

【来源】《寿世保元》。

方二 退黄散

【组成】 柴胡、升麻、茵陈、龙胆草、黄连、黄芩、栀子、黄柏、木通、滑石、甘草各适量。

【用法】 上药锉，灯芯草1团，水煎服。外用生姜捣烂，时时于黄处擦，其黄自退。

【功效】 清热利湿退黄。

【主治】 伤寒发黄，身目俱黄如金色，小便如浓黄柏汁，诸药不效。

【来源】《万病回春》。

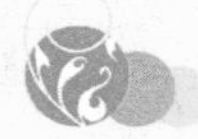

方三 茯苓渗湿汤

【组成】 白术15克，苍术9克，青皮2.1克，橘红3克，枳实2.4克，黄芩2.1克，黄连3克，栀子1.5克，赤茯苓3克，猪苓6克，泽泻6克，茵陈9克。

【用法】 水100毫升，煎至50毫升，温服。

【功效】 清热渗湿退黄。

【主治】 湿热壅成黄疸，小便不利，不思饮食。

【来源】《医学入门万病衡要》。

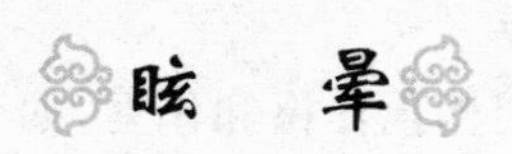

眩晕

方一 六合汤

【组成】 当归9克，地黄6克，川芎6克，芍药6克，秦艽2.1克，羌活3克。

【用法】 水煎，食后服。

【功效】 养血祛风。

【主治】 血虚挟风，眩晕。

【来源】《医学入门万病衡要》。

方二 加味六君子汤

【组成】 人参3克，白术3克，茯苓2.4克，炙草1.5克，大枣2枚，橘红2.1

克，生姜3片，半夏2.4克，荆芥穗2.4克。

【用法】 水煎，食后服。

【功效】 豁痰补中。

【主治】 气虚夹痰作眩。

【来源】《医学入门万病衡要》。

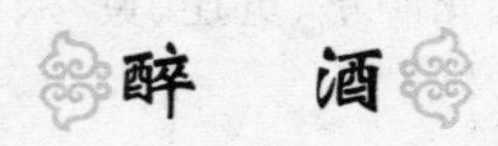

醉　酒

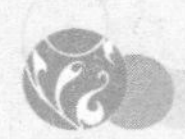

方一　神仙不醉丹

【组成】 白葛花、白茯苓（去皮）、小豆花、葛根、木香、天冬（去心）、缩砂仁、牡丹皮、人参（去芦）、官桂、枸杞子、陈皮、泽泻、海盐、甘草各适量。

【用法】 上药研为细末，炼蜜和丸，如弹子大。每服1丸，细嚼，热酒送下。

【功效】 饮酒不醉。1丸可饮10盏，10丸可饮百盏。

【主治】 酒醉。

【来源】《万病回春》。

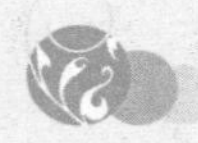

方二　神仙醒酒丹

【组成】 葛花1.5克，赤小豆花、绿豆花各60克，家葛花（捣碎，水澄粉）240克，真柿霜120克，白豆蔻15克。

【用法】 上取细末和匀，用生藕汁捣和作丸，如弹子大。每用1丸，嚼而咽之，立醒。

【功效】 醒酒。

【主治】 酒醉。

【来源】《寿世保元》。

伤　食

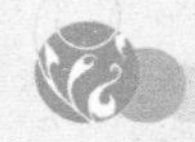

方一　曲麦枳术丸

【组成】 白术60克，枳实、神曲（炒）、麦叶（面炒）各30克。

【用法】 上药研为细末，荷叶烧饭，丸如梧桐子大。每服10丸，温水下。

【功效】 行气消食。

【主治】 多食后心腹满闷不快。

【来源】《医学入门万病衡要》。

方二　三黄枳术丸

【组成】 黄芩60克，黄连、大黄（煨）、神曲、白术、橘皮各30克，枳实（炒）15克。

【用法】 上药研为末，汤浸蒸饼，丸如绿豆大。每服9克，白汤调服，量依所伤服。

【功效】 清热燥湿，泻火解毒。

【主治】 伤肉食、湿面、辛辣、味厚，胸膈满闷不安。

【来源】《医学入门万病衡要》。

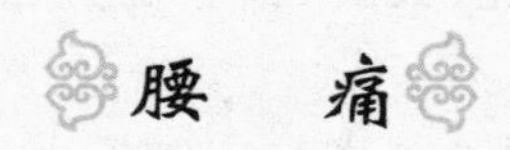

腰　痛

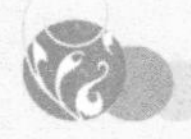

方一　腰痛方

【组成】 雄黄6克，黄丹3克，焰硝3克。

【用法】 上药研为细末。令患者仰睡，以银簪蘸药，点眼大角头少许，1～2次神效。

【功效】 祛瘀止痛。

【主治】 腰痛不能转侧，点药后，少顷复发，神妙。

【来源】《寿世保元》。

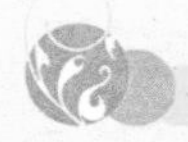

方二　腰痛秘方

【组成】 当归（酒洗）、杜仲（酒炒）、大茴香（酒炒）、小茴香（酒炒）各适量。

【用法】 上药锉一大剂，用头生酒浸1夜，次早滤汁。温热服。用渣入酒再煎，温服立效。

【功效】 活血、补肾、祛风、散寒止痛。

【主治】 腰痛。

【来源】《寿世保元》。

噎　膈

方一　栝楼实丸

【组成】 栝楼实、枳壳、制半夏、桔梗、姜汁各适量。

【用法】 上药共研为末,姜汁糊为丸。每次蜜糖汤调服9～12克。

【功效】 宽胸化痰畅膈。

【主治】 痰噎膈。

【来源】《医学入门万病衡要》。

方二　七伤通老散

【组成】 牙皂(火炙)60克,大黄(面包烧熟)60克,硇砂6克,巴豆(去油)18克,当归7.5克。

【用法】 上药研为末,每服0.3克或0.6克,量人大小虚实加减用之。

【功效】 宽胸化痰畅膈。

【主治】 十嗝五噎,腹内久积气块,伤力呕吐膨胀,此散诸病皆治。

【来源】《万病回春》。

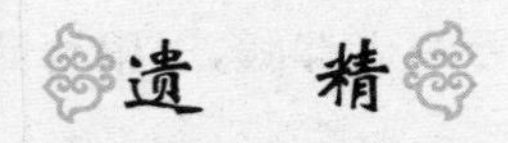

遗　精

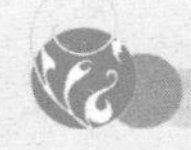

方一　妙香散

【组成】 白茯苓30克,茯神30克,远志21克,人参30克,麝香9克,黄芪30克,山药30克,木香60克,甘草15克,桔梗15克。

【用法】 上药研为细末。每服6克,温酒调服,不拘时。

【功效】 补肾固涩。

【主治】 遗精,恍惚惊悸。

【来源】《医学入门万病衡要》。

方二　珍珠粉丸

【组成】 真蛤粉500克,黄柏(新瓦上烧赤)500克。

【用法】 上药研为末，滴水为丸，如梧桐子大。每服18克，空腹温酒送服。

【功效】 补肾固涩。

【主治】 白浊梦泄，遗精及滑而不收。

【来源】《医学入门万病衡要》。

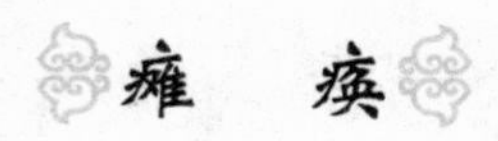

瘫痪

方一 瘫痪秘方

【组成】 熟牛骨内髓250毫升，炼熟蜜500克，炒面500毫升，炒干姜末90克。

【用法】 前2味滤过，入后2味，4味搅匀，丸如弹子大。1日服3～4丸，细嚼酒调服，大效。

【功效】 补肝肾，壮筋骨。

【主治】 瘫痪如神。

【来源】《万病回春》。

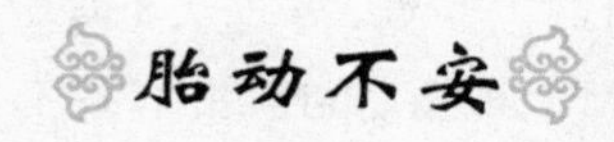

胎动不安

方一 固胎饮

【组成】 人参6克，白术6克，甘草1.5克，橘红2.1克，黄芩2.4克，砂仁1.8克，归身4.5克，熟地黄3克，白芍、川芎各2.1克。

【用法】 水200毫升，煎至100毫升，口服。如血虚胎动加阿胶。

【功效】 补气养血，行气安胎。

【主治】 孕妇气血不充以致胎元不安。

【来源】《医学入门万病衡要》。

方二 胶艾汤

【组成】 熟地黄(洗)、艾叶(炒)、白芍药、川芎、黄芪、阿胶珠、当归、甘草(炙)各30克。

【用法】 上药研为粗末。每服12克，水100毫升，姜5片，枣3枚，同煎去滓，空腹服。

【功效】 益气养血安胎。

【主治】 妊娠或因倒仆胎动不安，腰腹疼痛。

【来源】《医学入门万病衡要》。

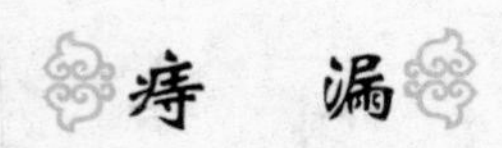

痔 漏

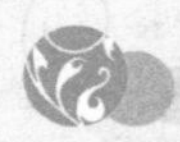

方一 痔漏神方

【组成】 花椒、艾叶、葱白、五倍子、皮硝、马齿苋、茄根各适量。

【用法】 上药各等份锉碎，水煎。先熏后洗，当时痛止，指日可愈。

【功效】 清热祛风，除湿活血。

【主治】 痔漏。

【来源】《万病回春》。

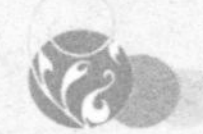

方二 痔漏秘方

【组成】 当归 2.4 克，川芎 1.5 克，芍药 2.4 克，生地黄 3 克，荆芥 2.1 克，乌梅 1 个，防风、条芩、枳壳（去穰）、槐角、黄连、升麻各 1.5 克。

【用法】 上药锉 1 剂，水煎。空腹温服。

【功效】 清热祛风，除湿活血。

【主治】 痔漏。

【来源】《万病回春》。

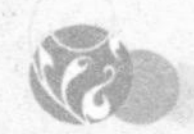

方三 猬皮丸

【组成】 刺猬皮 1 个（连刺酒浸炙干），当归（酒洗）60 克，槐角（酒浸，炒）60 克，黄连（酒炒）60 克，地骨皮（酒炒干）60 克，甘草（蜜炙）60 克，乳香 6 克，核桃（内取膈 36 片）10 个。

【用法】 上药研为细末，醋糊为丸，如梧桐子大，每服 6 克，白汤或酒送服，早、晚分 2 次服，1 个月后停服。

【功效】 清热祛风，补气止血。

【主治】 痔漏。

【来源】《寿世保元》。

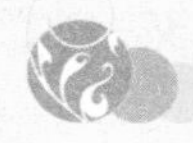

方四　痔漏效方

【组成】 极嫩木耳适量。

【用法】 初服 4.5 克，用蜜水调服。1 日加 0.3 克加至 9 克，然后每服倒退 0.3 克，服至 1 个月为好。要忌口，服前用温水略煮，取出晒干研为细末。

【功效】 润肠，除热。

【主治】 痔漏。

【来源】《万病回春》。

脚　气

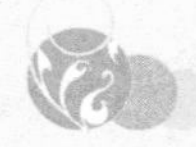

方一　立患丹

【组成】 艾叶 60 克，葱头（捣烂）1 根，生姜（捣烂）45 克。

【用法】 上药用布共为 1 包，蘸极热烧酒擦患处，以痛止为度。

【功效】 温阳除湿。

【主治】 温气两腿作痛。

【来源】《万病回春》。

方二　秘传药酒方 1 号

【组成】 白芷、桔梗、白芍、川芎、麻黄（连根）、茯苓、半夏、肉桂、甘草各 30 克，陈皮、川厚朴（姜汁炒）、枳壳（炒）、牛膝各 60 克，杜仲（酒炒）60 克，木瓜 45 克，槟榔 45 克，乌药 60 克，防己 30 克，独活 45 克，当归 45 克，苍术（米泔浸炒）120 克。

【用法】 上药各锉，以麻布袋盛，用无灰好酒 2400 毫升，将药袋悬浸于坛内，密封坛口，放锅内煮 1 小时，然后取出，过 3 日后去药。渣晒干研为末，酒糊为丸，如梧桐子大。每服 15 克，空腹温酒调服。酒随量饮之。

【功效】 祛风湿，壮筋骨。

【主治】 脚气。

【来源】《寿世保元》。

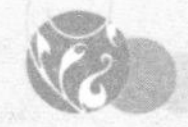

方三　脚气止痛奇方

【组成】 乳香、没药、天麻、白附子、僵蚕各适量。

【用法】 上药各等份研为极细末,每服1.5克,空腹,酒调服。

【功效】 活血祛风,通络止痛。

【主治】 脚气。

【来源】《寿世保元》。

无名肿毒

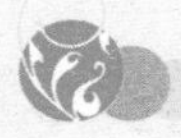

方一 祛毒汤

【组成】 大黄10.5克,贝母6克(炒),穿山甲6克,僵蚕6克。

【用法】 水煎,用好酒50毫升搅匀,空腹服渣,渣再煎服,以利为度。

【功效】 清热解毒。

【主治】 一切无名肿毒初起。

【来源】《万病回春》。

方二 三白散

【组成】 白及30克,白蔹30克,白矾15克。

【用法】 上药研为末,入水碗中即沉底,外用桑皮纸拖水,搭于患处,直待肿处冰冷,将药敷上立消。

【功效】 清热解毒,消肿止痛。

【主治】 一切肿毒,诸疮疼痛。

【来源】《万病回春》。

养 生

方一 皇帝涂容金面方

【组成】 干胭脂6克,官粉9克,乌梅5个(去核),潮脑15克,川芎少许。

【用法】 上药研为细末,临睡时津唾调,擦面上,次早温水1盆洗面。

【功效】 三七日,面如童颜。

【主治】 面色发黄。

【来源】《万病回春》。

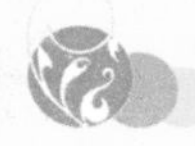

方二 九仙王道糕

【组成】 莲肉(去皮、心)、山药(炒)、白茯苓(去皮)、薏苡仁各120克,大麦芽(炒)、白扁豆、芡实(去壳)各60克,柿霜30克,白糖600克。

【用法】 上药研为细末,入粳米粉适量,蒸糕。不拘时任意食,米汤送服。

【功效】 寻常用养精神、扶元气、健脾胃、进饮食、补虚损、生肌肉、除湿热。

【主治】 用于脾虚久泻,遗精带下,心悸失眠。

【来源】《万病回春》。

方三 经验乌须方

【组成】 红肥大枸杞子360克。

【用法】 每年冬10月壬癸日面东采摘,捣破,用好无灰细酒1000毫升,同盛于瓷瓶内浸21日足,开封,添生地黄200毫升搅匀,却以纸3层封其口。俱至立春前30日开瓶。空腹热饮100毫升,至立春后,髭须皆黑,服之见效。禁忌:芜菁、葱、麻。

【功效】 能变白为黑,身轻体健,其功不能尽述,若年年服,待老时身轻无比。

【主治】 肾虚,滋补肝肾。

【来源】《万病回春》。

缪希雍方

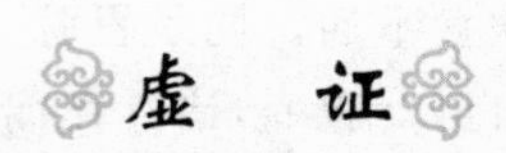

虚 证

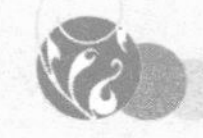

方一 补肾健脾益气方

【组成】 白茯苓9克,枸杞子30克,怀生地黄6克,麦冬15克,人参6克,陈皮9克,白术9克。

【用法】 河水1200毫升,煎至960毫升服。

【功效】 补肾健脾益气。

【主治】 虚弱。

【来源】《先醒斋医学广笔记》。

方二　补虚丸

【组成】 棉花子仁500克,补骨脂120克,白茯苓60克,没药60克。

【用法】 炼蜜和丸如梧桐子大,空腹淡盐汤服。

【功效】 补肾健脾益气。

【主治】 虚弱。

【来源】《先醒斋医学广笔记》。

反　胃

方一　神效沉香丸

【组成】 真沉香6克,真麝香2.4克,血竭4.5克,乳香4.5克,缩砂仁6克,木香6克,延胡索3克,没药1.5克。

【用法】 上药研为细末,糯米糊丸,如弹子大,用辰砂4.5克为衣。男子反胃呕吐,饮食不通,烧酒磨服;男女腹痛,诸气作痛,产后血气攻心,用陈酒磨服;热气痛,葱汤嚼下;小儿天吊作痛,啼叫不已,葱汤磨服。

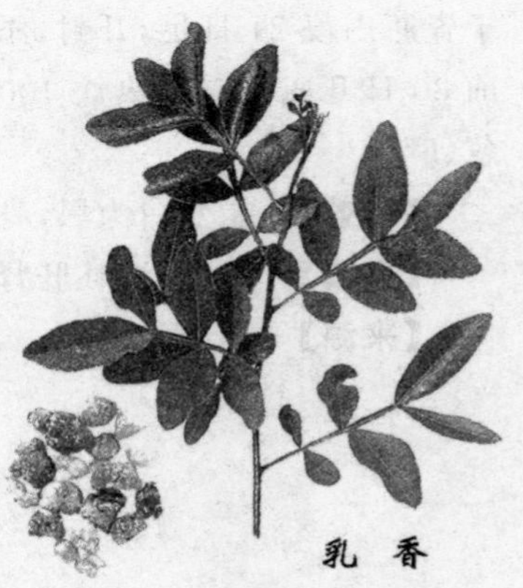
乳　香

【功效】 降气温中,暖肾纳气。

【主治】 男子反胃呕吐,饮食不通。此是胃脘寒痰结阻,诸医无效,屡试神验;男女腹痛,诸气作痛,产后血气攻心;热气痛;小儿天吊作痛,啼叫不已。

【来源】《先醒斋医学广笔记》。

方二　秘传噎膈膏

【组成】 人乳、牛乳、蔗叶、梨汁、芦根汁、龙眼肉(浓汁)、人参(浓汁)、姜汁各适量。

【用法】 隔汤熬成膏,炼蜜。徐徐频服,效如仙丹。

【功效】 降气温中,暖胃。

【主治】 呃逆、肥胃。

【来源】《先醒斋医学广笔记》。

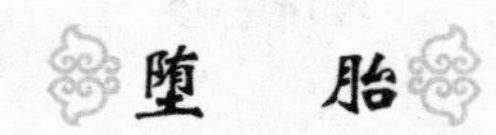

堕　胎

方一　资生健脾丸

【组成】 人参 90 克，茯苓 45 克，白术 90 克，山药 45 克，薏苡仁 45 克，莲肉 45 克，枳实 45 克，甘草 15 克，陈皮 60 克，麦芽 30 克，神曲 60 克，白豆蔻 10 克，桔梗 15 克，藿香 15 克，川黄连 9 克，砂仁 45 克，白扁豆 45 克，山楂 60 克。

【用法】 上药 18 味研为细末，炼蜜丸，弹子大，每服 6 克，米汤调服。

【功效】 调理脾胃，益气安胎。

【主治】 妊娠 3 月，阳明脉衰，胎堕。亦治脾胃虚弱，兼有湿热，纳少便溏，消瘦乏力等症。

【来源】《先醒斋医学广笔记》。

方二　安胎将堕欲死方

【组成】 怀生地黄 60 克，砂仁末(酒炒)30 克。

【用法】 水、酒各 600 毫升，煎至 300 毫升。分作 2 次服，立愈。

【功效】 调经补血，血虚头痛。

【主治】 安胎，将堕欲死。

【来源】《先醒斋医学广笔记》。

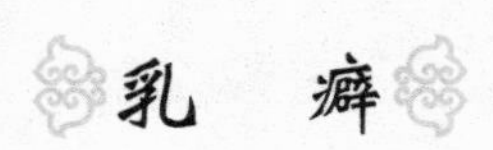

乳　癖

方一　乳癖乳痛方

【组成】 活鲫鱼 1 条，山药 1 段(如鱼长)。

【用法】 同捣汁，敷乳上，以纸盖之，立愈。

【功效】 和中补虚、除羸、补中生气。

【主治】 乳癖乳痛。

【来源】《先醒斋医学广笔记》。

李梴方

方一　香苏散

【组成】 香附6克,紫苏6克,陈皮3克,甘草1.5克。

【用法】 姜葱煎汤服。

【功效】 理气疏表。

【主治】 四时感冒,头痛、发热恶寒。

【来源】 《医学入门》。

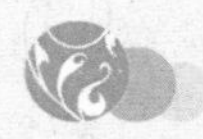

方二　古橘甘散

【组成】 橘皮(去白)120克,炙甘草30克。

【用法】 上药研为末,每服6克,白汤调服。

【功效】 行气化痰宁嗽。

【主治】 痰嗽。

【来源】 《医学入门》。

方三　抑上丸

【组成】 白术、黄芩、黄连各30克,石膏60克,青黛15克。

【用法】 上药研为末,蒸饼为丸服。

【功效】 清热化痰。

【主治】 痰盛火旺。

【来源】 《医学入门》。

方四　二宜丸

【组成】 当归身、生地黄各适量。

【用法】 用酒蒸7次,炼蜜捣丸,如梧桐子大。每服12克,空腹酒调服。

【功效】 滋肾养阴。

【主治】 肾阴虚损。

【来源】 《医学入门》。

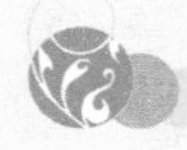

方五　玉真丸

【组成】　生硫黄6克，生石膏、半夏、硝石各3克。

【用法】　姜汁糊丸，如梧桐子大，每服9克。

【功效】　清利头目。

【主治】　肾厥头痛不可忍。

【来源】　《医学入门》。

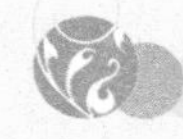

方六　榆砂丸

【组成】　地榆12克，砂仁7枚，生甘草4.5克，炙甘草3克。

【用法】　水煎温服。

【功效】　凉血止血，清热解毒，消肿敛疮。

【主治】　结阴便血不止，渐而极多者。

【来源】　《医学入门》。

张浩方

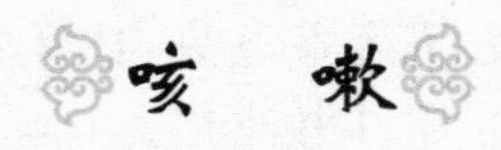

咳　嗽

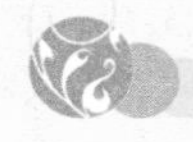

方一　贝母丸

【组成】　贝母(去心)15克，桑白皮15克，五味子15克，甘草(炙)15克，知母4.5克，款冬花60克，杏仁(去双仁皮尖，炒)60克。

【用法】　上药研为细末，炼蜜丸，龙眼大。每日临卧含化1丸。

【功效】　润肺化痰止咳。

【主治】　咳嗽多日不愈。

【来源】　《仁术便览》。

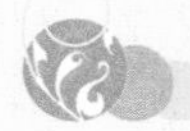

方二　一服散

【组成】　阿胶3片(炒)，生姜10片，乌梅2个(去核)，甘草3克，紫苏叶3克，大半夏(炮)3个,米壳(炙)2个。

【用法】 水800毫升,煎至500毫升,食远热服。

【功效】 润肺散邪,宁嗽平喘。

【主治】 暴嗽喘急。

【来源】《仁术便览》。

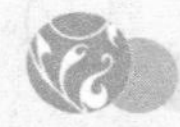

方三 润肺散

【组成】 诃子、五味子、五倍子、黄芩、甘草各适量。

【用法】 上药研为末,炼蜜为丸,含化。

【功效】 润肺止嗽开音。

【主治】 嗽而失音。

【来源】《仁术便览》。

痹 症

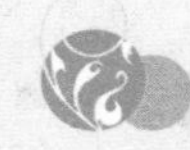

方一 生附汤

【组成】 附子(生)7.5克,苍术(炒)3克,杜仲(姜炒)15克,厚朴(姜制)7.5克,干姜(生)7.5克,白术7.5克,茯苓7.5克,甘草7.5克。

【用法】 上每服15克,姜3片,1枚枣煎。

【功效】 祛风通络,散寒除湿。

【主治】 受湿腰疼腿痛。

【来源】《仁术便览》。

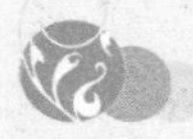

方二 苍术复煎散

【组成】 苍术120克,羌活1.5克,升麻1.5克,泽泻1.5克,柴胡1.5克,藁本1.5克,白术1.5克,黄柏9克,红花适量。

【用法】 上药研为细末。苍术用水900毫升,煎至450毫升,去渣,再同煎余药200毫升,温服。禁忌:酒、面、腥、冷。

【功效】 祛风散寒除湿。

【主治】 寒湿相合,头痛,恶寒,烦闷,脉沉洪。

【来源】《仁术便览》。

方三　乳香黑虎丹

【组成】　苍术60克，甘草150克，白芷60克，五灵脂60克，羌活60克，川芎60克，自然铜(醋淬7次)60克，当归60克，乳香90克。

【用法】　上药研为末，酒糊为丸，如梧桐子大，百草霜为衣。每服9克，临卧温酒调服。服药1～2小时内忌热物。

【功效】　祛风散寒除湿。

【主治】　诸风寒湿，客于经络，浑身骨节疼痛。

【来源】　《仁术便览》。

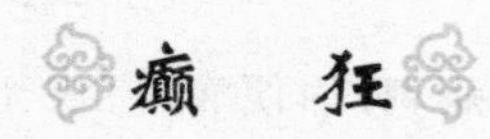

癫　狂

方一　鹊石散

【组成】　黄连、寒水石各适量。

【用法】　上药研为细末，每服6克，浓煎甘草汤，候冷调服。

【功效】　清热定志。

【主治】　伤寒发狂，逾墙上屋。

【来源】　《仁术便览》。

方二　控痰丹

【组成】　甘遂(去心)、紫大戟(去皮)、白芥子各适量。

【用法】　上药研为末，煮面糊和丸，如梧桐子大，晒干。临卧姜汤调服，或热水调服30丸。

【功效】　泻水逐痰开窍。

【主治】　痰迷、窍，时时癫狂，如有所见。

【来源】　《仁术便览》。

耳　聋

方一　复聪散

【组成】　半夏、陈皮、茯苓、甘草(炙)心、萹蓄、瞿麦、木通、黄柏(酒炒)各3克。

【用法】 水1000毫升煎，空腹，临卧各进1服。

【功效】 活血止痛。

【主治】 痰火上攻，耳聋耳鸣。

【来源】《仁术便览》。

方二 复原通气散

【组成】 甘草105克(半生半炒)，穿山甲(炮)60克，栝楼根60克，青皮120克，陈皮120克。

【用法】 上药研为细末，每服3克，热酒调服，疮无头，津液调涂。

【功效】 活血止痛。

【主治】 诸气团塞，耳聋耳病，腹痛便痛，疽疮无头，一切气刺痛。

【来源】《仁术便览》。

龚信方

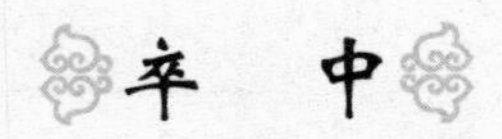

卒 中

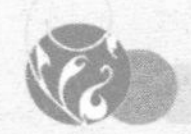

方一 化风丹

【组成】 天南星(牛胆制过)6克，天麻(煨)3克，防风(去芦)、荆芥穗、羌活、独活(去芦)、人参(去芦)、细辛、川芎各3克，木香1.5克。

【用法】 上药研为细末，炼蜜为丸，如芡实大，朱砂为衣。薄荷汤研化服，因气愤用紫苏汤化服。如牙关口噤，用少许擦牙即开。

【功效】 清化痰浊，熄风。

【主治】 一切卒中，痰厥风痫，牙关紧闭，不省人事以及小儿惊风搐搦，角弓反张，发热痰嗽喘促。

【来源】《古今医鉴》。

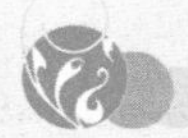

方二 清神解语汤

【组成】 当归、川芎、白芍药、生地黄、黄远志(去心)、陈皮、麦冬(去心)、石菖蒲、乌药、枳实(麸炒)、天南星(制)、白茯苓、黄连(姜汁炒)、防风、羌活、半夏(制)、甘草各适量。

【用法】 上药研为末，生姜3片，竹茹6克，水煎。入黄酒、姜汁、竹沥同服。

【功效】 燥湿化痰，养血祛风。

【主治】 卒中痰迷心窍，不能言。

【来源】《古今医鉴》。

方三 三生饮

【组成】 天南星30克，川乌（去皮尖）15克，黑附子（去皮尖）15克，木香7.5克。

【用法】 上药研为末，生姜10片，水煎温服。

【功效】 理气化痰。

【主治】 卒中昏不知人，口眼㖞斜，半身不遂，声如拽锯，痰涎上壅，无外感风寒，内伤喜怒，或六脉沉伏，或指下浮盛。兼治痰厥气厥，及气虚眩晕。

【来源】《古今医鉴》。

方四 三化汤

【组成】 厚朴（姜汁炒）、羌活、大黄、枳实各适量。

【用法】 上药研为末，姜3片，水1000毫升，煎至500毫升，温服。以利为度，不利再投。

【功效】 通腑理气。

【主治】 卒中外有六经之形症。先以加减续命汤调服；内有便溺之阻隔，复以此药导下。

【来源】《古今医鉴》。

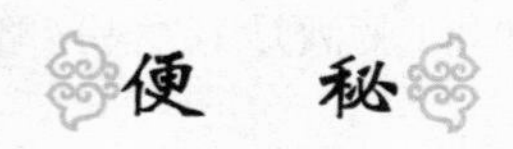

便 秘

方一 通幽汤

【组成】 当归4.5克，熟地黄6克，升麻2.4克，红花3克，甘草3克，桃仁泥6克。

【用法】 上药研为末，水煎。调槟榔末3克送服。

【功效】 滋阴养血。

【主治】 燥热内甚，血液俱耗，以致秘结。

【来源】《古今医鉴》。

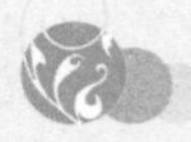

方二 东流饮

【组成】 细茶3克，生地黄3克，生桃仁7枚，大黄3克，甘草1.5克。

【用法】 长流水，生擂碎服。

【功效】 驱散疲劳，出汗散热。

【主治】 大便热结团塞。

【来源】《古今医鉴》。

遗 精

方一 保精汤

【组成】 当归、川芎、白芍、生地黄(姜汁炒)、沙参、麦冬(去心)、黄柏(酒炒)、知母(蜜炒)、黄连(姜汁炒)、栀子(黄酒炒)、干姜(炒黑)、牡蛎(火段)、山茱萸(去核取肉)各适量。

【用法】 上药研为末，水煎，空腹服。

【功效】 滋阴降火，填精止遗。

【主治】 阴虚火动，夜梦遗精或发热。

【来源】《古今医鉴》。

方二 百粉丸

【组成】 黄柏(黄酒炒)、知母(黄酒炒)、蛤粉(略炒)、牡蛎(火段)、山药(酒炒)各适量。

【用法】 上药研为末，捣烂饭为丸，如梧桐子大。每服9～12克，空腹盐汤、温酒任意调服。

【功效】 补肾滋阴，清热。

【主治】 肾虚火动遗精。

【来源】《古今医鉴》。

醉酒

方一 解酒化毒丹

【组成】 白滑石(水飞)500克,白粉葛90克,大粉草90克。

【用法】 上药研为末,不拘时,冷水调服,每日进2次或3次。

【功效】 醒酒化湿,利水。

【主治】 饮酒过多,遍身发热,口干烦渴,小便赤少。

【来源】《古今医鉴》。

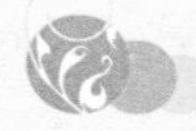

方二 葛黄丸

【组成】 葛花(即上好白粉葛)30克,黄连120克。

【用法】 上药研为末,用大黄熬膏作丸,如梧桐子大。每日18克,温水调服。

【功效】 清热利湿,醒酒。

【主治】 饮酒过度,酒积蕴于胸中,以致吐血衄血,及时令酷暑,上焦积热,忽然吐血垂死者。

【来源】《古今医鉴》。

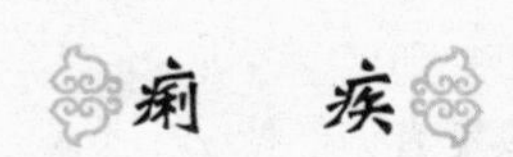

痢疾

方一 仙梅丸

【组成】 细茶30克,乌梅(水洗剥去核,晒干)30克。

【用法】 上药研为末,生蜜捣作丸,如弹子大。每服1丸,冷水送下。

【功效】 清热利湿,行气导滞。

【主治】 痢疾发热发渴。

【来源】《古今医鉴》。

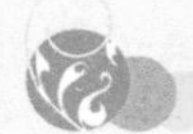

方二 立效散

【组成】 黄连120克(酒洗),吴茱萸60克,枳壳(麸炒)60克。

【用法】 黄连与吴茱萸同炒，去茱萸；与枳壳共研为末，每服9克，空腹酒送服；泄泻，米汤调服；噤口痢，陈仓米汤调服。

【功效】 清热利湿，行气导滞。

【主治】 痢，腹中疠痛，赤白相兼。

【来源】 《古今医鉴》。

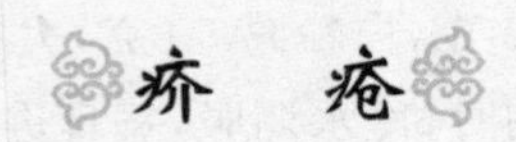

疥　疮

方一　一上散

【组成】 枯白矾30克，硫黄21克，人参0.9克，五倍子（炒）15克，花椒15克。

【用法】 上药研为末，麻油煎鸡蛋令熟，去鸡蛋，以油调搽。

【功效】 杀虫止痒。

【主治】 疥疮。

【来源】 《古今医鉴》。

方二　仙子散

【组成】 苦参、威灵仙、蔓荆子、何首乌、荆芥各适量。

【用法】 上药共研为细末，每服6克，食前酒调服，每日2服或3服。禁发风物。

【功效】 养血祛风杀虫。

【主治】 遍身疮疥，经年举发者。

【来源】 《古今医鉴》。

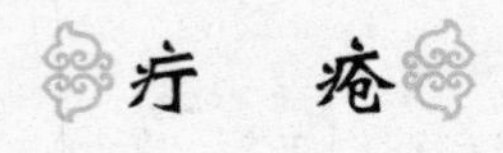

疔　疮

方一　类圣散

【组成】 川乌、草乌、苍术、细辛、白芷、薄荷、防风、甘草各15克。

【用法】 上药研为末，鸡蛋清调涂。

【功效】 养血祛风杀虫。

【主治】 一切疔疮，恶毒肿瘤。

【来源】 《古今医鉴》。